全国职业教育医药类规划教材

中药炮制技术

ZHONGYAO PAOZHI JISHU

第三版

（供中药学类、药学类专业使用）

中国职业技术教育学会医药专业委员会　　组织编写

李松涛　主编

U0268050

化学工业出版社

·北京·

内容简介

本书由中国职业技术教育学会医药专业委员会组织编写,是"十四五"职业教育医药类规划教材。教材在编写过程中,注重立德树人的理念,以党的二十大报告为指引,按照任务驱动教学原则组织编写内容。基础篇主要介绍了中药炮制的概念,中药饮片的质量要求,中药炮制的目的,中药炮制对药性及理化性质的影响,中药炮制的分类、常用辅料,中药饮片生产管理及安全知识等内容;炮制技术篇中,介绍了净选加工、饮片切制、清炒法、加固体辅料炒法、烫法、炙法、煅法、蒸煮燀法、复制法、发酵发芽法、制霜法、其他制法等内容。内容详略得当、规范实用,贴合现行版《中国药典》的要求,配合了项目教学法的实施。本书可供医药类高职高专院校中药学类、药学类专业人员,中药饮片生产人员及中职或企业培训人员使用。

图书在版编目(CIP)数据

中药炮制技术/李松涛主编. —3 版. —北京:化学工业
出版社,2020.11(2023.9 重印)
全国职业教育医药类规划教材
ISBN 978-7-122-38103-3

Ⅰ.①中… Ⅱ.①李… Ⅲ.①中药炮制学-职业教育-
教材 Ⅳ.①R283

中国版本图书馆 CIP 数据核字(2020)第 243647 号

责任编辑:陈燕杰 李 媛　　　　　　　　装帧设计:关 飞
责任校对:宋 夏

出版发行:化学工业出版社(北京市东城区青年湖南街 13 号　邮政编码 100011)
印　　装:大厂聚鑫印刷有限责任公司
787mm×1092mm　1/16　印张 18¼　字数 478 千字　2023 年 9 月北京第 3 版第 4 次印刷

购书咨询:010-64518888　　　　　　　　售后服务:010-64518899
网　　址:http://www.cip.com.cn
凡购买本书,如有缺损质量问题,本社销售中心负责调换。

定　　价:49.00 元

本书编写人员

主　　编　　李松涛　山东医药技师学院

副 主 编　　刘玉章　沈阳药科大学高职学院

车　勇　山东医药技师学院

孙立艳　天津生物工程职业技术学院

编写人员　　车　勇　山东医药技师学院

刘玉章　沈阳药科大学高职学院

孙立艳　天津生物工程职业技术学院

李松涛　山东医药技师学院

李　烨　河南应用技术职业学院

李　娜　山东医药技师学院

芮　成　江西省医药学校

沈爱琴　南京市莫愁中等专业学校

杨纯国　山东省药材有限公司

杨金燕　广东食品药品职业技术学校

赵延武　河南医药健康技师学院

胡明月　广东岭南职业技术学院

袁玉鲜　杭州第一技师学院

前　言

为贯彻落实国家职业教育工作方针和中医药发展战略，推动中医药高技能人才培养，适应医药健康产业对高技能人才的需求，本书在编写过程中，以国家职业技能标准为依据，以培养学生综合职业能力为前提，以典型工作任务为基本单元，按照工作任务的操作顺序和学生系统实践的逻辑要求安排了教材内容。

本书由中国职业技术教育学会医药专业委员会组织编写，是"十四五"职业教育医药类规划教材。《中药炮制技术》是一门传统制药技术，在本书基础篇中，兼顾传统中医药理论的传承要求，对中药炮制理论进行了充分论述；在炮制技术篇中各模块、各任务按照任务驱动模式编写，体现了炮制理论与实训教学和技能培训的良好结合。

炮制技术篇在编写中，以不同的工艺和方法为各个任务，每个任务中选取代表性的药物，以完成这些代表药物的操作为出发点，将每种工艺的基本概念、操作方法和注意事项等基本知识融入其中。将传统炮制操作和现代技能培训相结合，所设置的工作任务，尽量覆盖《国家职业技能标准-中药炮制工》的技能要求内容，以满足企业实际生产和职业技能鉴定的要求。

本教材由山东医药技师学院李松涛任主编，沈阳药科大学高职学院刘玉章、山东医药技师学院车勇、天津生物工程职业技术学院孙立艳任副主编。李松涛编写基础篇任务一至任务五，杨纯国编写基础篇任务六至任务八、炮制技术篇模块一，芮成编写模块二，李娜编写模块三至模块五，刘玉章编写模块六，孙立艳编写模块七、模块八，车勇编写模块九至模块十二。赵延武、李烨、胡明月、袁玉鲜、杨金燕、沈爱琴参与了书稿编写和校对工作。全书由李松涛负责统稿和定稿工作。

由于时间和编者水平所限，不足之处在所难免，请各院校师生在使用本教材过程中，通过教学实践，不断总结经验，并提出宝贵意见，以便再版进一步提高本书质量。

编者

目 录

基础篇

任务一　中药炮制技术概述 ………… 2
　能力目标 ………………………… 2
　一、中药炮制的基本概念 ………… 2
　二、中药炮制的发展概况 ………… 3
　思考练习 ………………………… 7
任务二　中药饮片的质量要求 ……… 9
　能力目标 ………………………… 9
　一、有关中药饮片生产的相关法规 … 9
　二、有关中药饮片的质量标准 …… 10
　三、中药饮片的质量要求 ………… 11
　思考练习 ………………………… 15
任务三　中药炮制的目的 …………… 16
　能力目标 ………………………… 16
　一、降低或消除药物的毒性或
　　　副作用 …………………… 16
　二、改变或缓和药物的性能 ……… 16
　三、增强药物疗效 ………………… 17
　四、引药归经和改变药物趋向 …… 17
　五、便于调剂和制剂 ……………… 17
　六、保证药物净度，利于贮藏 …… 17
　七、矫味矫臭，利于服用 ………… 18
　思考练习 ………………………… 18
任务四　中药炮制对药性的影响 …… 19
　能力目标 ………………………… 19
　一、炮制对四气五味的影响 ……… 19
　二、炮制对升降浮沉的影响 ……… 19
　三、炮制对归经的影响 …………… 19
　四、炮制对补泻的影响 …………… 20
　五、中药炮制与配伍 ……………… 20
　思考练习 ………………………… 20
任务五　中药炮制对理化性质
　　　　的影响 …………………… 21

能力目标 …………………………… 21
　一、炮制对含生物碱类药物的影响 … 21
　二、炮制对含苷类药物的影响 …… 22
　三、炮制对含挥发油类药物的影响 … 22
　四、炮制对含鞣质类药物的影响 … 22
　五、炮制对含有机酸类药物的影响 … 23
　六、炮制对含脂肪油类药物的影响 … 23
　七、炮制对含树脂类药物的影响 … 23
　八、炮制对含蛋白质、氨基酸类药物
　　　的影响 ……………………… 23
　九、炮制对含无机成分药物的影响 … 24
　思考练习 ………………………… 24
任务六　中药炮制的分类 …………… 26
　能力目标 ………………………… 26
　一、炮制十七法 ………………… 26
　二、三类分类法 ………………… 27
　三、五类分类法 ………………… 27
　四、工艺与辅料相结合的分类法 … 28
　五、药用部位分类法 ……………… 28
　思考练习 ………………………… 28
任务七　中药炮制常用辅料 ………… 29
　能力目标 ………………………… 29
　一、液体辅料 …………………… 29
　二、固体辅料 …………………… 31
　思考练习 ………………………… 32
任务八　中药饮片生产管理及
　　　　安全知识 ………………… 33
　能力目标 ………………………… 33
　一、中药饮片生产的管理要求 …… 33
　二、中药饮片生产安全知识 ……… 35
　思考练习 ………………………… 36

炮制技术篇

模块一　净选加工 …………………… 38
　任务九　清除杂质 ………………… 38

能力目标 …………………………… 38
知识准备 …………………………… 38
　一、净制加工的目的 ……………… 38

二、净制加工的分类 …………… 38

任务引入 ………………………… 39

任务分析 ………………………… 39

任务实施 ………………………… 39

一、挑选 ………………………… 39

二、筛选 ………………………… 39

三、风选 ………………………… 40

四、水选 ………………………… 40

思考练习 ………………………… 41

**任务十 分离和去除非药用部位
及其他加工** …………………… 42

能力目标 ………………………… 42

知识准备 ………………………… 42

一、分离和去除非药用部位的炮制目的 … 42

二、其他加工的炮制目的 ………… 42

任务引入 ………………………… 42

任务分析 ………………………… 42

任务实施 ………………………… 42

一、分离和去除非药用部位的操作方法 … 42

二、其他加工的操作方法 ………… 45

思考练习 ………………………… 46

模块二 饮片切制 …………… 47

任务十一 软化处理 ………… 47

能力目标 ………………………… 47

知识准备 ………………………… 47

一、药材软化程度的检查方法 …… 47

二、中药材软化操作的质量要求、质量
指标和检查方法 ……………… 48

任务引入 ………………………… 48

任务分析 ………………………… 48

任务实施 ………………………… 48

一、常水软化处理 ……………… 48

二、特殊软化处理 ……………… 50

三、软化设备及机切"水头" …… 50

思考练习 ………………………… 52

任务十二 饮片类型和切制方法 … 54

能力目标 ………………………… 54

知识准备 ………………………… 54

一、切制饮片的目的 …………… 54

二、饮片形状及规格的选择原则 … 54

三、常见的饮片类型及规格标准 … 54

四、饮片的质量要求、质量指标和检查
方法 …………………………… 55

任务引入 ………………………… 56

任务分析 ………………………… 56

任务实施 ………………………… 56

一、手工切制 …………………… 56

二、机器切制 …………………… 58

思考练习 ………………………… 60

任务十三 饮片的干燥和包装 … 62

能力目标 ………………………… 62

知识准备 ………………………… 62

一、饮片的干燥 ………………… 62

二、饮片的包装 ………………… 62

任务引入 ………………………… 63

任务分析 ………………………… 63

任务实施 ………………………… 63

一、饮片的干燥 ………………… 63

二、饮片的包装 ………………… 66

思考练习 ………………………… 67

任务十四 饮片的贮藏和保管 … 68

能力目标 ………………………… 68

知识准备 ………………………… 68

一、影响饮片质量的因素 ………… 68

二、饮片的贮藏和保管 ………… 69

三、饮片贮藏和保管注意事项 …… 70

任务引入 ………………………… 70

任务分析 ………………………… 70

任务实施 ………………………… 70

一、传统贮藏方法 ……………… 70

二、现代贮藏技术 ……………… 71

三、贮藏保管的注意事项 ………… 72

思考练习 ………………………… 73

模块三 清炒法 ……………… 74

任务十五 炒黄（包括炒爆） … 74

能力目标 ………………………… 74

知识准备 ………………………… 74

一、炒法知识概述 ……………… 74

二、炒黄法的目的 ……………… 74

任务引入 ………………………… 75

任务分析 ………………………… 75

一、炒法设备简介 ……………… 75

二、炒黄法的操作要求 ………… 75

三、炒黄法的注意事项 ………… 76

四、炒黄法的重点药材 ………… 76

任务实施 …………………………… 76
　苍耳子 …………………………… 76
　芥子 ……………………………… 77
　决明子 …………………………… 78
　莱菔子 …………………………… 78
　蔓荆子 …………………………… 79
　牛蒡子 …………………………… 79
　牵牛子 …………………………… 80
　酸枣仁 …………………………… 80
　王不留行 ………………………… 81
　薏苡仁 …………………………… 82
　紫苏子 …………………………… 82
　黑芝麻 …………………………… 83
　青葙子 …………………………… 84
　葶苈子 …………………………… 84
　花椒 ……………………………… 85
　芡实 ……………………………… 85
　使君子 …………………………… 86
　郁李仁 …………………………… 87
　白果 ……………………………… 87
　蒺藜 ……………………………… 88
　胡芦巴 …………………………… 88
　火麻仁 …………………………… 89
　茺蔚子 …………………………… 90
　莲子 ……………………………… 90
　冬瓜子 …………………………… 91
　水红花子 ………………………… 91
　槐花 ……………………………… 92
　九香虫 …………………………… 92
　海螵蛸 …………………………… 93
思考练习 …………………………… 93

任务十六　炒焦 …………………… 95
能力目标 …………………………… 95
知识准备 …………………………… 95
任务引入 …………………………… 95
任务分析 …………………………… 95
任务实施 …………………………… 95
　山楂 ……………………………… 95
　川楝子 …………………………… 96
　栀子 ……………………………… 97
　槟榔 ……………………………… 97
思考练习 …………………………… 98

任务十七　炒炭 …………………… 100
能力目标 …………………………… 100
知识准备 …………………………… 100
任务引入 …………………………… 100
任务分析 …………………………… 100

任务实施 …………………………… 101
　大蓟 ……………………………… 101
　干姜 ……………………………… 101
　小蓟 ……………………………… 102
　石榴皮 …………………………… 102
　白茅根 …………………………… 103
　牡丹皮 …………………………… 103
　乌梅 ……………………………… 104
　鸡冠花 …………………………… 105
　莲房 ……………………………… 105
　蒲黄 ……………………………… 106
　荆芥 ……………………………… 106
　侧柏叶 …………………………… 107
　卷柏 ……………………………… 107
　地榆 ……………………………… 108
　茜草 ……………………………… 108
　藕节 ……………………………… 109
思考练习 …………………………… 109

模块四　加固体辅料炒法 ………… 111

任务十八　麸炒 …………………… 111
能力目标 …………………………… 111
知识准备 …………………………… 111
任务引入 …………………………… 111
任务分析 …………………………… 112
任务实施 …………………………… 112
　苍术 ……………………………… 112
　僵蚕 ……………………………… 113
　枳壳 ……………………………… 114
　枳实 ……………………………… 115
思考练习 …………………………… 115

任务十九　米炒 …………………… 117
能力目标 …………………………… 117
知识准备 …………………………… 117
任务引入 …………………………… 117
任务分析 …………………………… 117
任务实施 …………………………… 118
　党参 ……………………………… 118
　红娘子 …………………………… 119
　斑蝥 ……………………………… 119
思考练习 …………………………… 120

任务二十　土炒 …………………… 121
能力目标 …………………………… 121
知识准备 …………………………… 121
任务引入 …………………………… 121
任务分析 …………………………… 121

任务实施 ………………………… 122
　　山药 ………………………… 122
　　白术 ………………………… 122
思考练习 ………………………… 123

模块五　烫法 ……………………… 124

任务二十一　砂烫法 ……………… 124
能力目标 ………………………… 124
知识准备 ………………………… 124
任务引入 ………………………… 125
任务分析 ………………………… 125
任务实施 ………………………… 125
　　鳖甲 ………………………… 125
　　龟甲 ………………………… 126
　　鸡内金 ……………………… 127
　　狗脊 ………………………… 128
　　骨碎补 ……………………… 128
　　马钱子 ……………………… 129
思考练习 ………………………… 130

任务二十二　蛤粉烫 ……………… 131
能力目标 ………………………… 131
知识准备 ………………………… 131
任务引入 ………………………… 131
任务分析 ………………………… 131
任务实施 ………………………… 132
　　阿胶 ………………………… 132
　　鹿角胶 ……………………… 133
思考练习 ………………………… 133

任务二十三　滑石粉烫 …………… 135
能力目标 ………………………… 135
知识准备 ………………………… 135
任务引入 ………………………… 135
任务分析 ………………………… 135
任务实施 ………………………… 136
　　鱼鳔胶 ……………………… 136
　　黄狗肾 ……………………… 136
　　刺猬皮 ……………………… 137
　　水蛭 ………………………… 138
思考练习 ………………………… 138

模块六　炙法 ……………………… 139

任务二十四　酒炙法 ……………… 139
能力目标 ………………………… 139
知识准备 ………………………… 139
任务引入 ………………………… 140
任务分析 ………………………… 140

任务实施 ………………………… 141
　　黄连 ………………………… 141
　　大黄 ………………………… 142
　　常山 ………………………… 143
　　乌梢蛇 ……………………… 144
　　蕲蛇 ………………………… 144
　　蛇蜕 ………………………… 145
　　桑枝 ………………………… 146
　　蟾酥 ………………………… 146
　　龙胆 ………………………… 147
　　丹参 ………………………… 147
　　川芎 ………………………… 148
　　白芍 ………………………… 148
　　续断 ………………………… 149
　　当归 ………………………… 150
　　牛膝 ………………………… 150
　　威灵仙 ……………………… 151
思考练习 ………………………… 152

任务二十五　醋炙法 ……………… 153
能力目标 ………………………… 153
知识准备 ………………………… 153
任务引入 ………………………… 153
任务分析 ………………………… 153
任务实施 ………………………… 154
　　甘遂 ………………………… 154
　　商陆 ………………………… 155
　　芫花 ………………………… 155
　　京大戟 ……………………… 156
　　狼毒 ………………………… 156
　　莪术 ………………………… 157
　　柴胡 ………………………… 157
　　延胡索 ……………………… 158
　　香附 ………………………… 159
　　三棱 ………………………… 160
　　青皮 ………………………… 160
　　艾叶 ………………………… 161
　　乳香 ………………………… 161
　　没药 ………………………… 162
　　五灵脂 ……………………… 163
　　郁金 ………………………… 163
思考练习 ………………………… 164

任务二十六　蜜炙法 ……………… 165
能力目标 ………………………… 165
知识准备 ………………………… 165
任务引入 ………………………… 166
任务分析 ………………………… 166

草果 …………………………… 190
思考练习 …………………………… 191

任务二十九　油炙法 …………………………… 192
能力目标 …………………………… 192
知识准备 …………………………… 192
任务引入 …………………………… 192
任务分析 …………………………… 192
任务实施 …………………………… 193
　　淫羊藿 …………………………… 193
　　蛤蚧 …………………………… 194
思考练习 …………………………… 194

模块七　煅法 …………………………… 196

任务三十　明煅法 …………………………… 196
能力目标 …………………………… 196
知识准备 …………………………… 196
任务引入 …………………………… 197
任务分析 …………………………… 197
任务实施 …………………………… 197
　　白矾 …………………………… 197
　　硼砂 …………………………… 198
　　石膏 …………………………… 199
　　花蕊石 …………………………… 199
　　钟乳石 …………………………… 200
　　龙齿 …………………………… 200
　　龙骨 …………………………… 201
　　牡蛎 …………………………… 201
　　石决明 …………………………… 202
　　瓦楞子 …………………………… 202
　　蛤壳 …………………………… 203
　　珍珠母 …………………………… 203
　　禹余粮 …………………………… 204
　　阳起石 …………………………… 204
　　青礞石 …………………………… 205
思考练习 …………………………… 206

任务三十一　煅淬法 …………………………… 207
能力目标 …………………………… 207
知识准备 …………………………… 207
任务引入 …………………………… 207
任务分析 …………………………… 207
任务实施 …………………………… 208
　　自然铜 …………………………… 208
　　赭石 …………………………… 208
　　磁石 …………………………… 209
　　炉甘石 …………………………… 209
思考练习 …………………………… 210

任务实施 …………………………… 167
　　甘草 …………………………… 167
　　黄芪 …………………………… 167
　　紫菀 …………………………… 168
　　百部 …………………………… 168
　　白前 …………………………… 169
　　枇杷叶 …………………………… 170
　　款冬花 …………………………… 170
　　旋覆花 …………………………… 171
　　桑白皮 …………………………… 171
　　百合 …………………………… 172
　　麻黄 …………………………… 172
　　金樱子 …………………………… 173
　　桑叶 …………………………… 173
思考练习 …………………………… 174

任务二十七　盐炙法 …………………………… 176
能力目标 …………………………… 176
知识准备 …………………………… 176
任务引入 …………………………… 176
任务分析 …………………………… 176
任务实施 …………………………… 177
　　知母 …………………………… 177
　　泽泻 …………………………… 178
　　巴戟天 …………………………… 178
　　小茴香 …………………………… 179
　　益智 …………………………… 180
　　橘核 …………………………… 180
　　杜仲 …………………………… 181
　　补骨脂 …………………………… 181
　　黄柏 …………………………… 182
　　沙苑子 …………………………… 183
　　荔枝核 …………………………… 183
　　车前子 …………………………… 184
　　砂仁 …………………………… 185
　　菟丝子 …………………………… 185
　　八角茴香 …………………………… 186
思考练习 …………………………… 187

任务二十八　姜炙法 …………………………… 188
能力目标 …………………………… 188
知识准备 …………………………… 188
任务引入 …………………………… 188
任务分析 …………………………… 188
任务实施 …………………………… 189
　　厚朴 …………………………… 189
　　竹茹 …………………………… 190

任务三十二　暗煅法 ………… 212

　　能力目标 ……………………… 212

　　知识准备 ……………………… 212

　　任务引入 ……………………… 212

　　任务分析 ……………………… 212

　　任务实施 ……………………… 213

　　　　血余炭 …………………… 213

　　　　棕榈 ……………………… 213

　　　　荷叶 ……………………… 214

　　　　干漆 ……………………… 214

　　思考练习 ……………………… 215

模块八　蒸煮焯法 ……………… 216

　任务三十三　蒸法 ……………… 216

　　能力目标 ……………………… 216

　　知识准备 ……………………… 216

　　任务引入 ……………………… 216

　　任务分析 ……………………… 217

　　任务实施 ……………………… 217

　　　　何首乌 …………………… 217

　　　　黄芩 ……………………… 218

　　　　女贞子 …………………… 219

　　　　桑螵蛸 …………………… 219

　　　　地黄 ……………………… 220

　　　　黄精 ……………………… 221

　　　　肉苁蓉 …………………… 221

　　　　山茱萸 …………………… 222

　　　　五味子 …………………… 222

　　　　人参 ……………………… 223

　　　　天麻 ……………………… 224

　　　　木瓜 ……………………… 224

　　思考练习 ……………………… 225

　任务三十四　煮法 ……………… 226

　　能力目标 ……………………… 226

　　知识准备 ……………………… 226

　　任务引入 ……………………… 226

　　任务分析 ……………………… 226

　　任务实施 ……………………… 227

　　　　藤黄 ……………………… 227

　　　　川乌 ……………………… 228

　　　　草乌 ……………………… 228

　　　　附子 ……………………… 229

　　　　远志 ……………………… 230

　　　　吴茱萸 …………………… 231

　　　　硫黄 ……………………… 231

　　　　珍珠 ……………………… 232

　　思考练习 ……………………… 232

　任务三十五　焯法 ……………… 234

　　能力目标 ……………………… 234

　　知识准备 ……………………… 234

　　任务引入 ……………………… 234

　　任务分析 ……………………… 234

　　任务实施 ……………………… 235

　　　　苦杏仁 …………………… 235

　　　　桃仁 ……………………… 235

　　　　白扁豆 …………………… 236

　　思考练习 ……………………… 237

模块九　复制法 ………………… 238

　任务三十六　复制法 …………… 238

　　能力目标 ……………………… 238

　　知识准备 ……………………… 238

　　任务引入 ……………………… 238

　　任务分析 ……………………… 238

　　任务实施 ……………………… 239

　　　　半夏 ……………………… 239

　　　　天南星 …………………… 240

　　　　白附子 …………………… 241

　　　　紫河车 …………………… 242

　　　　松香 ……………………… 242

　　思考练习 ……………………… 243

模块十　发酵发芽法 …………… 244

　任务三十七　发酵法 …………… 244

　　能力目标 ……………………… 244

　　知识准备 ……………………… 244

　　任务引入 ……………………… 244

　　任务分析 ……………………… 244

　　任务实施 ……………………… 245

　　　　六神曲 …………………… 245

　　　　半夏曲 …………………… 246

　　　　淡豆豉 …………………… 247

　　思考练习 ……………………… 247

　任务三十八　发芽法 …………… 248

　　能力目标 ……………………… 248

　　知识准备 ……………………… 248

　　任务引入 ……………………… 248

　　任务分析 ……………………… 248

　　任务实施 ……………………… 249

　　　　麦芽 ……………………… 249

　　　　谷芽 ……………………… 250

　　　　大豆黄卷 ………………… 250

　　思考练习 ……………………… 251

模块十一　制霜法 …… 252

任务三十九　去油制霜 …… 252
能力目标 …… 252
知识准备 …… 252
任务引入 …… 252
任务分析 …… 252
任务实施 …… 253
　　巴豆 …… 253
　　千金子 …… 253
　　柏子仁 …… 254
　　瓜蒌子 …… 254
　　大风子 …… 255
　　木鳖子 …… 256

任务四十　渗析制霜法 …… 257
能力目标 …… 257
知识准备 …… 257
任务引入 …… 257
任务分析 …… 257
任务实施 …… 257
　　西瓜霜 …… 257

任务四十一　升华制霜法 …… 259
能力目标 …… 259
知识准备 …… 259
任务引入 …… 259
任务分析 …… 259
任务实施 …… 259
　　信石 …… 259

任务四十二　煎煮制霜法 …… 261
能力目标 …… 261
知识准备 …… 261
任务引入 …… 261
任务分析 …… 261
任务实施 …… 261
　　鹿角霜 …… 261
思考练习 …… 262

模块十二　其他制法 …… 263

任务四十三　煨　法 …… 263
能力目标 …… 263
知识准备 …… 263
任务引入 …… 263
任务分析 …… 263

任务实施 …… 264
　　肉豆蔻 …… 264
　　诃子 …… 265
　　木香 …… 265
　　葛根 …… 266

任务四十四　提净法 …… 267
能力目标 …… 267
知识准备 …… 267
任务引入 …… 267
任务分析 …… 267
任务实施 …… 268
　　芒硝 …… 268
　　硇砂 …… 268

任务四十五　水飞法 …… 270
能力目标 …… 270
知识准备 …… 270
任务引入 …… 270
任务分析 …… 270
任务实施 …… 271
　　朱砂 …… 271
　　雄黄 …… 271
　　滑石 …… 271

任务四十六　烘焙法 …… 273
能力目标 …… 273
知识准备 …… 273
任务引入 …… 273
任务分析 …… 273
任务实施 …… 274
　　虻虫 …… 274
　　蜈蚣 …… 274

任务四十七　干馏法 …… 275
能力目标 …… 275
知识准备 …… 275
任务引入 …… 275
任务分析 …… 275
任务实施 …… 275
　　竹沥 …… 275
　　蛋黄油 …… 276
　　黑豆馏油 …… 276
思考练习 …… 276

参考文献 …… 278

基础篇

任务一　中药炮制技术概述

一、中药炮制的基本概念

（一）中药炮制与中药炮制技术

传统中医药学，是我国劳动人民与疾病长期做斗争的经验总结，它包含有丰富的医疗实践和理论知识。中药材一般是指未经过加工或只经过产地粗加工的中药，必须经过炮制后才能用于临床配方调剂或制剂，这是中医用药的一个特点，也是中医药学的一大特色。中药炮制是根据中医药理论和药物本身的性质，为适应临床用药和调剂、制剂的需求，对药物进行的一系列加工处理方法。炮制是我国的一项传统制药技术，也是我国医药学特有的制药术语。历史文献上又称"炮炙""修治""修制""修事"。

中药炮制技术是中医药理论在临床用药上的具体表现，是世界上独特的制药技术，是保证饮片质量和临床疗效的关键，具有实践性强、知识面广的特点。其研究内容包括中药炮制理论、工艺、规格、质量标准、历史沿革及其发展方向。中药炮制技术是一门既传统而又新兴的综合性的应用学科。

（二）中药炮制技术的任务

中药炮制技术的主要任务是遵循中医药理论体系，在继承传统中药炮制理论、经验的基础上，充分运用现代科学技术，研究各种中药饮片的炮制原理，改进和探索新的炮制工艺，制定饮片质量标准，提高中药饮片质量，保证临床用药安全有效，促进中医药事业的繁荣与发展。

1. 探讨炮制原理

现代科学的发展为从根本上探讨炮制原理提供了必要条件。我们不但可以运用传统的中医药理论来探索解释炮制原理，还可以通过对药物炮制前后理化性质和药理作用的变化以及这些变化的临床意义，对炮制方法做出一定的科学评价。它包括对中药炮制减毒、增效、缓和药性和产生新药效原理的研究等内容。这对于研究炮制工艺、制定质量标准有着非常重要的意义。

目前，这方面的研究工作已取得了较大进展。如实验研究证明，药材经炒炭或煅炭炮制后，生成了一些具有止血活性成分，证实了"炭药止血"的科学性。"醋炙入肝经"，醋是弱酸，可使中药延胡索中含有的游离生物碱转化为生物碱盐而溶于水，易被水煎煮出来，增加止痛疗效。巴豆霜可用测定脂肪油的含量来控制质量标准，这样才能达到保证疗效、降低毒副作用的目的。

2. 改进炮制工艺

中药的类别很多，品种繁杂，各地炮制方法也不统一。同一种药物，不同年代、不同地区的炮制方法、炮制规格不尽相同，形成各地的地方特色。由于历史条件的限制，传统炮制工艺多需要手工操作，难以适应工业化生产，因此研究炮制技术，改进炮制工艺，在保证质量的基础上，提高生产效率，使之适应企业化生产的需要。对炮制方法的研究，要打破传统习惯的局限，对传统的炮制工艺进行改进，使用药更为科学合理。同时，在生产工艺过程中，制定从原料到成品的质量管理措施，控制药材软化过程中的用水量、炮制温度、时间、辅料的用量、产品收率或物料平衡等参数。随着科学技术的发展，新技术的不断应用，使炮制工艺向机械化、自动化、智能化方向发展。

3. 制定饮片质量标准

由于生产条件和工艺不同，中药饮片的质量差异很大，直接影响疗效。中药炮制品种应该有统一的质量标准，来保证炮制品种的安全有效。从目前来看大多数炮制品的质量标准不够统一，也缺乏必要的科学依据。炮制规范虽对炮制品的形态、质地、色泽、气味等进行了规定，但由于药物本身的质量、辅料的规格以及感官判断上的差异，即使是同一种炮制方法所生产的炮制品其质量标准也很难一致。例如，作为药品国家标准的《中国药典》（2015年版一部），除了净制和切制的饮片，单列经过炮制的中药饮片标准仅23种，收载品种的数量只占常用中药炮制品数量的小部分。为了确保药品质量，以保证临床用药准确，运用现代技术加强对饮片的炮制工艺和质量标准进行研究是非常必要的。

对中药饮片的质量标准研究也要充分利用实验手段，把传统质量标准客观化、数据化，使其适应新的需要，如饮片色泽可以建立标准品系列或标准色度盘、浸出液色度检测等；气味的判定，既可借用气相色谱等仪器，也可用经验检测方法定量化。再者，可以根据已有的研究成果，研究增补新的质量标准。可制定基础质量标准，如杂质限度、浸出物限量、有毒成分、重金属含量、农药残留量等。然后，再探索出更能突出饮片特色的质量标准，如制炭类药物的得率检查、发酵类药物中黄曲霉素的限量检查、有效成分和指标成分含量标准等。

二、中药炮制的发展概况

（一）中药炮制的起源

中药炮制的起源可以追溯到原始社会的人类寻找食物、发现药物并学会用工具和火进行加工的生活实践中。原始社会的初期，人类的生产能力极为低下，人们成群出猎、共同采集、共同消费得来的食物，过着一种"饥即求食，饱即弃余"的生活。在鸟兽鱼之类不敷食用的时候，他们便采集野果、种子、植物根茎等充饥。由于饥不择食，便常会误食某些有毒的动植物，因而会发生呕吐、泄泻、昏迷、死亡等情况。《通鉴外纪》中就有"炎帝始味草木之滋，……，尝一日而遇七十毒"的记载。当然，在尝试植物的过程中也会发现某些植物可以缓解和减轻身体的某些疾病或不适，久而久之，人们便将这些知识积累起来，就形成了最初的药物知识，人们在使用这些药物的时候，需要清洗、咀成小块等，这些简单的加工便是中药炮制的雏形。

"火"的使用大大地改善了原始人的生活。一些早先难以下咽的"鱼鳖螺蛤"之类，都可以"燔而食之"。如《韩非子·五蠹》载"上古之世……民食果蓏蚌蛤，腥臊恶臭，而伤害腹胃，民多疾病"，而有了火以后，就可"炮生为熟，令人无腹疾"（《礼记》），这种利用火来炮生为熟的知识也被运用到处理药物上来，便是最初的中药炮制。由此可见，炮制与火有着不可分割的密切关系。中药炮制古称"炮炙"，就是指用火加工处理药材的方法。由于人类对火的应用，为早期中药采用高温处理的"炮炙法""药炒法"的出现创造了基本条件。

（二）中药炮制的发展

中药炮制的有关记载最早出现在我国的医药文献《五十二病方》中，《黄帝内经》中也有简单的记载。从有文字记载到现代，炮制技术应用和理论方面都有不断发展。根据历代的中医药文献记载分析，中药炮制的发展大约可分为四个时期：春秋战国至宋代是中药炮制技术的起始和形成时期；金元时期至明代是中药炮制理论的形成期；清代是中药炮制理论的总结及品种的扩大应用时期；现代，特别是改革开放以来是中药炮制理论及技术的振兴和发展时期。

1. 中药炮制技术的起始和形成时期

（1）春秋战国时期　在这个时期的文献当中，有关中药炮制的记载是零星的和简单的。《五十二病方》是我国现存最早的医方书，该书收方283个，用药246种，书中记述包括净制、切制、水制、火制、水火共制等炮制内容，具体炮制方法有炮、炙、燔、煅、细切、熬、酒醋渍等。如"取庆（蜣）良（螂）一斗，去其甲足；服零（茯苓）……以舂；取商陆渍醯中；止出血者燔发；燔其艾；陈藿，蒸而取其汁"等。《黄帝内经》是我国现存最早的一部医学专著，在这部书当中记载的半夏秫米汤中的"治半夏"即为修治过的半夏。因半夏有毒，"治"即是修治以降低毒性的意思。在《素问·缪刺论》中也有"其左角之发一寸燔治"的记载，即现在的炭药——血余炭。而书中所称的"㕮咀"即是当时的饮片。根据这些记述我们可以认为春秋战国时期中药炮制技术尚处于起始时期。

（2）秦汉时期　这个时期中药炮制技术已经有了较大的发展，对中药炮制的目的、原则已初步确立。我国现存最早的一部药学专著《神农本草经》共收载药物365种，它系统总结了西汉以前的药物知识，并记载了很多有关炮制的内容。如某些矿物药项下的"炼饵服之"，炼，即相当于现代的"火煅"。露蜂房用"火熬"，桑螵蛸用"蒸"法等。现代沿用的许多炮制方法在当时俱已成形。此外，对中药炮制的理论也开始有了探讨，《神农本草经》序录中就有"凡此七情，合和视之……若有毒宜制，可用相畏、相杀者。不尔，勿合用也""药有酸咸甘苦辛五味，又有寒热温凉四气，及有毒无毒。阴干曝干，采造时月，生熟，土地所出，真伪新陈，并各有法"。东汉末年中药炮制又有较大的发展，张仲景的《伤寒杂病论》，共载药物183种，其中需要炮制的就达73种之多。

（3）魏晋南北朝　《肘后备急方》是晋代伟大医药学家葛洪的著作，书中记载了用大豆汁、甘草、生姜等解乌头、半夏、芫花毒性的炮制方法。这种以药汁来制服毒性的方法丰富了中药炮制的内容。梁代有了中国药学史上第二次总结。《本草经集注》是陶弘景撰写的我国第二部中药专著，它第一次将零星的炮制技术做了系统归纳，说明了部分炮制作用。如"凡汤中用完物皆擘破""诸虫先微炙""诸石皆细捣""阿胶，炙令通体沸起"等。将"㕮咀"改为切制，内容丰富，方法众多。

南北朝刘宋时代，我国的第一部炮制专著《雷公炮炙论》问世。作者雷敩总结了前人的炮制技术和经验，并加以发展。该书内容十分丰富，炮制的分类、方法详细，突出辅料，技术细腻。其中有许多方法是之前未见记载的，并且该书对炮制的作用也做了较多的介绍。书中涉及的主要炮制方法有蒸、煮、炒、焙、炙、煅、炮、炼、浸、飞等。许多方法由于所用辅料的不同又做了进一步的细分，如"浸"有盐水浸、蜜水浸、米泔水浸、浆水浸、药汁浸、酒浸、醋浸等。炙有蜜炙、酥蜜炙、猪脂炙、药汁涂炙等。可见，运用辅料炮制药物的方法在当时已经得到了广泛的应用。大黄用蒸法来缓和其泻下作用，莨菪、吴茱萸等含生物碱成分的药物用醋炮制，茵陈等含挥发油成分的药物"勿令犯火"，这些方法至今沿用。《雷公炮炙论》一书对后世中药炮制的发展乃至现代仍有重要的指导意义。只可惜它的原书遗失已久，所幸其内容被后世的《证类本草》《本草纲目》收载而得以保存下来。

（4）唐代　唐代科学技术迅猛发展，医药学取得了较大的成就，中药炮制也有长足进步。孙思邈的《备急千金要方》中对中药炮制做了专章讨论，指出"诸经方用药，所有熬炼节度皆脚注之，今方则不然，于此篇具条之，更不烦方下别注也"。在合药篇中，对所列举的用同一炮制方法炮制的药物则予以分条论述。如"凡用麦蘖、曲米、大豆黄卷、泽兰、芜荑皆微炒""凡用斑蝥等诸虫，皆去足翅微熬……"这种归纳方法为后世总结炮制方法奠定了基础。

《新修本草》是唐代官府组织，由苏敬等执笔编写的一部医书，是我国也是世界历史上的第一部药典。这部著作收载药物844种，详细记载了各种药物的多种炮制方法。它在记载炼丹技术的同时，对金石类（如玉石、玉屑、丹砂、云母、钟乳石、矾石、硝石等矿物药）药物的炮制均做了详细的记载，使炮制内容更加丰富，并使一些药物的炮制方法以"法定"的形式确定下来，是中国药学史上第三次总结。

（5）宋代　宋代炮制方法有很大改进，方法由简单到复杂，由单一到多元化，适用品种逐渐增多。炮制目的也开始多样化，从减少副作用到增加和改变疗效，从汤剂饮片的炮制到同时重视制备成药饮片炮制的崭新阶段。唐慎微编撰的《经史证类备急本草》，首先辑录了《雷公炮炙论》的大部分内容，并收载了《本草经集注》的合药分剂，为后世保存了文献，不致因为原著散佚而失传。这本书载药1558种，新增药物476种，每药还附以制法，为后世提供了药物炮制资料。该书是集宋以前本草之大全，是中国药学史上的第四次总结。

宋代官府也组织力量对宋以前的著作进行整理、校注、增辑，颁行了《太平惠民和剂局方》（1107—1110年）。该书设有专章论述炮制技术，载有186种药物，指出药物要"依法炮制""修治合度"，并对炮制加工技术做了详细叙述，将中药炮制的方法列为法定的制药规范。这样，对保证药物质量和规格起了很大作用。从书中还可以看到，在这个时期酒、醋已被广泛地应用于炮制药物。另外，一些炮制方法也有了新的发展，如煨法出现了纸煨、面裹煨等。至此，中药炮制技术已经比较系统和完备。

2. 中药炮制理论的形成期

金、元、明时期，学派争鸣，名医辈出。这一时期药性理论研究盛行，医家在注重中药炮制技术的同时，开始对中药炮制的理论进行探讨。中药炮制理论逐步系统化，对指导炮制技术、遵法炮制、合理用药起到重要作用。

（1）金元时期　炮制技术开始上升到理论阶段。张元素、李东垣、王好古、朱丹溪等医家都非常重视中药炮制对药物功效的影响，开始对各种炮制方法以及辅料对炮制的影响从理论上加以总结。王好古在《汤液本草》中引用李东垣的《用药法象》说："黄芩、黄连、黄柏、知母，病在头面及手梢皮肤者，须用酒炒之，借酒力以上腾也。咽之下、脐之上，须酒洗之，在下生用。大凡生升熟降，大黄须煨，恐寒则损胃气。至于川乌、附子须炮，以制毒也。"同时讲到"去膈上痰以蜜""去湿以生姜"。张元素所著《珍珠囊》中也认为白芍"酒浸行经，止中部腹痛；木香行肝气，火煨用可实大肠"。炭药止血的理论也是在元代由葛可久在《十药神书》中首先提出的。

（2）明代　明代是中药炮制发展史上一个重要时期，随着科学技术进步，中药炮制技术有了较大的发展，中药炮制方法也更趋完善合理，在中药炮制理论上也有显著的建树。许多著名的医药学家如陈嘉谟、李中梓、李时珍等纷纷著书立说，总结前人经验、更正谬误、发展新技术、新方法，给明代的中药炮制业带来空前的繁荣。人们对中药炮制的理论有了规律性的认识和较系统的记载；陈嘉谟在《本草蒙筌》的"制造资水火"中提出了"凡药制造，贵在适中，不及则功效难求，太过则气味反失"的基本原则，为后世效法。他还指出："酒制升提，姜制发散。入盐走肾脏，仍仗软坚；用醋注肝经，且资住痛。童便制，除劣性降下；米泔水制，去燥性和中；乳制滋润回枯，助生阴血；蜜制甘缓难化，增益元阳；陈壁土制，窃真气，骤补中焦；麦麸皮制，抑酷性勿伤上膈。乌豆汤、甘草汤渍曝，并解毒，致令平和；羊酥油、猪脂油涂烧咸渗骨，容易脆断。有剜去瓤免胀，有抽去心除烦……"，他的这些理论至今仍作为中药界炮制的理论依据，在他这段话中不但指出了炮制应掌握"适度"，而且还对各种辅料炮制药品所产生的作用做了精辟的总结性论述，成为中药炮制理论的一段经典性论述，对后世中药炮制理论的发展起了不可估量的作用。

李时珍集诸家本草之大成，写成举世瞩目的《本草纲目》，该书共52卷，载药1892种，其博大、丰富为世罕见，从中收载的药物中大多列有"修治"一项，他收列前人的炮制记载，介绍当时的炮制方法，提出自己的看法，并对前人不合理的炮制方法进行了纠正。如刘寄奴、雷敩曰："凡采得，去茎叶，只用实。"李时珍曰："茎、叶、花、子皆可用。"在炮制理论方面，他认为炮制可提高药物的作用，净化药用部分，制约药物的偏性，并且指出："凡物之气厚力大者，无有不偏，偏者有利必有害。须取其利而去其害，炮制也。"在苍术项下注有"性燥，须用糯米泔浸而去油，切片焙干用……以制其燥"，这些观点至今为现代炮制理论所沿用。

在明代还出现了我国历史上的第二部炮制专著，缪希雍的《炮炙大法》，收载了439种药物的炮制方法。这本书不但收集了明以前的，特别是《雷公炮炙论》中的方法，并且将当时的各种方法进行归类，总结为"雷公炮炙十七法"。同时，还根据当时情况将《太平惠民和剂局方》中的一些不适宜的方法进行了改进，对后世的中药炮制有重要的指导意义。

3. 中药炮制理论的总结及品种的扩大应用期

清代多在明代的理论基础上增加炮制品种，对某些炮制作用也有所发挥，是炮制品种和技术进一步扩大应用时期。张仲岩的《修事指南》是我国历史上第三部炮制专著，该书收录药物232种，较为系统地叙述了各种炮制方法。在炮制理论方面也做了一些补充，如书中云"吴茱萸汁制抑苦寒而扶胃气；猪胆汁制泻胆火而达木郁；牛胆汁制去燥烈而清润；秋石制抑阳而养阴；枸杞汤制抑阴而养阳……"以及"煅者去坚性，煨者去燥性，炙者取中和之性，炒者取芳香之性，浸者去燥烈之性，泡者去辛辣之性，蒸者取味足……"。全书内容虽多属总结前人经验，但在炮制作用方面，也有所发挥，代表了清代的中药炮制水平。

在中药炮制技术的应用和推广时期，清代逐渐发展形成一批有影响力的中药经营和生产企业，如当时著名的北方药局"同仁堂"、西北药局"时济堂"、南方药局"庆余堂"、广东药局陈李济"杏和堂"。对中药炮制技术的传承和发展起到积极作用，如"炮制虽繁必不敢省人工，品味虽贵必不敢减物力"的训条，是北京同仁堂秉承的原则，"采办务真，修制务精"是杭州胡庆余堂一直遵循的古训。

4. 中药炮制理论及技术的振兴和发展时期

近代，西方医药学进入中国，我国医学发展出现中西医药并存的局面。民国时期，当时的政府对中医药采取了不支持和歧视的政策，甚至提出"废止旧医（即中医）"的口号，使得中药炮制同整个中医药事业一样，受到了严重影响。丰富的炮制技术得不到应有的发展，只停留在师徒相承、口传心授的境地。中药炮制曾一度进入发展停滞阶段。

中华人民共和国成立后，党和政府对中医药的发展给予了极大的重视，提出"中医药是中华民族的一个伟大的宝库"，使中医药事业走上了健康发展的轨道，中药炮制理论及技术也得到了迅速的发展。各地有关部门对散在本地区的具有悠久历史的炮制经验进行了整理，并在此基础上，编写出版了各省、市《中药饮片炮制规范》。1963年版《中国药典》也制定了"中药炮制通则"。1988年卫生部组织编写了《全国中药炮制规范》，作为部颁标准参考执行。一批不同内容的炮制专著相继出版，如《中药炮制经验集成》《历代中药炮制资料辑要》《历代中药炮制法汇典》《中药炮制生用与制用》《樟树中药炮制全书》等，形成了较为完整的文献资料。

教学方面，全国各中医药院校的中药专业均开设了炮制课，并结合不同重点分别编写了高等中医药院校、高等中医药职业院校和中等中医药职业院校的《中药炮制学》或《中药炮制技术》统编教材。这为全面系统地继承和发扬中药炮制技术奠定了良好的基础。

科研方面，国家在"七五""八五""九五"国家攻关计划中，相继列入中药炮制研究项目，先后完成 40 种中药饮片炮制工艺及质量的研究，采用现代科学技术对中药炮制的原理、方法、工艺、生产设备，以及中药炮制饮片的质量标准等进行研究。"十五"期间，正式启动"中药饮片炮制工艺及质量标准规范化研究"攻关项目。对 80 种中药饮片的炮制工艺和质量标准进行规范化研究，以化学成分为指标，建立新的饮片质量标准，使中药炮制的研究更加科学。"十一五"期间，国家开展了"中药饮片炮制共性技术与相关设备研究"。选择 10 种炮制常用共性技术、50 种中药饮片，通过对代表性饮片的炮制技术及其相适宜的炮制设备的系统研究、炮制原理研究，阐明各共性炮制技术的科学内涵，建立炮制共性技术和饮片质量的评价标准。"十一五"至"十三五"期间的研究，开始从炮制机制的角度出发，将化学研究和药效学研究结合起来，研究探讨炮制原理、炮制加工的科学依据，使中药饮片炮制工艺规范化研究更具有科学性。进一步促进了中药炮制的指标化、规范化，极大地推动了中药炮制学科的发展。

生产方面，中药的炮制加工由过去原始的手工操作逐步向半机械化、机械化、电气化、自动化转变，各种炮制新设备先后问世，逐步改变了中药饮片生产"前店后厂"的模式和"小、散、乱"的生产局面。国家科研和生产主管部门，从中药饮片生产实际和中药炮制现代化的要求，加大科研经费投入，对中药饮片生产的关键技术进行研究，对关键设备进行研制，如往复式切片机，控温控时炒药设备及净制、干燥设备等中药饮片生产机组和生产线的研制和应用，显著改善中药饮片生产条件，提高了中药饮片生产连续化、机械化的程度。国家发展改革委颁布的《外商投资产业指导目录》（2017 年修订）的规定，"中药饮片的蒸、炒、炙、煅等炮制技术的应用及中成药保密处方产品的生产"为禁止外商投资产业。2006 年，"中药炮制技术"被列入国家首批公布的非物质文化遗产名录，传统的中药炮制技术已引起各方面的重视。

从 20 世纪 90 年代末，我国药品生产企业开始全面实施《药品生产质量管理规范》（2010 年修订）和认证工作，针对中药饮片的生产质量管理规范（GMP）实施，国家药品监督管理局先后印发《中药饮片 GMP 补充规定》和《中药饮片 GMP 认证检查项目》。中药饮片生产企业的 GMP 认证工作，加强了对中药饮片工业生产的规范化管理，推动了中药饮片生产企业生产条件的改善和管理水平的提高。2003 年，四川新荷花中药饮片股份有限公司成为我国第一个通过 GMP 认证的中药饮片生产企业，至 2019 年 12 月，全国取得"药品生产许可证"和"GMP 证书"生产范围为中药饮片的企业 2400 余家。当前，炮制生产规模不断扩大，生产工具不断更新，制药设备不断改进，中药炮制的机械化程度已大大地提高，促进了中药炮制行业的大发展。中药饮片生产正逐步向"炮制工艺规范化、质量标准化、检测现代化、包装规格化、生产规模化、药材来源基地化"的基本目标迈进。

● 思考练习

一、单选题

1. 雷公炮炙十七法的总结者是（　　）

   A. 雷敩　　　　　　B. 陶弘景　　　　　　C. 缪希雍　　　　　　D. 陈嘉谟

2. 中药炮制理论的形成时期是（　　）

   A. 汉代　　　　　　B. 唐代　　　　　　　C. 宋代　　　　　　　D. 元、明代

3. 提出"凡药制造，贵在适中，不及则功效难求，太过则气味反失"的作者是（　　）

   A. 陶弘景　　　　　B. 缪希雍　　　　　　C. 陈嘉谟　　　　　　D. 张仲岩

二、多选题

1. 中药炮制的专著有（　　）

A. 雷公炮炙论　　　B. 神农本草经　　　C. 炮炙大法　　　D. 本草蒙筌　　　E. 修事指南

2.对中药炮制理论有贡献的是（　　）

A. 张仲岩　　　B. 陈嘉谟　　　C. 葛可久　　　D. 王好古　　　E. 李时珍

三、问答题

1.什么是中药炮制？

2.什么是中药炮制技术？其主要任务是什么？

3.我国传统的三大中药炮制专著是什么？其作者分别是谁？各成书于什么年代？

4.中药炮制理论的形成期是什么时候？其主要代表著作是什么？

任务二　中药饮片的质量要求

一、有关中药饮片生产的相关法规

《中华人民共和国药品管理法》（第二次修订后 2019 年 12 月 1 日施行），是目前药品生产、使用、检验的基本法律，明确了中药材、中药饮片属于药品管理的范畴。对中药饮片的生产许可、管理要求和质量标准做了法律规定，其中第四章《药品生产》第四十四条规定"中药饮片必须按照国家药品标准炮制；国家药品标准没有规定的，必须按照省、自治区、直辖市人民政府药品监督管理部门制定的炮制规范炮制。省、自治区、直辖市人民政府药品监督管理部门制定的炮制规范应报国务院药品监督管理部门备案。不符合国家药品标准或者不按照省、自治区、直辖市人民政府药品监督管理部门制定的炮制规范炮制的，不得出厂、销售"。第三章《药品上市许可持有人》第三十九条规定"中药饮片生产企业履行药品上市许可持有人的相关义务，对中药饮片生产、销售实行全过程管理，建立中药饮片追溯体系，保证中药饮片安全、有效、可追溯"。第四章第四十一条规定"从事药品生产活动，应当经所在地省、自治区、直辖市人民政府药品监督管理部门批准，取得药品生产许可证。无药品生产许可证的，不得生产药品"。

《中华人民共和国药品管理法实施条例》（2002 年颁布，2016 年 2 月修订），第四十四条规定"生产中药饮片，应当选用与药品性质相适应的包装材料和容器；包装不符合规定的中药饮片，不得销售。中药饮片包装必须印有或者贴有标签。中药饮片的标签必须注明品名、规格、产地、生产企业、产品批号、生产日期，实施批准文号管理的中药饮片还必须注明药品批准文号"。

1999 年国家药品监督管理局颁布的《药品生产质量管理规范》（2010 年修订，简称 GMP），是药品生产和质量管理的基本准则。共 14 章，313 条，内容包括人员、厂房、设备、物料与产品、文件管理、生产管理、确认与验证、质量管理、质量控制与质量保证、产品发运与召回、自检等方面的要求，并有无菌药品、原料药、生物制品、血液制品、中药制剂五个附录部分。在硬件方面要有符合要求的环境、厂房、设备；在软件方面要有可靠的生产工艺、严格的制度、完善的验证管理。2014 年 6 月国家食品药品监督管理总局印发"关于发布《药品生产质量管理规范（2010 年修订）》中药饮片等 3 个附录的公告"，对中药饮片的生产和质量管理做出具体要求，作为《药品生产质量管理规范（2010 年修订）》的配套文件，自 2014 年 7 月 1 日起施行。GMP 的基本点是：要保证生产药品符合法定质量标准，保证药品质量的均一性；防止生产中药品的混批、混杂，防止污染和交叉污染，防止人为差错。

为了保证中药饮片的生产质量，2003 年国家食品药品监督管理局先后颁布《中药饮片 GMP 补充规定》《中药饮片 GMP 认证检查项目》等文件。2004 年 10 月 26 日，国家食品药品监督管理局印发《关于推进中药饮片等类别药品监督实施 GMP 工作的通知》，规定自

2008 年 1 月 1 日起，所有中药饮片生产企业必须在符合 GMP 条件下生产。《药品管理法》（第二次修订）实施后，国家药监局取消了药品 GMP 认证工作，按法规要求继续开展现场检查。相关文件根据中药饮片的特点进行了具体规定，如在人员方面，规定"从事药材炮制操作人员应具有中药炮制专业知识和实际操作技能"；厂房设施方面，要求"厂房与设施应按生产工艺流程合理布局，并设置与其生产规模相适应的净制、切制、炮炙等操作间"；突出对于毒性药材的生产管理，规定"毒性药材等有特殊要求的饮片生产应符合国家有关规定，并有专用设备及生产线""毒性药材等有特殊要求的药材生产操作应有防止交叉污染的特殊措施"。贮存方面，要求"中药材与中药饮片应分别设库，毒性药材等有特殊要求的药材应设置专库或专柜"；生产方面，规定"生产用水的质量标准应不低于饮用水标准。中药材的浸润应做到药透水尽。炮制后的中药饮片不得露天干燥"等。

《中华人民共和国中医药法》自 2017 年 7 月 1 日起施行，是第一部全面、系统体现中医药特点的综合性法律，对于中医药行业发展具有里程碑意义。对中药饮片加工和传统炮制技术应用制定出相应的规定。第二十四条规定："采集、贮存中药材以及对中药材进行初加工，应当符合国家有关技术规范、标准和管理规定。"第二十七条规定："国家保护中药饮片传统炮制技术和工艺，支持应用传统工艺炮制中药饮片，鼓励运用现代科学技术开展中药饮片炮制技术研究。"第二十八条规定："对市场上没有供应的中药饮片，医疗机构可以根据本医疗机构医师处方的需要，在本医疗机构内炮制、使用。医疗机构应当遵守中药饮片炮制的有关规定，对其炮制的中药饮片的质量负责，保证药品安全。医疗机构炮制中药饮片，应当向所在地设区的市级人民政府药品监督管理部门备案。根据临床用药需要，医疗机构可以凭本医疗机构医师的处方对中药饮片进行再加工。"

二、有关中药饮片的质量标准

（一）国家级药物炮制质量标准

《中华人民共和国药典》（以下简称《中国药典》）自 1963 年版一部开始收载中药及中药炮制品，正文中规定了饮片生产的工艺流程、成品性状、用法、用量等；附录设有"中药炮制通则"专篇，规定了各种炮制方法的含义、具有共性的操作方法及质量要求，是属国家级药物炮制的质量标准。《中国药典》1985 版首次单列中药炮制品，首次确定了饮片的质量标准和地位，包括制川乌、制何首乌、马钱子粉、巴豆霜、制草乌 5 种。其后，各版药典逐步增加单列的炮制品，2005 年版单列炮制品达到 20 余种，药材正文中分列饮片质量标准 13 种；到 2010 年版制定和分列饮片标准达到 439 种，2015 年版收载药材和饮片 618 种，大多数药材都分列了饮片标准，覆盖了中医临床常用饮片目录。但《中国药典》单列的炮制品仅有 23 种，仍需要各省市制定的炮制规范作为质量标准的补充。

（二）省、部（局）级药物炮制质量标准

《全国中药炮制规范》由卫生部药政局委托中国中医研究院牵头组织有关单位及人员编写而成，于 1988 年出版，属于部级中药饮片炮制标准（暂行），其没有作为法定质量标准颁布，属于非强制性标准。该书主要精选全国各省（市）、自治区现行实用的炮制品及其最合适的炮制工艺，共收载 554 种常用中药及其不同规格的炮制品（饮片），还有相适应的质量要求。附录中收录了"中药炮制通则"及"全国中药炮制法概况表"等。

1994 年国家中医药管理局颁发了关于"《中药饮片质量标准通则（试行）》"的通知，属于部级的质量标准。该标准是在《中国药典》和《全国中药炮制规范》的基础上，结合各地生产实际情况，对根和根茎、果实和种子、全草、叶类、皮类等不同种类的中药饮片的性状、片型、水分、药屑杂质、包装等做出了具体规定。适用于中药饮片生产、批发、零售及

医疗单位药房。

由于中药炮制具有较多的传统经验和地方特色，有些炮制工艺还不能全国统一，为了保留地方特色，各省（市）先后都制定了适合本地的质量标准，如中药饮片炮制规范、中药材质量标准等。省级饮片炮制规范是对国家药品标准中未收载的地方临床习用饮片规格和炮制方法的补充，是地方饮片加工、生产、经营、使用、检验、监督管理的法定依据，但应与《中国药典》相一致，如有不同之处，应执行《中国药典》等国家级及部（局）级的有关规定。只有在国家与部（局）级标准中没有收载的品种或项目的情况下，才能制定适合本地的标准，同时应将地方标准报国务院药品监督管理部门备案。

三、中药饮片的质量要求

传统的炮制品规格标准，是广大药工人员根据长期实践经验制定的。它包括炮制品的形态、质地、色泽、气味等内容，但由于药物本身的质量、辅料的规格和用量、操作方法的不同以及感官判断上的差异，即使是同一种炮制方法所生产的中药饮片其规格质量标准也很难一致。现代科学技术的发展，为中药炮制品质量的检测与评价提供了科学依据，现代检测技术的应用，使中药炮制品的质量要求更趋于客观化、合理化、科学化。

（一）净度

净度是指中药饮片的纯净度，亦即饮片中所含杂质及非药用部位的限度。

中药饮片应有一定的净度标准，以保证调配剂量的准确，确保临床疗效。炮制品不应夹带泥沙、灰屑、霉烂品、虫蛀品，规定除去的壳、核、芦、毛、头、足、翅等均不得带入。药材和饮片中混存的杂质包括下列物质：①来源与规定相同，但其性状或药用部位与规定不符；②来源与规定不同的物质；③无机杂质，如砂石、泥块、尘土等。

饮片中所含的杂质，必须符合有关规定。《中国药典》要求"除另有规定外，药屑杂质通常不得过3%"，《中药饮片质量标准通则（试行）》对不同类别的饮片和炮制品有具体的规定。如表2-1所示。

表 2-1 不同类型饮片净度要求

饮片类型	净度要求（药屑杂质不超过）
果实类、种子类、全草类、树脂类等	3%
根类、根茎类、藤木类、叶类、花类、皮类、动物类、矿物类、菌藻类	2%
炒黄品、米炒品、酒炙品、醋炙品、盐炙品、姜炙品、燀制品、发酵品、发芽品	1%
炒焦品、麸炒品、明煅制品、药汁煮品、豆腐煮品、复制品	2%
炒炭品、煨制品	3%

杂质的检查方法：取适量的供试品，摊开，用肉眼或借助放大镜（5～10倍）观察，将杂质拣出；如其中有可以筛分的杂质，则通过适当的筛，将杂质分出。将各类杂质分别称重，计算其在供试品中的含量（%）。（药典通则）

药屑杂质的检查：取定量样品，拣出杂质，果实种子类、全草类饮片用三号筛筛出药屑，其他类用二号筛。药屑、杂质合并称量计算。［《中药饮片质量标准通则（试行）》］

（二）片型及粉碎粒度

经净选或水处理后的药材，根据药物特征和炮制要求，制成一定规格的片型，使之便于炮制、制剂、调配、鉴别、干燥和贮藏，各种片型破碎后的碎屑应有一定的限量规定。

1. 片型

切制后的饮片应均匀、整齐、色泽鲜明，表面光洁，片面无污染，无长梗、无连刀片、掉边片、边缘卷曲等不合规格的饮片。不同饮片的类型和规格在《中国药典》中做了具体规定，《中药饮片生产过程质量标准通则（试行）》还规定各类饮片的异形片不得超过 10%。

2. 粉碎粒度

一些不宜切制的药物或医疗上有特殊需要的药物，可粉碎成颗粒或粉末便于制剂或调配。粉碎后的药物应粉粒均匀、无杂质，粉末分等应符合现行版《中国药典》要求。《中国药典》规定有最粗粉、粗粉、中粉、细粉、最细粉、极细粉六个粉末分等。

（三）色泽

中药饮片均显其固有色泽，炮制品的色泽不仅是炮制程度和质量标准的直观指标，而且色泽的变化能够说明内在质量的变异。故色泽的变异，不仅影响其外观，而且是内在质量变化的标志之一。饮片色泽应符合现行版《中国药典》的规定，各种炮制品还要求色泽要均匀，生片、糊片不得超过规定限度。

（四）气味

中药饮片的气和味，与炮制品的内在质量和炮制过程中加入的辅料有着密切的关系，往往也是鉴别品质的重要依据。

炮制品虽经切制或炮炙，但应具有原有的气和味，不应带异味、气味散失或变淡薄，若炮制品用酒、醋、盐、姜、蜜等辅料炮制，除具原有的气和味，还应带有辅料的气和味，如醋制品，应带有醋香气味；酒制品，应带有酒香气；盐制品，应带有咸味；麸炒品应带有麦麸皮的焦香气等。

（五）水分

水分是控制中药饮片质量的一项基本指标。一方面，炮制品中含水量超出适宜的范围，不仅在贮存保管过程中易生虫、霉变，使有效成分分解、水解变质，且在配方称量时相对减少了实际用量，影响应有的治疗效果。另一方面，某些炮制品含水量太少又会影响其质量，如胶类药物易出现龟裂、硬度增大。因此，控制炮制品的水分含量，对保证炮制品质量具有重要意义。

《中国药典》中的药材和饮片检定通则要求：除另有规定外，饮片水分通常不得过13%。按炮制方法及各药物具体性状，一般中药饮片的水分含量宜控制在 7%～13%，但蜜炙类饮片水分不得超过 15%，烫制后醋淬制品水分不得超过 10%。

（六）灰分

灰分是指将药材或饮片在高温下灼烧、灰化，所剩残留物的重量，也称为"总灰分"。将干净而又无任何杂质的炮制品加高热灰化，所得之灰分称为生理灰分。在生理灰分中加入稀盐酸滤过，将残渣再灼烧，所得之灰分称为"酸不溶性灰分"。

同一品种饮片质量稳定时，生理灰分往往在一定范围之内，如果测得的灰分数值高于正常范围，则必有其他无机物质掺杂。如灰分低于正常范围，则应考虑炮制品的质量问题，可能有伪品、劣质品掺杂其中，因此，灰分的测定对于保证炮制品的纯度和质量具有重要意义。

常见的无机杂质为泥土、砂石等。值得注意的是，炮制方法中有砂炒、蛤粉炒、土炒、滑石粉炒等，难免在成品中黏附有少量的无机物质，会造成灰分含量高于生品的结果，可以通过反复测试和比较，客观地制定各类炮制品的灰分限量，这对炮制工艺和饮片质量都有一定的意义。

（七）浸出物

浸出物是指中药材或饮片用不同的溶剂进行浸提，所得的干膏重量。药材或饮片经一定的溶剂浸提后，大部分成分，包括有效成分会被提取出来，对于那些有效成分尚不完全清楚或尚无精确定量方法的炮制品测定浸出物的含量尤其具有重要的意义。

根据药材或饮片中主要成分的性质和特点，可选用不同性质的浸出溶剂。一般最常用的溶剂是水、乙醇和乙醚，因此浸出物的测定主要分为水溶性浸出物、醇溶性浸出物和挥发性醚浸出物三类。

绝大多数中药在切制前均需经过水处理，使药材软化。当药材在水中浸漂时间过长，以致"伤水"，其水溶性成分就有所流失；另外，炮制过程中辅料的加入，能对炮制品浸出量产生影响。如醋制延胡索的水溶性浸出物的量远比生品高。此外，炒、烫、煅、煅淬等加热处理，使质地坚硬的药物因受热膨胀而导致组织疏松，从而也使浸出率提高，浸出量增加。因此，浸出物的测定和定量对检验炮制工艺、方法及炮制品质量具有重要的意义。

（八）显微及理化鉴别

显微及理化鉴别是利用显微镜、化学方法或仪器来观察、分析鉴定炮制品的真伪、纯度或质量。

1. 显微鉴别

显微鉴别是指利用显微镜来观察炮制品的组织结构或粉末中的组织及其内含物的特征，以便鉴别饮片的真伪、纯度，甚至质量。显微鉴别的方法主要有组织鉴别及粉末鉴别两个方面。

（1）组织鉴别　炮制后的饮片，有的组织已不完整，如巴戟天、地骨皮等药材，制成炮制品后已去除木质心，因此在进行组织鉴别时，显微镜检查中就不应有木质部组织细胞存在。

在某些药物的特殊炮制工艺中，经长时间的蒸制后，又常经"整形"处理，故其切片后的组织结构、细胞特征及其排列已非正常，如天麻、熟地黄等，应与生药饮片做相应的对照而鉴别之。

（2）粉末鉴别　炮制过程中，由于加水、加热等因素，存在于细胞内的淀粉粒、糊粉粒、菊糖、黏液质等均已受到不同程度的影响，与生药粉末差异较大，因此，粉末鉴别不仅可以鉴别炮制品的真伪、优劣，也可鉴别饮片的生熟及炮制程度等。

2. 理化鉴别

理化鉴别是指通过化学方法或仪器分析来鉴别饮片的有效成分或利用饮片中某种化学成分的特殊反应来间接的鉴别。通常只做定性试验，少数可做限量试验。较常用的理化鉴别方法有下面几种。

（1）显色反应与沉淀反应　有些化学试剂能与炮制品中的化学成分作用，产生特殊的颜色或沉淀，以达到鉴别炮制品的目的。浙贝母的醋酸提取液加碘化铋钾试液则生成橙黄色沉淀。实验时，常用生品药物作阳性对照，观察不同炮制品的颜色变化和沉淀物的多少。应考虑辅料成分对反应的影响，如醋制品的 pH 值、胆汁制品的胆酸、蜜炙品中的糖类、氨基酸类成分都可能对显色反应、沉淀反应产生影响。

（2）荧光鉴别　与生药一样，炮制品中的某些成分，在紫外光下，呈现出一定色泽的荧光，可作为鉴别饮片的一种简易方法。如秦皮的水浸液呈蓝色荧光，黄连及酒黄连、姜黄连、萸黄连在紫外光下呈金黄色荧光等。荧光试验可以直接在炮制饮片的切面观察，但多数是将炮制品的提取液滴于滤纸上观察，也可作薄层色谱后在色谱板上观察。

有时药材上附有地衣或真菌，也可能有荧光出现，因此荧光分析还可用于检查某些饮片的变质情况。

（3）升华物鉴别　利用饮片所含的某些化学成分在一定温度下能升华的性质，获得升华物，在显微镜下观察其形状、颜色，亦可在升华物上滴加适当试剂后，观察其颜色反应或新形成的结晶形态，以资鉴别。如酒大黄、醋大黄的升华物为浅黄色菱状针晶或羽状结晶；牡丹皮的升华物为长柱形结晶或针状及羽状簇晶，但在牡丹皮炭末中，则无此现象。

（4）薄层色谱（薄层层析）　薄层色谱法鉴定饮片的质量具有较高的专属性和准确性，因而越来越多地被重视和应用。除作一般定性鉴别外，也可作为限量检查。用薄层色谱法作饮片的鉴别时应注意，在炮制过程中，药物大多经过加热，或加辅料处理，导致炮制品中的化学成分有不同程度的变化，因此，在做炮制品的色谱时，对吸附剂、展开剂的选择特别重要，不能盲目搬用生药方法和条件，对色谱结论的判断也应慎重，最好以标准品和标准生药，同时作阳性对照。

（九）有效成分

测定中药饮片有效成分的含量，是评价其质量最可靠、最准确的方法。对于有效成分明确的中药饮片，应当规定有效成分的含量，凡是一药有多种有效成分的亦应建立多个指标，并制订相应的检测方法。

由于炮制品的品种繁多（一种生药可能有数种炮制品），辅料的加入或长时间的加热处理，也会对原生药的某些成分产生影响，因而测定炮制品有效成分含量要比生药困难，然而，有效成分的含量测定项目必然成为炮制品评价中不可缺少的内容，因为这关系到饮片在临床应用的疗效。同时，也是控制药物在炮制过程中有效成分的流失，检查炮制方法与工艺是否科学的评判，可为工艺的改进提供准确的实验依据。

（十）有毒成分和有害物质

有些中药饮片含有有毒成分，药物的毒副作用是由药物中所含的毒性成分引起的，有些中药的有毒成分亦是其有效成分。有害物质是指中药在生长、生产加工、储存等过程中产生或残留的对人体健康有害的成分，包括残留农药、重金属及有害元素、生物毒素。为了保证临床用药安全、有效，对于这类有毒的中药饮片，建立有毒成分限量指标是必不可少的。有毒成分的限量指标一般应包括毒副作用成分、重金属含量、砷盐含量、二氧化硫残留量、农药残留量、黄曲霉毒素等。如《中国药典》对马钱子的毒性成分限量规定，制马钱子含士的宁应为 $1.20\% \sim 2.20\%$，马钱子粉含士的宁应为 $0.78\% \sim 0.82\%$；对天花粉的二氧化硫残留量检查规定，不得超过 $400\mathrm{mg/kg}$。

（十一）卫生学检查

中药饮片生产过程中由于采收、加工、保管及贮运环节较多，如生产环境不洁或炮制过程中的净化措施不当或卫生管理不严等原因，易遭受微生物及螨的污染。药物中所含糖、蛋白质、淀粉等都是微生物滋生繁殖的营养物质，更容易受到污染。因此，对饮片做卫生学检查是必不可少的。主要指标有细菌总数、霉菌总数及活螨等，以及检查大肠埃希菌、沙门菌等致病菌，并应客观地做限量要求。

（十二）包装检查

包装的目的是保护药物，便于贮存、运输和装卸。包装不仅可以保护药物的完整性和清洁，还能防止微生物、害虫等的侵蚀及避免外界温度、湿度和有害气体、阳光的影响。因此，检查中药饮片的包装是否完好无损，这对饮片在贮存、保管及运输过程中起着保证质量的重要作用。

● 思考练习

一、单选题

1. 以下哪项不属于中药饮片的质量要求（　　　）
   　A. 净度　　　　　　　　B. 来源　　　　　　　　C. 水分　　　　　　　　D. 灰分
2. 中药饮片的含水量一般应控制在（　　　）
   　A. 3%～4%　　　　　　B. 5%～6%　　　　　　C. 7%～13%　　　　　　D. 13%～15%
3. 《中国药典》规定，制马钱子中含士的宁的量应为（　　　）
   　A. 0.12%～0.22%　　　B. 1.20%～2.20%　　　C. 0.78%～0.82%　　　D. 2%～4%

二、多选题

1. 中药炮制应遵循的法规和标准是（　　　）
   　A. 《中华人民共和国药典》　　　　　　　　　　B. 《中华人民共和国药品管理法》
   　C. 《全国中药炮制规范》　　　　　　　　　　　D. 《中药饮片质量通则》
   　E. 《中药炮制经验集成》
2. 对中药饮片的质量作出具体规定的是（　　　）
   　A. 《中华人民共和国药典》　　　　　　　　　　B. 《中华人民共和国药品管理法》
   　C. 《全国中药炮制规范》　　　　　　　　　　　D. 《中药饮片质量通则》
   　E. 《中药炮制经验集成》

三、问答题

1. 中药饮片必须按照什么标准炮制？
2. 中药饮片的质量要求包括哪些方面的内容？

任务三　中药炮制的目的

能力目标

● 能够举例说明中药炮制的目的。

中药来源于自然界的植物、动物、矿物，多数要经过加工炮制后才能应用。中药炮制的目的是多方面的，往往一种中药可以采用多种炮制方法，而一种炮制方法兼有几方面的目的，但总的来说，其目的主要是使药物在临床上能提高疗效，保证药品的质量和用药安全。现将炮制的主要目的归纳如下。

一、降低或消除药物的毒性或副作用

中药的毒性，一般指有毒药而言，服用后可能产生中毒反应。有毒药一般指安全范围小，易中毒的药。无毒药则指安全范围大，一般不易中毒的药。有些药物虽有较好的疗效，但因毒性大，临床应用不安全，如半夏、天南星、川乌、草乌、附子、禹白附、大戟、甘遂、狼毒、巴豆、马钱子、斑蝥等毒性中药，生品一般外用，内服必须炮制后使用。通过炮制可以降低其毒性，使之合乎药用要求，避免服用后产生副作用。

中药的副作用，一般指不利于治疗（即服用后产生的结果不是临床上需要的）或不利于服用（服用后引起恶心、呕吐、腹痛、对咽喉有刺激性等）的作用。副作用为一相对概念，有些副作用在某种情况下可视为副作用，在另一情况下则可为治疗作用，但有些副作用在任何情况下均不能成为治疗作用。如生何首乌、柏子仁等可滑肠通便，适合便秘者，所以不是副作用，但若用何首乌补肝肾，益精血，用柏子仁养心安神、益阴敛汗，则为副作用，对大便溏泄者更为不适。这就需要将生何首乌炮制成制何首乌，将生柏子仁制霜。再者，如厚朴，辛辣刺激咽喉，姜炙后可消除其副作用。该副作用在任何情况下均不能变为治疗作用。

二、改变或缓和药物的性能

1. 改变药性

改变药性，即改变药物的四气（寒、热、温、凉）五味（辛、甘、酸、苦、咸）。药物经过炮制可以改变药物性味，从而达到改变药物作用的目的。如生地黄，味甘性寒，在临床上具有清热凉血、养阴生津的作用，主清。生地黄经过炮制成为熟地黄，味甘性微温，在临床上具有滋阴养血、补精益髓的作用，主补。再如甘草，生品甘偏凉，以泻火解毒、清肺化痰为主，常用于咽喉肿痛、疮疡肿毒、痰热咳嗽、解毒等，临床上常配伍于清泄剂中应用。如将生甘草炮制成炙甘草，其性味则由甘偏凉变为甘偏温，主补脾益气、缓急止痛，用于脾胃虚弱、腹痛、心悸、脉结代、筋脉挛急等，常配伍于温补剂中应用。

2. 缓和药性

不同的药物各有其寒、热、温、凉的性能。临床上，利用药物偏性来调整人体阴阳，使之达到相对平衡，起到治疗疾病的目的。但若药性偏盛或作用过于猛烈，多会给人体带来不良后果。如大寒伤阳，大热伤阴，过酸损齿伤筋，过苦伤胃耗液，过甘助湿生满，过辛损津耗气，过咸易助痰湿，影响脾胃运化等。为了适应患者的病情和体质的需要，许多药物必须经过炮制，以纠正药物的过偏之性，适应临床的要求。如黄连，性苦寒，有伤中之弊，可用辛热之性的酒、姜汁或吴茱萸进行炮制，可以缓和其苦寒之性。

如生麻黄发汗解表作用甚强，经蜜炙后可缓和发汗作用，增强润肺止咳、平喘作用。再如马兜铃性偏苦寒，生用可致人呕吐，经蜜炙后，可缓和其苦寒之性，且可增强止咳祛痰作用。

三、增强药物疗效

中药除了通过配伍来提高疗效外，炮制是达到这一目的的又一有效途径和手段。有的药物通过炮制，可以提高其有效成分的溶出率。还有些药物在炮制中，常加入一些辅料，它可以与药物起协同作用，从而增强药物疗效。明代《医宗粹言》写道："决明子、萝卜子、芥子、紫苏子、韭子、青葙子，凡药用子者俱要炒过，入煎方得味出。"这便是现代"逢子必炒"的根据和用意。因为种子被有硬壳，不易煎出有效成分，炒后种皮爆裂，有效成分便于煎出。又如淫羊藿用羊脂油炙后，可促进助肾兴阳的功效。延胡索经醋制后，可增强活血止痛作用。蕲蛇经黄酒制后，可加强散风通络之功。蜂蜜制，一为增强润肺止咳之效，如炙款冬花、炙紫菀；二为增强补脾益气之效，如炙黄芪、炙甘草等。再如黄连苦寒之性较强，临床上治疗大热之症，仍需用苦寒的胆汁来炮制，提高黄连苦寒之性，增强其清热泻火之力。

四、引药归经和改变药物趋向

中医对于疾病的部位通常以经络、脏腑来归纳，对药物作用的趋向以升、降、浮、沉来表示。药物通过炮制，可以引药归经，改变其作用部位及趋向。香附、青皮等经醋制后，有助于引药入肝，更好地治疗肝经疾病。又如小茴香、橘核等经盐制后，有助于引药入肾，能更有效地发挥治疗肾经疾病的作用。如黄柏性寒而沉，生用苦燥，主清下焦湿热，多用于湿热下注所致的小便淋浊、足膝痿软等症；经黄酒制后，可清上焦湿热，且能入血分，治血分之病。又如生莱菔子，作用以升为主，用于涌吐风痰；炮制后的炒莱菔子，降多于升，用于降气化痰，消食除胀。

五、便于调剂和制剂

中医治病用药大多是采用中药汤剂，而汤剂多是临时配方调剂的，但也有根据病症的需要而选用一定的成药，中药传统的制剂有丸剂、散剂、膏剂、酒剂等，为了适应中药调剂和制剂的需要，则需将原药材进行加工炮制。如矿物、贝壳及动物骨甲药材，由于质地坚硬，很难粉碎，在短时间内也不易使有效成分煎煮出来，因此必须通过煅、煅淬、砂烫等炮制方法使其质地变得酥脆，利于粉碎及有效成分煎出。多数植物药材，需经过加工处理，切成片、丝、段、块等饮片，以便于调剂和制剂。种子类药材，多数需炒黄捣碎，以利成分煎出。部分坚硬的贵重药材，常研成细粉，冲服，如羚羊角、珍珠、三七、沉香等。

六、保证药物净度，利于贮藏

中药在采收、运输、保管的过程中，常混有砂土、杂质、霉烂品或残留非药用部位，因此必须通过净选、清洗等加工处理，使其达到一定的净度，以保证临床用药剂量准确。如根及根茎类药物的芦头（残茎）；皮类药物的粗皮（栓皮）；动物类药物的皮肉血垢，以及头、足、翅等；矿物类药物的泥土砂石；贝壳类药物的泥沙、苔藓等。有些植物药，虽同出一体，但由于药用部位不同，其作用亦异。如麻黄茎能发汗，根能止汗，应分别入药。再者，药物在加工炮制过程中都经过干燥处理，使药物含水量降低，避免霉烂变质，有利于贮藏。某些昆虫类、动物类药物经过加热处理，如蒸、炒等能杀死虫卵，防止孵化，便于贮存，如桑螵蛸等。某些含苷类成分的药物经过加热处理可破坏酶的活性，避免有效成分被酶解损失，以利久贮，如黄芩、杏仁等。

七、矫味矫臭，利于服用

某些动物类、树脂类或其他具有特殊不良气味的药物，服后常常引起恶心、呕吐等不良反应。为了利于服用，常将此类药物经过炮制处理，以达到矫味矫臭的目的。如酒制乌梢蛇、紫河车，麸炒僵蚕、椿根皮，醋炙乳香、没药、五灵脂，滑石粉烫刺猬皮等。

● 思考练习

一、单选题

1. 下列哪味药炮制后，可矫臭矫味（　　）

　　A. 珍珠　　　　　　B. 远志　　　　　　C. 乌梅　　　　　　D. 僵蚕

2. "逢子必炒"的用意是（　　）

　　A. 便于有效成分煎出　　　　　　B. 缓和或改变药性

　　C. 提高药物净度　　　　　　　　D. 利于贮藏

二、多选题

1. 可以改变归经和作用趋向的炮制方法有（　　）

　　A. 盐炙　　　　B. 醋炙　　　　C. 酒炙　　　　D. 切制　　　　E. 净制

2. 下列药物经炮制可降低毒性的是（　　）

　　A. 酸枣仁　　　　B. 甘草　　　　C. 川乌　　　　D. 半夏　　　　E. 生地

三、问答题

举例说明中药炮制的目的有哪些。

任务四　中药炮制对药性的影响

- 能够举例说明中药炮制对四气五味、升降浮沉、归经的影响。
- 了解中药配伍在炮制上的应用。

药性，就是药物的性质和功能。它主要包括四气五味、升降浮沉、归经、补泻等。中药各具有一定的性能，中医临床用药时利用中药不同的特性，调整机体阴阳气血的偏盛偏衰，恢复生理平衡而达治疗疾病的目的。通过炮制对中药进行加工处理，可使中药的性能发生变化，以满足临床辨证施治的用药要求。

一、炮制对四气五味的影响

四气五味是中药的基本性能，是按中医的理论体系，把临床实践中取得的经验进行系统的归纳，以说明各种药物的性能。四气，亦称四性，指中药的寒、热、温、凉四种特性；五味，即辛、苦、甘、酸、咸五种味道。气和味二者相互构成药物固有的特性，气味不同，作用也有差异。炮制可使药物气味和性能发生变化而适应治疗需要。①通过炮制纠正药物过偏之性。如黄连本为大苦大寒的药物，经辛温的生姜汁制后，能减其苦寒之性，即所谓以热制寒，称为"相反为制"，亦称反制。②通过炮制，使药物的性味增强。如用苦胆汁制黄连，则能加强黄连苦寒之性，所谓寒者益寒。以辛热的酒制仙茅，增强仙茅温肾壮阳作用，所谓热者益热，称为"相资为制"，亦称从制。③通过炮制，改变药物性味，扩大药物的用途。如生地黄甘寒，且有清热凉血、养阴生津作用；制成熟地黄后，其性味变为甘微温，具有滋阴补血的功效。前者性寒，主清；后者性微温，主补。天南星辛温，善于燥湿化痰、祛风止痉；加胆汁制成胆南星，则性味转为苦凉，具有清热化痰、息风定惊的功效。

二、炮制对升降浮沉的影响

升降浮沉是指药物作用于机体的趋向。药物气味不同，作用趋向就不同，一般说来，辛、甘味药材，多为温热药，属阳，作用升浮；酸、苦、咸味药材，多为寒凉药，属阴，作用沉降。药物经炮制后，由于性味的变化，可以改变其作用趋向。如砂仁行气开胃消食，作用于中焦，经盐炙后，可以下行治小便频数。大黄生用苦寒直降，走而不守，具有荡涤肠胃、泄热通便之功；酒炙后，可引药上行，驱热下降，主治头目诸热。黄芩能走上焦，酒炙后，增强了上清头目的作用。莱菔子能升能降，生品以升为主，用于涌吐风痰；炒后则以降为主，长于降气化痰、消食除胀。荆芥生品主升浮，能解表祛风，多用于表证；炒炭偏于沉降，能止血宁络，多用于出血症。

三、炮制对归经的影响

归经是药物功用与适应范围的归纳，是将药物的作用与脏腑经络的关系联系起来，说明某药对某些脏腑经络的病变起特殊的选择作用。如杏仁止咳，故入肺经；生姜止呕，故入胃经。中药炮制很多都是以归经理论作指导的，特别是用某些辅料炮制药物，如《本草蒙筌》中的"入盐走肾脏，仍仗软坚；用醋注肝经，且资住痛"等。很多中药都能归几经，可以治几个脏腑或经络的疾病。炮制可以加强药物对某一脏腑、经络的特殊选择作用，以针对主症，发挥其疗效。如柴胡生用发表和里，升举阳气；醋炙后，可缓和升散之性，重点在于引药力入肝经增强疏肝解郁的作用。知母生用功能清热泻火，润肺止嗽；经盐炙后，可引药力下行，专于入肾，增强滋阴降火、退虚热的功效。青皮入肝、胆、胃经，用醋炒后，可增强对肝经的作用。

四、炮制对补泻的影响

补与泻，是针对疾病虚实而言的。疾病有虚实之分，药物有补泻之异。《黄帝内经》说"虚则补之，实则泻之"，这是应用药物的基本原则。但某些药物经炮制后，可改变其原有的补泻作用。如何首乌生用主泻可通大便，解疮毒，治瘰疬；经黑豆汁炙后，主补，可补肝肾，益精血，乌须发。再如，甘草生用，可清热泻火、解毒；经蜜炙后，功专益气健脾、调和营卫。

五、中药炮制与配伍

将两种以上药物放在一起炮制，即中药配伍理论在炮制上的应用。药物通过有目的的配伍，不但可以协调原来各药的偏性，而且能照顾全面。但在多种不同性味的药物配伍应用情况下，彼此之间就会产生相互作用。有些药物因协同作用而增进疗效，也有些药物因相互作用而减轻或消除了毒性或副作用。

1. 相须

性能功效类似药物配合应用以后，可明显地增强其原有疗效。如蜜炙甘草，可增强甘草的补脾益气、润肺止咳的作用。

2. 相使

性能功效不同或仅有某些共性的药物配伍，一种药物（为辅）可提高另一种药物（为主）的疗效。如鳖血炒柴胡，可增强柴胡的滋阴退虚热作用。

3. 相畏

两种药物合用，一种药物的毒性或其他有害作用，可被另一种药物抑制或消除。如姜矾制半夏，可降低或消除半夏刺激咽喉的作用。

4. 反佐

性味和主药相反而功效相似的药物进行配伍。如吴茱萸炒黄连，可抑制黄连苦寒之性，使黄连寒而不滞，清气分湿热，散肝胆郁火。

● 思考练习

一、单选题

1. 鳖血炒柴胡的配伍关系属于（　　）
    A. 相须　　　　　　　B. 相使　　　　　　　C. 相畏　　　　　　　D. 反佐

2. 治疗上焦头目诸热，需要用哪一种大黄的炮制品（　　）
    A. 生大黄　　　　　　B. 酒大黄　　　　　　C. 醋大黄　　　　　　D. 大黄炭

3. 指出下列哪项炮制方法属于"从制"（　　）
    A. 胆汁制天南星　　B. 胆汁制黄连　　　C. 姜炙黄柏　　　　D. 酒制黄连

二、多选题

1. 下列药物经炮制可缓和药性的是（　　）
    A. 麻黄　　　　　　　B. 黄连　　　　　　　C. 川乌　　　　　　　D. 当归　　　　　　　E. 山药

2. 下列药物经炮制可引药归经的是（　　）
    A. 煅龙骨　　　　　　B. 醋炙香附　　　　　C. 醋炙青皮　　　　　D. 盐炙小茴香　　　　E. 盐炙橘核

三、问答题

举例说明中药炮制对四气五味、升降浮沉、归经的影响。

任务五　中药炮制对理化性质的影响

能力目标

● 了解中药炮制对含生物碱、苷类、挥发油、鞣质、有机酸、脂肪油、树脂、蛋白质和氨基酸、无机成分药物理化性质的影响。

　　中药是来源于自然界的天然药物，一般来讲，化学成分比较复杂，不同的中药可能含有不同类型的化学成分，同一种中药，也可能含有大量的、结构类型各不相同的化学成分。各种成分常有着不同的理化性质，是中药常具有多种功效或多方面药理作用的物质基础。现代研究发现，大黄中的番泻苷类成分具有泻下作用，游离蒽醌苷元则对多种细菌有抑菌活性，大黄鞣质有明显的降低血清尿素氮的作用。

　　中药在整个炮制过程中，或由于加热或水浸以及酒、醋、药汁等辅料处理，不可避免地会造成某些药物成分的流失、改变或产生新的化合物，从而改变药物的药理作用。这些改变或提高药物的质量，或产生新疗效，或降低毒性。不恰当的炮制方法也会产生有毒物质。因此，研究中药炮制前后理化性质的变化，对探讨中药炮制作用的原理，提高药品质量，保证用药安全有效有着极其重要的意义。由于多数中药的有效成分至今还不明了，有关这方面的工作开展不久，积累资料不多，因此还不可能全面、深刻地论述这一问题。炮制对主要活性成分的影响，大体有以下几个方面。

一、炮制对含生物碱类药物的影响

　　生物碱是发现于一些动植物体内的一类具有似碱性质的、复杂的含氮有机化合物。游离生物碱除季铵碱类和一些分子量较低或含极性基团较多的生物碱外，一般都不溶或难溶于水，能溶于乙醇、氯仿等有机溶剂，亦可溶于酸水（形成盐）。大多数生物碱盐类可溶于水，难溶或不溶于有机溶剂。

　　对于含生物碱的中药，常采用酒、醋等辅料炮制方法增大生物碱的溶解度，提高有效成分的煎出率。白酒、黄酒具有烯醇性质，是一种良好的有机溶剂，不论是游离生物碱或其盐类，都能溶解，便于浸出有效成分。醋是弱酸，可使游离生物碱转化为生物碱盐而溶于水，易被水煎煮出来，增加疗效。如延胡索的主要成分是延胡索乙素、去氢延胡索甲素等，具有止痛和镇静的作用，这两种生物碱以游离的形式存在于植物体中，难溶于水，但与醋酸结合生成盐后，即能溶于水，这样，醋炙延胡索煎剂的止痛效果就得到了明显的提高。

　　有一些药物中所含的生物碱是水溶性生物碱，如槟榔中的一些小分子的生物碱槟榔碱等，黄连中的季铵类生物碱小檗碱等均易溶于水。因此，在水洗、水浸等过程中应尽量缩短与水接触的时间，采取少泡多润的方法，以免影响疗效。

　　通常不同生物碱都有不同的耐热性，有的在高温情况下不稳定，可产生水解、分解等变化。通过合理地运用"火制法"可以达到减毒增效的目的，如草乌中剧毒的乌头碱经高温处理能水解成毒性较小的乌头原碱，可降低草乌的毒性。也有的药物所含生物碱为药物有效成分，遇热活性降低，则应少加热或不加热，如石榴皮、龙胆、山豆根以生用为宜。

二、炮制对含苷类药物的影响

苷类成分系糖分子中环状半缩醛上的羟基与非糖分子中的羟基（或酚基）失水缩合而成环状的缩醛衍生物。在多种植物体内，特别是果实、树皮和根部，苷是分布最为广泛和种类最多的化学成分之一。

苷，一般能溶解于水和乙醇中，有些苷也可溶于氯仿和乙酸乙酯，但难溶于醚和苯。苷的溶解性没有明显的规律可循。通常受糖分子数目和苷元上极性基团的影响，若糖分子多，苷元上极性基团多，则在水中的溶解度大，反之，在水中的溶解度就小。

酒能提高药物中苷类成分的溶解度，而增强疗效，所以许多中药在炮制时常用酒做辅料。

对于一些苷类，水是很好的溶剂。如甘草、秦皮、大黄等，因含有可溶于水的各种苷，为避免溶解于水或发生水解而受损失，水制时应尽量少泡多润。

一般来讲，在含有苷类成分的中药中同时存在其相应的专一分解酶，在一定的湿度和温度条件下，这些苷就会被它相应的酶所水解，而造成有效成分的损失，影响中药质量。如槐花中的芦丁、黄芩中的黄芩苷、苦杏仁中的苦杏仁苷等在一定的条件下便会被酶解而丧失疗效。花类药物中的花色苷也可因酶的作用而分解，导致药物变色脱瓣。因此，常用烘、晒、炒等方法破坏或抑制酶的活性，这也是一种保证药物疗效的措施。

苷在酸性条件下容易水解，不但降低了苷的含量，也增加了成分的复杂性，因此，炮制时除医疗上有专门要求外，一般少用或不用醋处理。在生产过程中，有机酸会被水或醇溶出，使水呈酸性，促进苷类水解，应加以注意。

三、炮制对含挥发油类药物的影响

挥发油通常是指植物经水蒸气蒸馏所得到的挥发性油状成分的总称。挥发油大多具有芳香气味，在常温下可以自行挥发而不留任何油迹，大多数比水轻，易溶于多种有机溶剂及脂肪油中，在70％以上的乙醇中能全溶，在水中极微溶解，呈油状液体。

挥发油也是中药中主要有效成分之一。很早以前，人们就知道在许多植物中含有挥发性的有香气的物质，如《雷公炮炙论》中就茵陈等有香气的药物注明"勿令犯火"。这是因为含挥发性成分的药物在炮制过程中会因加热等处理，致使药物中的挥发油显著减少，故含挥发油类的药物在炮制时不宜加热处理。

挥发油易挥发，凡含有挥发油的药物应及时加工处理。水制时，不宜久浸久泡，而要"抢水洗"，以防香气走失，也不宜带水堆积，以免发酵变质。火制时，少加热或不用火制法，以免破坏挥发油而影响疗效。但也有一些药物需要经炮制以减少或除去挥发油，减少其副作用。如苍术经炮制后除去部分挥发油，可以降低其燥性。蜜炙麻黄也可使麻黄中的挥发油含量降低 1/2，从而减轻其发汗作用。具体如何掌握，应根据治疗要求进行处理。

药物经炮制后，不但使挥发油的含量发生变化，有的也发生了质的变化，如颜色加深，折光率增大，有的甚至改变了其药理作用。如肉豆蔻的挥发油经煨后增强了对家兔离体肠管收缩的抑制作用，从而起到实肠止泻作用。

四、炮制对含鞣质类药物的影响

鞣质是一种复杂的多元酚类化合物，广泛地存在于植物中，在医疗上常作为收敛剂。用于止血、止泻、烧伤等，有时也用作生物碱及重金属中毒的解毒剂。

鞣质能与铁产生化学反应，生成鞣酸铁盐，生成墨绿色的鞣酸铁盐。因而在炮制含鞣质成分的中药时，以及平时煎药时一般选用砂锅、瓷锅。鞣质为强还原剂，能被空气中的氧所氧化。特别在碱性溶液中能很快变色，故炮制过程中亦应注意。鞣质经过高温处理，一般变化不大，如大黄在炮制前，含有致泻作用的蒽苷和收敛作用的鞣质，经过酒炒、酒蒸以后，蒽苷的含量显著减少，而鞣质的变化不太大，可使大黄致泻作用减弱，而收敛止泻作用相对增强，所以酒蒸大黄缓和了泻下作用。但有些药材经高温处理其所含鞣质也有所减少，因而影响疗效。例如，地榆炒炭时，如果温度过高，抑菌作用大大地降低，因此炮制时应掌握火候。

五、炮制对含有机酸类药物的影响

有机酸是具有酸性性质的一类有机物质，广泛存在于植物的细胞液中，特别在有酸味的、未成熟的果实中含量较多，药材中常见的有机酸有甲酸、乙酸、乳酸、琥珀酸、苹果酸、酒石酸、枸橼酸等。有机酸对人体营养及生理都有重要作用。

低分子有机酸大多能溶于水，在水中长期浸泡会降低其有机酸含量。因此，水制时应尽量少泡多润，防止有机酸溶解流失。如木瓜含苹果酸、齐墩果酸等有机酸，但其质地坚硬，软化时久泡则损失有效成分，因此需蒸制软化后切制。

药物中有机酸可因加热而被破坏，如山楂炒炭后，有机酸被破坏约68%，酸性降低，其刺激性也随着降低。又如乌梅生用损牙齿，但经炒后可降其酸性。

有些含有机酸的药物往往和含有生物碱的药物共制，以生成生物碱盐增强疗效。如一些含有生物碱的药物常用甘草水炙以及吴茱萸和黄连共制等就是这个原因。

六、炮制对含脂肪油类药物的影响

油脂的主要成分为长链脂肪酸的甘油酯，大多存在于植物种子中，通常有润肠致泻作用。有的油脂有毒，为了防止其作用过猛而引起呕吐等副作用，往往采取不同方法降低脂肪油的含量。如柏子仁去油制霜，降低滑肠作用；千金子去油制霜，以减小毒性，缓和药力；瓜蒌子去油制霜，以除令人恶心、呕吐之弊，可适于脾胃虚弱患者。蓖麻子中含有脂肪油，可消肿拔毒、泻下通滞，但种子中含有毒蛋白，炒熟后可使毒蛋白变性，避免中毒。巴豆油既是有效成分，又是有毒成分，则宜控制用量，使其达到适中。

七、炮制对含树脂类药物的影响

树脂是一类组成极为复杂的混合物。通常存在于植物组织的树脂道中，当植物体受伤后分泌出来，形成一种固体或半固体物质。通常作防腐、消炎、镇静、镇痛、解痉、活血止血剂。树脂一般不溶于水，而溶于乙醇等有机溶剂中。一些树脂类的药物在使用前通常用酒、醋等辅料进行炮制，来提高树脂类成分的溶解度，增强疗效。如乳香、没药经醋炙后可增强其活血止痛的作用，五味子用酒蒸以增强其滋补之性等。

加热能够破坏部分树脂，如牵牛子经炒后可缓和其泻下去积的作用，因牵牛子树脂具泻下作用，受热后被部分破坏。也有一些树脂类成分经加热后可增加其疗效，如藤黄经高温后，抑菌作用增强。但也有一些药物加温过高会因树脂类成分的破坏而影响疗效，在炒制乳香时就应注意这一点。

八、炮制对含蛋白质、氨基酸类药物的影响

蛋白质是生物体内所有化合物中最复杂的物质。蛋白质经过水解，能产生氨基酸的混合物，它们对整个生物界的生命活动起着重要作用。中药内普遍存在着蛋白质和氨基酸，有的具有明显的生理活性，有的已应用于临床。蛋白质是一类大分子胶体物质，多数可溶于水，生成胶体溶液，一般煮沸后由于蛋白凝固，不再溶于水。纯洁的氨基酸大多是无色的结晶体，易溶

于水。由于它们具有水溶性，故不宜长期浸泡于水中，以免损失有效成分，影响疗效。

加热可使蛋白质变性，有些氨基酸遇热也不稳定，因此如雷丸、天花粉、蜂毒、蜂王浆等富含蛋白质或氨基酸类有效成分的药物要以生用为宜。还有一些药物中的蛋白质是有毒成分，常用加热煮沸的方法来降低毒性，如扁豆中含有对人的红细胞非特异性凝集素，它具有某些球蛋白的特性，煮后其毒性大为减弱。蛋白质经过加热后，往往能产生新的物质，起到一定的治疗作用，如鸡蛋黄、黑豆、大豆等经过干馏能产生含氮的吡啶类、卟啉类衍生物而具有抗真菌、抗过敏和镇痉作用。

氨基酸还能和单糖类在少量水分存在的条件下产生化学变化，生成环状的杂环化合物，这是一类具有特异香味的类黑素。如麦芽、稻芽等炒后变香而具健脾消食作用。

蛋白质能和许多蛋白质沉淀剂，如鞣酸、重金属盐产生沉淀，一般不宜和含鞣质类的药物在一起加工炮制。酸碱度对氨基酸和蛋白质的稳定性、活性影响极大，加工炮制时也应根据药物性质妥善处理。

九、炮制对含无机成分药物的影响

无机成分大量存在于矿物和介壳类药物中，植物药物中同样含有一些无机盐类，如钾、钙、镁等，它们大多与组织细胞中的有机酸结合成盐而共存。

炮制对含无机成分的药物也有影响，矿物类药物通常采用煅烧或煅红醋淬的方法，除了使药物易于粉碎外，在化学成分和结构上也有相应的改变，一般经煅烧后可使药物进一步纯净。有些含有结晶水的药物，如石膏、明矾、硼砂等，煅烧后可失去部分结晶水，成为无水化合物，而达到一定的医疗目的。有时在煅烧过程中，药物的许多成分通常被氧化而产生新的成分，如炉甘石原来的主要成分为碳酸锌（$ZnCO_3$），煅后变为氧化锌（ZnO），可有消炎、止血、生肌。有些矿物药，经过煅红醋淬后，更酥脆，增加了药物在汤药中的溶解度，有利于药物在胃肠道的吸收，也有利于粉碎，如自然铜、赭石等。

现代研究发现，钙、镁、钾等无机元素和锰、锶、硒等微量元素是人体健康不可缺少的物质，同时起着中医的整体治疗作用。而药物中残留的汞、铅、镉、砷等重金属和有害元素对人体有较大的毒性和危害，在炮制过程中要加以注意。如夏枯草不宜长时间浸洗，因为夏枯草中含有大量钾盐，若经长时间的水处理，会大大地降低其利尿作用。对砂烫法炮制的马钱子前后元素含量进行分析，发现炮制后而有益元素，如锌、锰、铁、钙、磷等有所增加。

总之，药物经各种不同的加工炮制后，理化性质就会发生各种不同的变化，由于中药成分的多种多样，这种变化是复杂的，有的变化已为我们所了解，但绝大部分还有待我们去探讨。随着高效液相色谱法（HPLC）、GC、GC-MS等先进技术的应用，对炮制的化学成分的研究已取得了很大进步，但仍存在着一些不足，如一些临床疗效较好的炮制品，可实验中测定的主要指标成分含量却比较低的现象。我们应以中医理论为基础，充分运用现代科学技术和手段，探讨炮制原理、炮制工艺的科学依据，将化学成分和药效学研究二者结合起来，系统地研究中药炮制操作规程的各个重要环节，以科学的态度、严谨的工作作风，将中药炮制研究工作开拓一个新局面。

● 思考练习

一、单选题

1. 含苷类成分的药物，一般不选用哪种辅料处理（　　）

    A. 酒　　　　　　B. 醋　　　　　　C. 盐　　　　　　D. 姜　　　　　　E. 蜂蜜

2. 在炮制处理过程中"忌铁器"的药物成分是（　　）

    A. 生物碱类　　　B. 鞣质类　　　　C. 油脂类　　　　D. 树脂类　　　　E. 苷类

3. 对含生物碱的药物，常选择何种辅料炮制以提高其溶出率（　　）

    A. 食醋　　　　　　　B. 盐水　　　　　　　C. 米泔水　　　　　　D. 蜂蜜

二、多选题

1. 以生用为宜的药物有（　　）

    A. 石榴皮　　　　B. 龙胆草　　　　C. 山豆根　　　　D. 苍术　　　　E. 茵陈

2. 为杀酶保苷，常采用的炮制方法有（　　）

    A. 炒法　　　　　B. 蒸法　　　　　C. 煮法　　　　　D. 烘法　　　　E. 泡法

三、问答题

加热或用酒、醋、水处理，对含生物碱类、苷类、挥发油类药物有何影响？

任务六　中药炮制的分类

- 了解炮制十七法和药用部位分类法。
- 掌握三类分类法的分类依据和特点。
- 熟悉工艺与辅料相结合的分类法。

中药炮制方法复杂，为使分类具有系统性、完整性和科学性，便于学习、掌握中药炮制理论和技能，有助于教学和指导生产，现将古今常见的炮制分类方法归纳如下。

一、炮制十七法

明代缪希雍根据《雷公炮炙论》的内容总结归纳出炮制十七法，又称雷公炮制十七法，由于历史的变迁，其实际含义有的目前尚难准确表达，现分述之，仅供参考。

1. 炮

炮就是将药材埋于灰火中"炮"到焦黑，或"裹物烧"，直至炮生为熟。现代的"炮"即用炒法，将药材表面炒至焦黄色或微黑，如炮姜；或用高温砂炒至发泡，去砂取药等。

2. 爁

爁是对药材进行焚烧、烘烤之意，如"骨碎补，爁去毛"。

3. 煿

煿是以火烧物，使之干燥爆裂。

4. 炙

炙是药材加液体辅料后，用文火炒干，或边炒边加液体辅料，继续用文火炒干，如蜜炙麻黄、醋炙北柴胡等。

5. 煨

煨是将药材埋在尚有余烬的灰火中缓慢令熟的意思。现已广泛地采用面裹煨、湿纸裹煨等方法，如煨木香、煨肉豆蔻等。

6. 炒

汉代以前"炒"法少用，多为"熬"法，二者只是使用的炮制工具不同，均是置药于火上，使之达到所需的程度。雷敩时代已有麸皮炒、米炒、酥炒、酒炒等加辅料炒法，现已发展成为中药炮制操作中的一类主要方法。炒法分为清炒法和加辅料炒，清炒法如炒王不留行、炒牛蒡子，加辅料炒如麸炒山药、麸炒白术等。

7. 煅

煅是将药材置于火上煅烧的方法，多应用于矿物药与贝壳类药材的炮制。有些药材的煅常与液体辅料淬制相结合，以利于有效成分的溶解，如煅赭石、煅自然铜等。

8. 炼

炼是将药材置于一定容器内长时间用火烧制，其含义比较广泛，如炼丹、炼蜜等。

9. 制

制为制药材的偏性，使之就范的泛称。药材与不同的辅料共制，能改变其某些固有的性能，随着辅料品种、用量、温度及操作方法等不同而变化，常对不同药材作不同的处理，如黄酒蒸生地黄成为熟地黄、姜制厚朴等。

10. 度

度为计量药材大小、长短的标准，常用来度量所切药材饮片的长短、厚薄、大小等，如黄芩长三寸，地骨皮长尺，大如指。现在"度"多指药材炮制程度的含义，可以理解为火候。

11. 飞

飞是指研飞或水飞，研飞为干磨，使成为细粉。部分药材为了得到极细粉末，常将其研为细末，加水研磨，取上层悬浮液，静置后，弃去上清液，取沉淀干燥，得极细粉末，称为水飞。如水飞朱砂、水飞珍珠等。

12. 伏

伏一般指的是"伏火"，即药材按一定程序于火中处理，经过一定的时间，在相应温度下达到一定的要求。药材不同，伏火的要求也不同，如灶心土，是灶下黄土经长时间持续加热而成，其中氧化物较多，呈弱碱性，已不再是一般的黄土。

13. 镑

镑是利用一种多刃的刀具，将坚韧的药物刮削成极薄片或丝状，以利于调剂和煎出有效成分。如镑檀香刨花片、镑羚羊角丝等，现多用其他工具代替。

14. 搬

搬是将药材打击碎的一种方法。

15. 暾

暾即晒。

16. 曝

曝是指在强烈的阳光下曝晒。

17. 露

露是指药材不加遮盖地日夜间暴露在外，即"日晒夜露"，如露海螵蛸（乌贼骨）、露胆南星。

二、三类分类法

明代陈嘉谟归纳出三类分类法，即水制、火制和水火共制三类中药炮制方法。他在《本草蒙筌》中写道："凡药制造……火制四：有煅、有炮、有炙、有炒之不同；水制三：或渍、或泡、或洗之弗等；水火共制造者：若蒸、若煮而有二焉。余外制虽多端，总不离此二者。"这种分类法是中药炮制方法的开端，它能反映出中药炮制的特色。近代，依据中药炮制的工艺，有人总结出了新的三类分类法，即将中药炮制方法分为净制、切制和炮制三类。《中国药典》（2020年版第四部）收载的"药材炮制通则"，采用的也是这种分类法。其中净制包括挑拣、筛选、风选、水选、剪、切、刮、削、剔除、酶法、剥离、挤压、燀、刷、擦、火燎、烫、撞、碾串等；切制除鲜切、干切外，均须进行软化处理，其方法有：喷淋、抢水洗、浸泡、润、漂、蒸、煮等；炮炙包括炒、炙、制炭、煅、蒸、煮、炖、煨、燀、制霜、水飞、发芽、发酵等。

三、五类分类法

由于三类分类法不能包括中药炮制的全部内容，为便于学习和指导生产，在三类分类法的基础上，有人归纳出五类分类法，即修制、水制、火制、水火共制和其他制法（不水不火制），这种分类法基本上概括了中药炮制的全部内容。

四、工艺与辅料相结合的分类法

工艺与辅料相结合的分类方法是在三类、五类分类法的基础上发展起来的。具体分为两类。①突出辅料对药材所起的作用，以辅料为纲、以工艺为目的一种分类法。如分为酒制法、醋制法、蜜制法、盐制法、姜制法、药汁制法等。在酒制法中又分为酒炙、酒蒸、酒煮、酒炖等；②突出炮制工艺的作用，是以工艺为纲、以辅料为目的一种分类法。如分为炒、炙、煅、蒸、煮等。在炙法中再分为酒炙、醋炙、蜜炙、姜炙、药汁炙等。这种分类法体现了炮制工艺的系统性和条理性，它吸收了工艺法和辅料分类法的优点，既能体现整个炮制工艺程序，又便于介绍辅料对药材所起的作用。因此，一般的中药炮制学教材多采用这种分类法。

五、药用部位分类法

为便于具体药材炮制方法的查阅，现行的全国中药炮制规范及各省市制定的炮制规范大多采用药用部位分类法，即根及根茎类、叶类、花类、皮类、全草类、藤木类、果实、种子类、树脂类、动物类、矿物类、菌藻类、其他等。在每味药材项下再分别叙述各种炮制方法。此分类方法条理较清晰，但不能体现炮制方法的系统性。

● 思考练习

一、单选题

1. "雷公炮炙十七法"出自哪本著述（　　　）
   A.《雷公炮炙论》　　B.《炮炙大法》　　　C.《修事指南》　　　　D.《新修本草》

2.《全国中药炮制规范》的分类方法是（　　　）
   A. 三类分类法　　　　　　　　　　　B. 五类分类法
   C. 药用部位来源分类法　　　　　　　D. 工艺与辅料相结合的分类法

3.《中药炮制技术》教科书的分类方法是（　　　）
   A. 三类分类法　　　　　　　　　　　B. 五类分类法
   C. 药用部位来源分类法　　　　　　　D. 工艺与辅料相结合的分类法

二、多选题

1.《中国药典》的三类分类法包括（　　　）
   A. 复制　　　　　B. 水制　　　　　C. 切制　　　　　D. 净制　　　　　E. 炮炙

2. 五类分类法包括（　　　）
   A. 修治　　　　　B. 水制　　　　　C. 火制　　　　　D. 水火共制　　　　E. 其他制法

三、问答题

1. 中药炮制的三类分类法指的是哪三类？是由谁归纳总结出来的？
2. 中药炮制的五类分类法指的是哪五类？

任务七　中药炮制常用辅料

- 掌握中药炮制的常用液体辅料，并能够正确使用。
- 掌握中药炮制的常用固体辅料，并能够正确使用。

辅料是指除主药以外的一切附加物料的总称。中药的炮制辅料是指具有辅助作用的附加物料。由于中药炮制辅料的广泛应用，增加了中药在临床应用的灵活性；它和主药作用后，能起到增强疗效、扩大药用范围、降低毒性、缓和烈性及便于制剂等作用。

中药炮制常用的辅料较多，可分为液体辅料和固体辅料两类。

一、液体辅料

1. 酒

酒的传统名称有酿、盎、醇、醅、醑、醍、清酒、美酒、粳酒、有灰酒、无灰酒等。现在中药炮制常用的有黄酒和白酒两类。

黄酒是以米、麦、黍等为原料用曲酿制而成的棕黄色透明液体，气味醇香特异。黄酒含乙醇 $15\% \sim 20\%$，尚含糖类、酯类、氨基酸、矿物质等。

白酒是以米、麦、黍、瓜干、高粱等为原料用曲酿制经蒸馏而成，为无色透明液体，气味醇香特异，有较强的刺激性。白酒含乙醇 $30\% \sim 70\%$，尚含酯类、有机酸类、醛类等成分。

酒以透明、无沉淀或杂质，具有酒特有的芳香气味，无发酵、酸败或异味为佳。

酒性大热，味甘、辛，具有活血通络、祛风散寒等功效。酒作为辅料，可起到引药上行、矫臭矫味等作用。酒也是一种很好的有机溶剂，药材中多种有效成分都能溶解在酒中。药材经酒制后有效成分容易溶出，从而增强疗效。浸制多用白酒，酒炙多用黄酒。常用酒制的药材有黄连、大黄、丹参、乌梢蛇、当归、牛膝等。

2. 醋

醋古称酢、醯、苦酒，习称米醋，有米醋、麦醋、曲醋、化学醋等多种。炮制加工时应使用食用醋，不能用化学合成醋。醋长时间存放，谓之"陈醋"，陈醋用于药材炮制最佳。

食用醋是以米、麦、高粱及酒糟等酿制而成的棕色透明液体。醋的主要成分为乙酸，含 $4\% \sim 6\%$，尚含维生素、琥珀酸、草酸、山梨糖等。醋以澄明，不混浊，无悬浮物及沉淀物，无霉花浮膜，具醋的特异气味为佳。

醋味酸、苦，性温，有理气、止血、行水、消肿、解毒、散瘀止痛的功效。药材经醋制后，能引药入肝，矫味矫臭。醋能与药材中的生物碱作用生成生物碱盐，从而使有效成分易于溶出，增强疗效。有些药材经醋淬后，质酥脆，易于溶解和粉碎。

醋多用作药材的炙、蒸、煮等炮制辅料，常用醋制的药材有延胡索、香附、乳香、商陆、甘遂、芫花、柴胡、郁金等。

3. 蜂蜜

蜂蜜为蜜蜂采集花粉酿制而成的稠厚白色至黄色或橘黄色至琥珀色的黏性液体。热天呈油状，半透明；冷天则为凝固不透明，并有颗粒状结晶析出，气芳香味极甜。因蜂种、蜜源、环境等不同，其成分差异较大。蜂蜜主要成分为果糖和葡萄糖，约占 70%，尚含少量蔗糖、麦芽糖、矿物质、蜡质、含氧化合物、酶类、氨基酸、维生素等物质，含水为 14%～20%。

中药炮制常用的是炼蜜，即将生蜜加适量水煮沸，滤过，去除泡沫及杂质，炼制而成。蜂蜜味甘，性平，具有补中益气、润肺止咳、润肠通便、缓急止痛、解毒等功效，药材经蜜制后，能矫味矫臭。药材经炮制后，能起协同作用，增强疗效。常用蜜制的药材有黄芪、甘草、瓜蒌、马兜铃、麻黄、百合、白前、款冬花等。

4. 生姜汁

生姜汁是姜科植物姜的新鲜根茎经捣碎后榨取的汁液；或用干姜加适量水共煎去渣后得到的黄白色液体。生姜汁有姜的香气，其主要成分为挥发油、姜辣素（姜烯酮、姜酮、姜萜酮混合物），另外尚含有多种氨基酸、淀粉及树脂状物。

生姜味辛，性温。升腾发散而走表，具有发表、散寒、温中、止呕、化痰、解毒的功效。药材经姜制后能抑制其寒性，增强疗效，降低毒性。常用姜制的药材有厚朴、黄连、竹茹、半夏等。

5. 食盐水

食盐水是食盐晶体加适量水溶化后经过滤而得到的无色澄明液体。食盐水主要含氯化钠，尚含少量的氯化镁、硫酸镁、硫酸钙等。

食盐味咸，性寒，具有强筋骨、软坚散结、清热、凉血、解毒、防腐等功效。药材经盐制后，能引药入肾、矫味矫臭、改变药材性能，补肾固精、利尿、治疝等作用。常用盐制的药材有黄柏、小茴香、杜仲、橘核、泽泻、补骨脂等。

6. 甘草汁

甘草汁为甘草饮片水煎去渣而得到的黄棕色至深棕色的液体。甘草主要成分有甘草酸、甘草苷、还原糖、淀粉及胶类物质等。

甘草味甘，性平，具补脾益气、清热解毒、祛痰止咳、缓急止痛等功效。药材经甘草制后，能缓和药性，降低毒性，增强疗效。中医处方常用甘草来做药引，调和诸药。常用甘草制的药材有半夏、远志、吴茱萸等。

7. 黑豆汁

黑豆汁为大豆的黑色种子加适量水煮熬去渣而得到的黑色混浊液体。黑豆含蛋白质、脂肪、维生素、色素、淀粉等成分。

黑豆味甘，性平，具有滋补肝肾、养血祛风、活血、利水、解毒等功效。药材经黑豆汁制后，能增强滋补肝肾的作用，降低药材毒性或副作用。常用黑豆汁制的药材有何首乌等。

8. 米泔水

米泔水为淘米时第二次滤出的灰白色混浊液体，含少量淀粉和维生素。

米泔水味甘，性凉，具有益气、除烦、止渴、解毒的功效。其对油脂有吸附作用，常用来浸泡含油质较多的药材，以除去部分油质，降低药材辛燥之性，增强补脾和中的作用。常用米泔水制的药材有苍术、白术等。

因米泔水不易收集，现今大生产常用 2kg 米粉加水 100kg，充分搅拌后代替米泔水用。

9. 胆汁

胆汁是指猪、牛、羊的新鲜胆汁，为绿褐色、微透明的液体，略有黏性，具有特异腥臭气。主要成分有胆酸钠、胆色素、黏蛋白、脂类及无机盐类等。

胆汁性大寒，味苦，具有清肝明目、利胆通肠、解毒消肿、润燥等功效。药材经胆汁制后，能降低药材的毒性或燥性，增强疗效。常用胆汁制的药材有胆南星。

10. 麻油

麻油为胡麻科植物脂麻的干燥成熟种子经冷压或热压所得到的油脂，有特殊香味，主要成分有亚油酸甘油酯、芝麻素等。

麻油性微寒，味甘，具有清热、润燥、生肌的功效。因其沸点较高，常用来炮制坚硬或有毒的药材，使之酥脆，降低毒性。常用麻油制的药材有马钱子等。

11. 其他

其他液体辅料还有吴茱萸汁、萝卜汁、石灰水、鳖血、羊脂油、乳汁（牛乳汁）等，实际工作中根据临床需要来选用。

二、固体辅料

1. 稻米

稻米为禾本科植物稻的种仁。稻米的主要成分有淀粉、蛋白质、脂肪、矿物质，尚含少量 B 族维生素、糖类及多种有机酸。

稻米性平，味甘，具有补中益气、健脾和胃、除烦止渴、止泻痢的功效。药材经米制后，可增强疗效，降低刺激性和毒性。常用米制的药材有党参、红娘子、斑蝥等。

2. 麦麸

麦麸为禾本科植物小麦的黄褐色种皮，含淀粉、维生素及蛋白质等。

麦麸味甘、淡，性平，具有健脾开胃、和中化湿的功效。药材经麸炒后，能缓和燥性，矫味矫臭，增强疗效。麦麸能吸附油质，亦可作为煨制药材的辅料。常用麦麸制的药材有枳实、枳壳、僵蚕、白术等。

3. 白矾

白矾又名明矾，为三方晶系明矾石提炼而成的不规则块状结晶，无色透明或半透明，具有玻璃样光泽，质硬脆易碎，易溶于水，主要成分为含水硫酸铝钾。

白矾性寒，味微酸，具有解毒、祛痰杀虫、收敛燥湿、防腐的功效。药材经白矾制后，可防止腐烂，降低毒性，增强疗效。常用白矾制的药材有白附子、天南星、半夏等。

4. 豆腐

豆腐为豆科植物大豆的种子粉碎后经特殊加工制成的乳白色固体，主要含蛋白质、淀粉、维生素、无机盐等。

豆腐味甘，性凉，具有益气和中、生津润燥、清热解毒的功效。药材经豆腐制后可降低毒性，去除污物。常用豆腐制的药材有藤黄、硫黄、珍珠等。

5. 土

中药炮制常用的土是灶心土，也可以用赤石脂或黄土。灶心土又名伏龙肝，是柴灶内久经熏烧的土，呈焦土状，黑褐色，有烟熏味。灶心土主要含硅酸盐、钙盐及多种碱性氧化物。

灶心土味辛，性温，具有温中和胃、止血、止呕、涩肠止泻等功效。药材经土制后，可缓和刺激性，增强疗效。常用土制的药材有山药、白术、当归等。

6. 蛤粉

蛤粉为帘蛤科动物文蛤、青蛤等的贝壳经煅制粉碎后的灰白色粉末，主要含氧化钙。

蛤粉性寒，味咸，具有清热、利湿、化痰、软坚的功效。药材经蛤粉制后，可除去腥味，增强疗效。常用蛤粉制的药材有阿胶。

7. 滑石粉

滑石粉为单斜晶系硅酸盐类矿物滑石经净制粉碎而制得的细粉，为白色或类白色的细腻粉末，手摸有滑腻感。

滑石粉味甘，性寒，具有利尿、清热、解暑的功效。中药炮制常用作中间传热体来拌炒药物，可使药材受热均匀，质地松脆，易于粉碎和煎出有效成分。常用滑石粉烫制的药材有刺猬皮、水蛭、鱼鳔胶等。

8. 河砂

河砂筛取中等粗细、粒度均匀的河砂，淘净泥土，除尽杂质，晒干备用。中药炮制常用河砂作中间传热体来拌炒药物，是取其温度高，传热快，受热均匀的特点。药材经砂炒后，质地松脆，便于粉碎，易于煎出有效成分，还可分解毒性成分，去除非药用部分。

常用砂炒的药材有马钱子、骨碎补、鸡内金、龟甲、鳖甲、狗脊等。

9. 朱砂

朱砂为三方晶系硫化物类矿物辰砂，主要成分为硫化汞。炮制药材用的朱砂是经研磨或水飞去除杂质后的朱砂细粉。

朱砂味甘，性微寒，具有镇惊、安神、解毒等功效。常用朱砂拌制的药材有茯苓、茯神、灯心草，麦冬、远志等。

● 思考练习

一、单选题

1. 黄酒是以米、麦、黍等为原料用曲酿制而成的棕黄色透明液体，含乙醇（　　）
    A. 5%～10%　　　　B. 10%～15%　　　　C. 15%～20%　　　　D. 20%～25%

2. 炮制常用的固体辅料没有（　　）
    A. 麦麸　　　　　　B. 蛤粉　　　　　　C. 食盐　　　　　　D. 河砂

3. 用炼蜜炮制药物的目的不包括（　　）
    A. 增强润肺作用　　B. 解毒　　　　　　C. 防腐　　　　　　D. 矫臭矫味

二、多选题

1. 药物经豆腐炮制后可以（　　）
    A. 降低毒性　　　B. 防腐　　　　　C. 去污　　　　　D. 便于粉碎　　　　E. 增强杀虫作用

2. 药物经盐水制后能增强的作用是（　　）
    A. 补肾　　　　　B. 泻相火　　　　C. 健脾　　　　　D. 利尿　　　　　　E. 疗疝止痛

三、问答题

1. 炮制用辅料分为哪两类？

2. 由于米泔水不易收集，常用什么代替米泔水使用？

3. 常用土炒的药材有哪些？

4. 常用麦麸炮制的药材有哪些？

任务八 中药饮片生产管理及安全知识

● 按照药品生产管理规范的要求，了解中药饮片生产企业各方面的设计要求。
● 按照中药饮片生产中的安全要求进行安全生产，并能指导他人进行安全生产。

一、中药饮片生产的管理要求

中药饮片生产企业属于药品生产管理的范畴。自从国家对药品生产企业要求实行 GMP 认证以来，为了规范中药饮片的生产，国家食品药品监督管理总局规定 2008 年 1 月 1 日以后，所有中药饮片生产企业必须达到 GMP 要求的生产条件，取得 GMP 认证，促使中药饮片企业加大资金投入，更新生产设备，提高管理水平，中药饮片的生产逐步走向规模化、规范化的生产模式。自 2019 年 12 月 1 日起，国家药品监督管理局取消药品 GMP 认证，凡现行法规要求进行现场检查的，继续开展现场检查。因此，中药饮片生产企业各方面均须按照符合药品生产管理规范要求来进行设计和管理。

（一）中药饮片厂设计的基本要求

饮片厂的设计要以保证饮片质量为前提，尽量符合下列基本要求。

（1）自然条件较好，周围无污染源。选择环境安静，空气洁净，无明显异味，无空气、土壤和水污染源，无污物堆放或生活垃圾堆放，非害虫或害兽集中区等处建厂，不宜在繁华市区或交通要道附近处建厂，否则难以保持环境的清洁。

（2）有发展的余地，并尽量少占耕地，厂区的面积、形状和其他条件应能适合工艺流程合理布置的需要，厂区一侧留有发展余地。

（3）适合于合理安排。各生产车间的安排合理，既有利于连续生产，又利于单独管理。

（4）交通、通信便利，有良好的水、电供给，厂址的自然地形有利于厂房和管线的布置、交通联系和场地排水。

（5）应避开地震多发区、洪涝区、石矿区、机场、电台区、名胜、文物区等区域。

（二）厂房、设备及技术力量的设计

1.厂房设计

厂房设计的目的是对厂房配置和设备排列做出合理的安排。其基本要求如下。

（1）生产区与生活区、行政区分开。

（2）有符合卫生要求的厕所及洗手、消毒设施等。

（3）厂房建筑的大小、结构和位置要适当，以便操作、清洗和维修保养设备。

（4）厂房应能防止动物和昆虫进入。其内部表面不得有脱落或吸附颗粒性粉尘，并能耐受清洗和消毒。

（5）厂区布局及工序衔接合理。

2.设备的设计

设备设计首先考虑设计的要求和各种定型设备的标准、规格、性能、技术特性与使用条件，充分考虑需要与可能，先确定设备的类型，后确定规格。

3. 技术力量的设计

技术力量的设计就是对科学技术的计划使用、协调、控制的统筹规划，它包括技术力量的管理、改造、改进等方面。

（1）技术力量的管理 技术力量的管理包括正确处理技术与人的关系，充分发挥工程技术人员的能动作用；开展生产技术的研究，解决各种生产技术难题；开展科学研究，不断开发新产品；建立健全技术档案、企业技术管理体系和网络。

（2）技术改造 技术改造包括产品改造、工艺改造。如合理利用资源，利用新材料、新能源取代旧材料、旧能源等方面的改造，技术装配的改造，智力开发，全员培训等方面的重大技术组织措施等。

（3）技术力量的引进 技术力量的引进包括引进先进设备和引进先进技术。

（三）饮片车间设计

饮片车间设计应符合厂房建筑，生产工艺、设备的安装与检修，安全技术等方面的要求。

1. 厂房建筑要求

（1）饮片车间经常要进行水冲洗，设计时要考虑明沟。

（2）要求厂房地面、墙壁、天棚等内表面应平整，易于清洁，不易产生脱落物，不易滋生霉菌。

（3）生产时粉尘较大，除工艺设备上采取措施外，建筑设计要加强自然通风。

（4）洗、润、切、干等工序潮气大，要求装离心风机排风，保持室内空气流通，并设置防潮灯具。

（5）炒药、煅制工序，操作温度较高，要求设风机降低室内温度，改善操作条件。

（6）粉碎室要求一个系统配制一套空调，空调温度 23（±2）℃，相对湿度为 50%（±5%），一般按照 20 次/h 换气，采用二级中效过滤。

（7）车间内照明的照度为 100lx。

（8）照明配电箱与动力配电箱分开设置。

2. 生产工艺要求

饮片车间的设计应符合生产工艺的要求。

（1）在操作中，相互联系的设备在布置时应彼此靠近，并且保持必要的间距。

（2）设备应尽可能对称布置。相同或相似的设备应集中布置，并考虑相互调换使用的可能性和方便性，以充分发挥设备的潜力。

（3）设备布置时，必须保证管理方便和安全。

3. 设备安装检修的要求

饮片车间的设计必须考虑设备的安装、检修和拆卸的可能性。

（1）考虑设备运入或搬出车间的方法及经过的通道。

（2）应有一定的供设备检修和拆卸的空间和面积。

（3）考虑利于设备的检修，拆卸及运送物料的起重运输装置。

4. 安全技术的要求

（1）有良好的采光条件，有利于工人操作。

（2）高温及有毒气体的车间，应适当增加车间高度，以利于通风和散热，以及有适当的排风装置。

（3）每个车间应配置灭火装置。

（四）饮片厂的废水处理

饮片厂在生产中会产生较大量的生产污水和生活污水，其中有大量的有机物、细微的悬浮物、化学有毒物、油类等，必须经过处理才能排放，否则会毁坏农作物，危害渔业生产，污染环境，使区域生态系统失去平衡。通常是利用微生物转化废水中的有机物、有毒的有机物和无机物等，以达到排放标准。常用的有活性污泥法和生物膜法。

活性污泥法作为废水处理的方法已被广泛地采用，但该法还存在着耐冲击负荷能力低、会发生剩余污泥等缺点。生物膜法克服了活性污泥法这一缺点，但也存在滤床易发生阻塞等问题。生物接触氧化法是利用生物膜进行废水净化的一种处理方法，其耐冲击负荷能力强，容积有机负荷高，占地省，较宜于制药废水处理。

二、中药饮片生产安全知识

安全是人类生产和生活的基本需要，是人类生存与发展的永恒主题。随着工业化生产规模的扩大，生产工艺自动化程度的提高，要谋求最佳的经济效益和社会效益，不仅要采纳先进合理的生产方式和安全装备，还必须实行严格的、科学的现代安全管理。同时，作为一名合格的劳动者，必须掌握一定的安全生产知识，以避免事故的发生。

一般来讲，各种事故的发生都与人（作业者及其他人员）、机（机械设备等）和环境（自然环境和工作环境）这三个因素有关，事故就是人、机、环境三个方面的危险因素重合的结果。从安全生产管理的角度来讲，人的因素是根本因素，因为在物和环境不安全因素的背后，实质上还是人的因素。因此，劳动者的素质高低，决定了事故发生概率的高低。

中药饮片厂有多种中药饮片生产设备，这些设备在运转过程中，必须严格遵照操作规程，否则容易发生事故。必须遵循以下几点才能避免事故的发生。

1. 严格遵守操作规程

安全操作规程是工人操作机械设备和调整仪器仪表以及从事其他作业时必须遵守的程序。它是企业安全生产规章制度的重要内容，也是有关安全技术规定在各个岗位的具体体现。

安全操作规程是生产客观规律的反映，是操作工人安全操作的行为准则。安全操作规程一经颁布，必须认真贯彻执行，不得违反。

很多事故的发生源于操作者违章作业和不安全行为。这些规程的制订，是为了避免同类事故的再发生，保护那些仍在从事这些工作的人们的健康和安全，以免重蹈覆辙。

有人在生产劳动过程中违反了操作规程，并没有发生事故，就有些麻痹大意，执行规章也不那么严格。但事故往往在人们不防备的时候乘虚而入，当悲剧发生时，往往悔之已晚。人们要在自己的头脑中扣紧安全这根弦不放松，用遵章守纪保护自己的生命和健康。

操作时一定要注意：严格按设备操作规程进行操作，做到启动前认真准备，启动中反复检查，运行中搞好调整，停车后妥善处理，不超温、不超速、不超负荷运行。切记不可将头手伸入运转的机器中。

2. 遵守岗位职责

作为一名企业的员工，无论在哪个岗位上，都必须遵守该岗位的工作职责。

（1）努力学习，不断提高业务技术水平，自觉遵守各项劳动纪律和管理制度。

（2）遵守各职业工种的安全技术操作规程，不违章作业，不冒险蛮干。

（3）爱护并正确使用生产设备、防护设施和防护用品。

（4）拒绝违章指挥，制止他人违章作业。发现危急征兆，主动采取措施，当人力无法抗拒时，可先撤离现场，并向领导报告。

（5）正确使用劳动保护用品。

（6）积极参加各种安全生产宣传教育活动。

（7）关心自己周围的安全生产情况，及时向有关领导或部门提供合理的建议。

3. 做好操作前的准备工作

在进行操作前要做的准备工作归纳起来可以用六个字来表示，即"一想、二查、三严"。

（1）一想　当天生产中有哪些不安全因素，以及如何处置，做到把安全放在首位。

（2）二查　查工作场所、机械设备、工具材料是否符合安全要求，有无隐患。如果发现有松动、变形、裂缝、泄漏等现象或不正常的声音，应立即通知有关人员进行检修，确认各种机械设备、电器装置在安全状态下方可使用。此外，还要检查自己的操作是否会影响周围人的安全以及防范措施是否严密。

（3）三严　严格遵守制度，严格执行操作规程，严格遵守劳动纪律。

除了要做好以上几项工作，在工作场所还有一些基本的安全要求。

（1）进入工作场所要按规定使用劳动防护用品。

（2）保持工作场所文明、整洁。

（3）禁止在有毒有害工作场所用膳、饮水或吸烟。

（4）严禁随意进入危险场所或触摸非本人操作的设备、刀闸、阀门等。

思考练习

一、单选题

1. 国家药监局自（　　）起，取消药品 GMP、GSP 认证，不再受理 GMP、GSP 认证申请，不再发放药品 GMP、GSP 证书。

    A. 2019 年 12 月 1 日   B. 2019 年 11 月 1 日

    C. 2019 年 6 月 1 日   D. 2019 年 1 月 1 日

2. 对饮片车间设计安全技术的要求，有良好的采光条件，有利于工人操作。高温及有毒气体的车间，应适当增加车间高度，以利于通风和散热，以及有适当的排风装置（　　）

    A. 每个车间应该通水   B. 每个车间应该通电

    C. 每个车间应配置灭火装置   D. 每个车间应该蒸汽装置

二、多选题

1. 一般来讲，各种事故的发生都与人（　　）、机（　　）和环境（自然环境和工作环境）这三个因素有关。

    A. 作业者及其他人员   B. 作业者及其他人员

    C. 自然环境和工作环境   D. 车间设计

2. 机器操作时一定要注意：严格按设备操作规程进行操作，做到启动前认真准备，启动中反复检查，运行中搞好调整，停车后妥善处理，（　　）

    A. 不超温   B. 不超速   C. 不超负荷运行   D. 不超标准

3. 饮片车间的设计必须考虑设备的安装、检修和拆卸的可能性（　　）

    A. 考虑设备运入或搬出车间的方法及经过的通道

    B. 应有一定的供设备检修和拆卸的空间和面积

    C. 考虑利于设备的检修，拆卸及运送物料的起重运输装置

    D. 设备报废的处理

三、问答题

1. 中药饮片厂设计的基本要求有哪些？

2. 如何处理中药饮片生产所产生的废水？

3. 根据不同的生产岗位，编制各岗位安全生产制度，并尝试以简短易记的形式总结各岗位的安全生产要点。

炮制技术篇

模块一　净选加工

任务九　清除杂质

能力目标

- 掌握净制加工的目的。
- 能对药材进行清除杂质操作，并根据药材质地选择合适的工具。
- 掌握下述药材清除杂质的方法：莱菔子、青葙子、蛇床子、大黄、延胡索、半夏、花椒、紫苏子、昆布、蝉蜕、乌梅、杏仁、枇杷叶、苍耳子、白豆蔻。

知识准备

净制加工又称净制。净制是指中药材在切制、炮制或调配、制剂前，选取规定的药用部分，除去非药用部位、杂质及霉变品、虫蛀品、灰屑等，使其达到药用纯度标准的方法。净制是中药炮制的第一道工序，是药材制成饮片或制剂前的基础工作。几乎每种药材在使用前均需进行净制。早在汉代，医药学家张仲景在医疗实践中就很重视药用部位、品质和修治。此后，历代医籍中又有不少记载，但净制理论自明代开始至清代才逐渐趋于完整。如明代《本草蒙筌》云："有剜去瓤免胀，有抽去心除烦。"清代《修事指南》云："去芦者免吐，去核者免滑，去皮者免损气，去丝者免昏目，去筋脉者免毒性，去鳞甲者免毒存也。"

一、净制加工的目的

（1）除去杂质，使药材纯净　主要是去除采集、加工、贮运过程中混入的泥沙杂质、虫蛀及霉变品。

（2）进行大小个分档　使成为不同规格的商品或便于在水处理和加热过程中分别处理，使炮制品均匀一致，如半夏、白芍、大黄、川乌、木通、附子等，以及揉搓竹茹、荷叶、桑叶等。

（3）除去非药用部位　使调配时剂量准确或减少服用时的副作用，如去皮壳、去瓤、去心、去芦、去毛、去核等。

（4）分离不同药用部位　如麻黄去根，草果去皮，莲子去心，白扁豆去皮，使作用不同的部位区分开来，使之更好地发挥疗效。

（5）去除毒副作用部位，保证用药安全　如骨碎补、蛤蚧等。

二、净制加工的分类

为了叙述方便，净制加工分清除杂质、分离和清除非药用部位及其他加工三部分进行介绍。这三部分在实际操作中往往是相互联系、相互渗透的，有的药物在清除杂质的同时也除去了非药用部位。

任务引入

根据《中国药典》（第四部）炮制通则要求，药材必须净制后方可进行切制或炮炙等处理。可根据具体情况，分别使用挑选、筛选、风选、水选、剪、切、刮、削、剔除、酶法、剥离、挤压、焯、刷、擦、火燎、烫、撞、碾串等方法，以达到净度要求。

任务分析

清除杂质是中药炮制操作的净制处理过程，经此过程后，中药材清除了杂质，使药材更加纯净。此外，还可进行大小个分档，使成为不同规格的商品或便于进一步加工炮制处理。

净制是切制、炮炙的基础，在整个炮制过程中，有着不可替代的作用。

任务实施

一、挑选

挑选是清除混在药物中的泥沙杂质、虫蛀及霉变品等，或将药材按大小、粗细等进行分档，以便达到洁净或进一步加工处理。如酸枣仁、莱菔子、桑螵蛸、菟丝子、石膏等含有外壳、木屑、砂石等杂质；紫苏叶、藿香、淡竹叶、香薷等常夹有枯枝、腐叶及杂草等；枸杞子、百合、山茱萸等亦常有霉变品混入，这些均需挑选除去。

操作方法：将药材放在竹匾内或摊放在桌上，手工拣去簸不出、筛不下且不能入药的杂质，如木屑、砂石、枯枝、腐叶等，或变质失效的部分，如虫蛀、霉变及走油部分，或分离不同的药用部位。对白芍、川芎、白术、大黄、木通等药物，均需按大小个、粗细分别浸润或煮制，以便于控制其湿润的程度或火候，确保中药饮片的质量，使其充分发挥疗效。此外，在实际操作中挑选往往配合筛簸交替进行。如菊花中常带有碎叶片和灰屑，或包装时压得过紧而黏结成团，故必须过筛，筛去灰屑，并用手轻搓使散，然后将筛过的菊花摊在竹匾内或桌上，用手翻动拣去残碎叶片和草棒，使之纯净。但个别细小药物，则需另用工具挑选。

颠簸药物时用柳条或竹片制成的簸箕或竹匾，将药物放入其中，使之上下左右振动，利用药材与杂质的不同密度和比例，借簸动的运动和风力，将密度小的杂质簸除、扬净，此法大多适用于植物类药物，用以簸去碎叶、皮屑等，使药物纯净。有些药材成品，也需经过簸的操作，如豆卷制成后，需簸去皮屑等。

二、筛选

筛选是根据药物和杂质的体积大小不同，选用不同规格的筛和箩，以筛去药物中的砂石等杂质，或筛去药物在炮制中的辅料，如麦麸、河砂、滑石粉、蛤粉、米或土粉等，使其达到洁净。有些药物形体大小不等，如延胡索、浙贝母、半夏等，需用不同孔径的筛子进行筛选分开，使其大小规格趋于一致，以便分别浸、漂和煮制。另外，如鸡内金、鱼鳔胶及其他大小不等的药物，均需分开，分别进行炮制，以使受热均匀，质量一致。

筛选方法：传统均使用竹筛、铁丝筛、铜筛等进行筛选。常用药筛及其规格见表9-1。

表 9-1 常用药筛及其规格

名称	孔眼内径/mm	常用药物	名 称	孔眼内径/mm	常用药物
菊花筛	16～20	菊花、桑叶	小紧眼筛	2	莱菔子、王不留行
元胡筛	10	延胡索	1号罗	1	葶苈子
中眼筛	5	半夏、香附	2号罗	0.5	罗勒子
紧眼筛	3	牵牛子、薏苡仁			

由于手工操作的传统筛选效率低，劳动强度大，同时存在粉尘污染问题，因此现在多用机械操作，主要有振荡式筛药机（图 9-1）和小型电动筛药机。

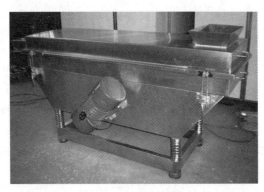

图 9-1 振荡式筛药机

操作振荡式筛药机时只要将待筛选的药物放入筛子内，启动机器，即可筛净。不同体积的药物，可更换不同孔径的筛子。这种机械结构简单，操作方便，效率高而噪声小。

扫码观看数字资源 1.1 振荡式筛药机的操作。

三、风选

风选是利用药物和杂质的密度不同，通过扬簸或扇风（一般可利用簸箕或风车），借风力使药材和杂质分离，以达到纯净的目的。如紫苏子、车前子、吴茱萸、青葙子、莱菔子、葶苈子等。有些药物通过风选可将果柄、花梗、干瘪之物等非药用部位除去。

四、水选

水选是将药物通过水洗或漂洗除去杂质的常用方法。有些药物常附着泥沙、盐分或不洁之物，用筛选或风选不易除去，用水选或漂选的方法可使药物洁净。如乌梅、山茱萸、大枣、川贝母、海藻、昆布等，均需洗或漂去附着的泥沙、盐分等杂质。操作时，将药物置水中略浸泡，然后搅拌，使药物中的杂质漂浮于水面或沉于水中而除去。洗漂时应掌握时间，勿使药物在水中浸漂过久，以免损失药效，并注意及时干燥，防止霉变，降低疗效。根据药材的性质，水选可分为清洗、淘洗和浸漂三种方法。

（1）清洗 是用清水将药材表面的泥土、灰尘、霉斑或其他不洁之物洗去。先将洗药池注入清水至七成满，倒入挑拣整理过的药材，搓揉干净，捞起装入竹筐中，再用清水冲洗一遍，沥干水，干燥，或进行其他加工。

（2）淘洗 用大量清水荡洗附在药材表面的泥沙或杂质。把药材（如蝉蜕、蛇蜕等）置于小盛器内，手持一边倾斜潜入水中，轻轻搅动药材，来回抖动小盛器，使药材与杂质分离，除去上浮的皮、壳、杂质和下沉的泥沙，取出药物，干燥。

（3）浸漂 将药材如乌梅、山茱萸、海藻、昆布等，置于大量清水中浸较长时间，适当翻动，每次换水；或将药材用竹筐盛好，置清洁的长流水中漂较长时间，至药材毒质、盐分或腥臭异味得以减除为度，取出，干燥，或进行其他加工。

● 思考练习

一、单选题

1. 用什么方式去除车前子中的碎叶（　　）
   A. 风选　　　　　B. 筛选　　　　　C. 水选　　　　　D. 净选

2. 海藻，昆布的盐和沙子，用什么办法去除（　　）
   A. 清洗　　　　　B. 淘洗　　　　　C. 浸漂　　　　　D. 晾晒

3. 筛选，是利用药材与杂质（　　）不同而将杂质分离。
   A. 颜色　　　　　B. 体积　　　　　C. 浮力　　　　　D. 溶解度

二、多选题

1. 常用的清除杂质的方法有（　　）
   A. 挑选　　　　B. 筛选　　　　C. 风选　　　　D. 水选　　　　E. 剪切

2. 水选是将药物通过水洗或漂洗除去杂质的常用方法，可分为（　　）
   A. 清洗　　　　B. 淘洗　　　　C. 浸漂　　　　D. 长时间水泡　　　　E. 煮制

三、问答题

1. 净制加工的目的是什么？

2. 下列药材清除杂质分别采用的是哪种方法：莱菔子、蛇床子、大黄、延胡索、半夏、花椒、紫苏子、昆布、蝉蜕、乌梅、杏仁、枇杷叶、苍耳子、白豆蔻。

任务十　分离和去除非药用部位及其他加工

- 熟悉分离和去除非药用部位及其他加工的目的。
- 能掌握下述品种去除非药用部位的方法：石斛、黄连、防风、柴胡、丹参、五味子、钩藤、厚朴、黄柏、白果、桃仁、香附、知母、石韦、金樱子、鹿茸、牡丹皮、五加皮、连翘、乌梅、人参、枳壳、红娘子、龟甲。
- 掌握下述品种的其他加工方法：自然铜、麻黄、竹茹。

知识准备

一、分离和去除非药用部位的炮制目的

（1）去除非药用部位，使药材纯净。如龙胆、枇杷叶。

（2）分离不同药用部位，分别入药。如莲子、麻黄。

（3）去除毒、副作用部位，保证用药安全。如骨碎补、蛤蚧。

二、其他加工的炮制目的

（1）清除杂质，使药材纯净。

（2）大小分档，使成为不同规格的商品或便于进一步加工炮制处理。

任务引入

根据《中国药典》（2020 年版四部）炮制通则要求，将需净制的药材进行相应的净制加工，操作中应注意药材的质地、药性和炮制目的的不同要求，可根据具体情况，分别使用不同的加工方法，以达到净度要求。

任务分析

分离和去除非药用部位及其他加工，是中药炮制的净制加工过程。经此过程后，中药材清除了杂质，去除了非药用部位，不同药效部位得以分开，药材上携带的有害物质得以清除，药材大小得到统一。在产地加工过程中，上述方法经常使用。

任务实施

一、分离和去除非药用部位的操作方法

1. 去根与去茎

（1）去残根　对于用茎或根茎的药材，如石斛、荆芥、麻黄、薄荷、黄连、芦根、藕

节、马齿苋、马鞭草、泽兰、茵陈、益母草、瞿麦等，需去除主根、支根、须根等非药用部位。

（2）去残茎　用根的药物，如龙胆、白薇、丹参、威灵仙、续断、防风、秦艽、广豆根、柴胡等，须去除残茎。

另外，同一种植物的根、茎均能入药，但二者作用不同，需分离后分别入药。如麻黄根能止汗，茎能发汗解表，故需分开入药。

2. 去皮壳

去皮壳的目的主要有便于切片，使用量准确，分开药用部位，除去非药用部位等。去皮壳的方法因药材不同而分为三类。

（1）去栓皮　如厚朴、杜仲、黄柏、肉桂等树皮类药材可用刀刮去栓皮、苔藓及其他不洁之物。栓皮内含有效成分甚微，如不除去，调配时当作药材称取会影响药用剂量的准确性。

（2）去根皮　如知母、桔梗、北沙参、明党参等根和根茎类药材，应去除根皮。有些药材多在产地趁鲜去皮，若不趁鲜去皮，干后不易除去，如知母、桔梗等。传统要求桔梗去"浮皮"后入药，但据报道，药理实验及临床应用表明带皮桔梗未见不良反应，故认为桔梗入药不需去皮。

（3）去皮壳　如草果、益智、使君子、白果、大风子、榧子、巴豆等果实种子类药材，可以砸破皮壳，去壳取仁。苦杏仁、桃仁等药材，可用焯法去皮。若大量生产，用去皮机去皮，小量生产则用手搓去皮。

3. 去毛

有些药物表面或内部生有许多绒毛，服后能刺激咽喉引起咳嗽或其他副作用，故须除去，以消除其副作用。所去之毛包括药材表面的细绒毛、鳞片，以及根类药材的须根。

制作方法：一般采用刷除、砂烫、筛选、风选、挑拣等方法。根据药材的不同，可分别采取下列方法。

（1）烫去毛　传统方法用敞口锅以砂烫法将药材烫至鼓起、毛焦时，取出放凉，装入布袋，拉住布袋两头来回不停地抽动，或用竹篓（放入少许瓷片）撞去绒毛，待其表面绒毛在撞击中被擦净时，取出过筛。如某些表面有茸毛根茎类药材骨碎补、香附、知母等。

现代多用滚筒式炒药机砂烫，即在炒药机内投入适量河砂预热，投入药材炒至鼓起，此时转锅带动河砂与药材快速均匀地摩擦，待绒毛被擦净时，取出过筛。

（2）刷去毛　部分叶类药材如枇杷叶、石韦等，其下表面密被绒毛，传统方法将枇杷叶、石韦等用鬃刷刷除绒毛。若大量生产，可用去毛机刷去绒毛。

（3）挖去毛　金樱子果实内部生有淡黄色绒毛，在产地加工时，传统方法纵剖为两瓣，借助工具手工挖净毛、核。现代将金樱子用清水淘洗，润软，置切药机上切2mm厚片，筛去已脱落的毛、核，置清水中淘洗，沉去种核，捞出干燥。或将晒至七八成干的金樱子置碾盘上碾至花托全破开，蒴果外露时，置于筛孔直径为0.5cm的筛子里进行筛选，可除去95%的绒毛及蒴果，晒干，再进行筛选即可。

（4）燎去毛　如鹿茸，先用刃器（瓷片或玻璃片）将其表面茸毛基本刮净，再置酒精灯上稍燎一下，用布擦净毛屑。注意不能将鹿茸燎焦，以免切片时破碎。

4. 去心

"心"，一般指根类药材的木质部或种子的胚芽，在实际操作中，去心主要包括去根的木质部或枯朽部分、种子的胚、花类的花蕊、某些果实的种子以及鳞茎的茎等。早在汉代《伤寒论》中就有麦冬、天冬去心的记载。近代有地骨皮、五加皮、白鲜皮、连翘等药材也需去心的说法。去心操作可归纳为以下几个方面。

（1）去木质心　有些木质心虽然对临床治疗不产生副作用，心所占比重也不大，但心枯燥无津，无治疗作用，影响药材的纯净度。而古人讲究饮片外形美观，但心木质纤维化，质地坚硬粗糙，且古代生产工具、设备落后，不便于切片，故要求除去。如根及根茎类药物甘遂、百部、贝母、百合等。而根皮类药物牡丹皮、地骨皮、白鲜皮、五加皮、巴戟天等，由于木心所占比例较大，且无药效，故影响用量的准确性，而且木心坚硬、韧性强、多纤维，故应作为非药用部位除去。

（2）分离胚芽、种子　莲子心和莲子肉作用不同，莲子心（胚芽）能清心热，除心烦；莲子肉能补脾涩精。花椒（果皮）温中止痛，杀虫止痒；椒目（种子）行水平喘。连翘（果实）清热解毒，消肿散结；连翘心（种子）清心安神，利小便。故它们的不同药用部位须分别入药。

5. 去核

有些果实类药物，常用果肉而不用核（或种子）。其中有的核（或种子）属于非药用部分，有的果核与果肉作用不同，故须分别入药。如乌梅，核的分量较重却无治疗作用，故须除去。其去核的方法是质地柔软者可砸破，剥取果肉去核；质地坚韧者可用温水洗净润软，再取肉去核。又如山楂（北山楂），为了增强果实的疗效，多将核除去。其去核的方法是在切成饮片后，干燥，筛去饮片中脱落的瓤核。而南山楂以个入药，多不去核。

根据药材的不同，操作时一般采用风选、筛选、挑选、浸润、切挖等方法。

关于去核的目的，《雷公炮炙论》提出："使山茱萸，须去肉核……核能滑精。"至清代《修事指南》则总结为"去核者免滑精"。现代对去核的解释多沿用此说。现代研究表明，山茱萸果核与果肉的成分相似，但各成分之间含量有差别。鞣质和油脂主要分布于核中，而具有降低血清转氨酶作用和安定、降温、抗菌消炎作用的熊果酸主要分布在果肉中，核中含量为肉中的1/6。有临床报道山茱萸带核入药用于治疗遗精而导致病情加剧。因此，山茱萸不去核必然会影响其临床疗效。

6. 去芦

"芦"又称"芦头"，一般指药材的根头、根茎、残茎、茎基、叶基等部位。通常认为需要去芦的药材有人参、党参、桔梗、续断、牛膝、草乌、茜草、地榆、玄参等。

历代医家认为"芦"是非药用部位，故应除去。宋代《证类本草》人参项下有"采根用时，去其芦头，不去者吐人，慎之"的记载，明代龚廷贤《万病回春》云："肺虚气短、少气虚喘烦热，去芦用之。"清代《修事指南》则总结为"去芦者免吐"。为进一步探讨古人关于中药去芦的合理性，现代学者对部分中药的芦头和入药部位从成分、药理、临床方面进行了一些研究。如人参，其主根和芦头的皂苷种类、数目均相同，后者含量是前者的3倍左右，其他如多肽、氨基酸、无机元素等也是大同小异。现代研究未发现人参芦头有催吐作用，故认为人参去芦没有必要。

另外，对桔梗主根和芦头成分的研究表明，二者成分基本一致，但所含皂苷量，芦头多于主根20%～30%。其他如前胡、防风、玄参、独活等，其芦头和主根均具有相同或相近的有效成分和临床效果，故现多主张不去芦头使用。

7. 去瓤

有些果实类药物，需去瓤用于临床。药材去瓤，历代品种并不多，有枳实、枳壳、青皮、木瓜、罂粟壳等。

操作方法：原药材用小刀挖去瓤，洗净泥沙，捞起，润过夜，用铁锚压扁，再上木架压3～5天，彻底压扁后，对合使成扁半圆形，切成0.2cm厚的凤眼片，晒干。

去瓤的目的，古代主要是去除质次部位。明代《本草蒙筌》中始有"去瓤者免胀"的说法。据研究，枳壳果瓤中挥发油含量甚少，且不含柠檬烯，它占枳壳重量的20%，又易霉变和虫蛀，其水煎液极为苦、酸、涩，不堪入口。再加上有瓤会引起胀气的说法，故枳壳瓤作为非药用部位除去是有一定道理的。

8. 去枝梗

去枝梗指除去某些果实、花、叶类药材的老茎枝、柄蒂（花柄、果柄），以使其纯净，达到用量准确的目的。如五味子、花椒、连翘、槐角、夏枯草、辛夷、密蒙花、桑叶、侧柏叶、钩藤、女贞子、桑寄生、栀子、桑螵蛸等。操作时一般采用挑选、切除、摘等方法去枝梗。

9. 去头、尾、皮、骨、足、翅

部分动物类或昆虫类药材，有些需要去除头、尾或足、翅。目的是除去有毒部分或非药用部分。如乌梢蛇、金钱白花蛇、蕲蛇等均需去头、尾；斑蝥、红娘子、青娘子均需去除头、足、翅；蛤蚧需除去鳞片、头、爪；蜈蚣需除去头、足。去头、尾，一般采用浸润切除的方法。去头、足、翅，一般采用掰除、挑选等方法。

近年来的研究结果表明，蝉蜕头、足、壳身的主要成分是氨基酸，带头、足者其镇静、镇痛及降低毛细血管通透性的作用更强，因此有人认为蝉蜕不必去头、足，而以整体入药。

10. 去残肉

某些动物类药物，如龟甲、鳖甲等，均需除去残肉筋膜以纯净药材。

操作方法：传统方法一般采用刀刮、挑选、浸漂（如石灰、碱面浸，龟甲：石灰：碱面：100∶20∶2.5）等。现代可用胰脏净制法和酵母菌净制法。

（1）胰脏净制法（以龟甲、鳖甲为例）　取新鲜或冰冻的猪胰脏，除去外层脂肪和结缔组织，称量后绞碎，用水少许搅匀，置于纱布上过滤，取滤液配制成约 0.5% 的溶液，用 Na_2CO_3 调 pH 值在 8.0～8.4。水浴加热至 40℃时，加入龟甲、鳖甲，恒温 35～40℃，每隔 3h 搅拌 1 次，经 12～16h，残皮和残肉能全部脱落，捞出龟甲、鳖甲，洗净晒干，至无臭味即得。其优点是产品色泽好，无残肉，易裂开，胰脏易得，设备简单，操作方便，成本低，时间短，但对产品质量有影响。

（2）酵母菌净制法（以龟甲为例）　取龟甲 0.5kg，用冷水浸泡 2 天，放弃浸泡液，加卡氏罐酵母菌 300ml，加水淹过龟甲 1/6～1/3 体积，盖严。2 天后溶液上面起一层白膜，7 天后将药物捞出，用水冲洗 4～6 次，晒干，至无臭味即得。其优点是酵母菌净制法比原来传统净制法时间可缩短 5～6 倍，设备简单，去腐干净，对有效成分（动物胶）无损失，出胶率比传统净制品还高，适应大量生产。

另外，有些动物类药材需要去毛丝、角和皮膜，如僵蚕、羚羊角、熊胆、紫河车、麝香等。

二、其他加工的操作方法

1. 碾捣

某些药材由于质地特殊或形体较小，不便于切制，而整体应用又会影响有效成分的煎出，从而降低疗效。因此，不论生熟，均需碾碎或捣碎，以便调配和制剂，使其充分发挥疗效。采用碾碎或捣碎的药材，大致分为以下几类。

（1）矿物类　如自然铜、龙骨、云母石、磁石、石膏、阳起石、赤石脂、海浮石等。

（2）甲壳类　如龟甲、鳖甲、石决明、牡蛎、瓦楞子、蛤壳等。

（3）果实种子类　如芥子、莱菔子、川楝子、紫苏子、决明子、瓜蒌子、牵牛子、砂仁、豆蔻、桃仁、苦杏仁、栀子、苍耳子、酸枣仁、补骨脂等。本类药材大多数含脂肪油或挥发油，碾或捣碎后不宜贮存过久，以免其泛油变质或有效成分挥发而失效。

（4）根及根茎类　本类药材大多数切成饮片供临床应用，但有的品种形体很小，不便切制，如川贝母、制半夏、珠儿参、三七等，须在调剂时捣碎。

2. 制绒

某些纤维性药材经捶打、推碾成绒絮状，以缓和药性或便于应用。如麻黄碾成绒，其发汗作用缓和，适用于老年人、儿童和体弱者服用。另外，艾叶制成绒，便于配制"灸"法所用的艾条或艾炷。大腹皮碾压制成大腹毛有利于发挥药效。

3. 拌衣

将药材表面用水湿润，使辅料黏附于药材上，从而起到一定的治疗作用。

（1）**朱砂拌** 将药材湿润后，加入定量的朱砂细粉拌匀，晾干。如朱砂拌茯神、茯苓、远志、灯心草等，以增强宁心安神的作用。

（2）**青黛拌** 操作方法基本与朱砂拌法相同，如青黛拌灯心草有清热凉肝的作用。

4. 揉搓

某些质地松软而呈丝条状的药材，需揉搓成团，以便于调配和煎熬，如竹茹、谷精草等。另如荷叶、桑叶需揉搓成小碎块，以便于调剂和制剂。

● 思考练习

一、单选题

1. 某些纤维性药材经捶打、推碾成绒絮状，以缓和药性或便于应用，属于其他加工方法中的（　　）

  A. 制绒　　　　　　B. 捣碎　　　　　　C. 破碎　　　　　　D. 压碎

2. 以下哪种药物需要去除栓皮，否则调配时会影响药用剂量的准确性（　　）

  A. 厚朴　　　　　　B. 知母　　　　　　C. 桔梗　　　　　　D. 北沙参

3. 下面哪些果实类药物，需去瓤后用于临床（　　）

  A. 枳壳　　　　　　B. 山楂　　　　　　C. 莲子　　　　　　D. 花椒

二、多选题

1. 同一种植物的根、茎均能入药，但二者作用不同，需分离后分别入药。下面哪些药物需要分别入药（　　）

  A. 麻黄草和根　　B. 花椒和椒目　　C. 柴胡的根和苗　　D. 辛夷花和梗

  E. 桔梗的根和根茎

2. "去心"是指去掉药材的（　　）

  A. 木质部　　　　B. 花柱、花丝　　C. 胚芽　　　　　D. 韧皮部　　　　E. 木栓层

三、问答题

1. 分离和去除非药用部位及其他加工的目的是什么？

2. 药材去心的目的主要有哪些？

3. 去皮壳的药材大体有哪三类？

4. 去残肉现代可用哪两种方法？

5. 列举下列药材去除非药用部位的方法：石斛、黄连、防风、柴胡、丹参、五味子、钩藤、厚朴、黄柏、白果、桃仁、香附、知母、石韦、金樱子、鹿茸、牡丹皮、五加皮、连翘、远志、乌梅、人参、枳壳、红娘子、龟甲。

6. 碾捣的药物大致分为哪四类？

7. 制绒的目的是什么？

模块二　饮片切制

任务十一　软化处理

能力目标

● 能按照药材的性质和切制要求进行药材软化处理。

知识准备

药材切制时，除少数药材如鲜生地黄、鲜石斛、鲜芦根、丝瓜络、竹茹、谷精草、鸡冠花、通草、灯心草等可进行鲜切或干切外，对于大多数其他的药材，必须先进行软化处理，即切制前必须进行适当的水处理，使其吸收一定量的水分后，达到质地柔软适中的状态，以利于切制。如《本草蒙筌》所载："诸药锉时，须要得法。或微水渗，或略火烘。湿者候干，坚者待润，才无碎末，片片薄匀。"另外，"三分切工，七分润工"也指出了药材软化处理在饮片切制工艺中的重要作用。

一、药材软化程度的检查方法

药材浸泡时，要进行"下色"和"看水头"的检查。

"下色"是指药材中某些有色泽的水溶性成分被水溶出，致使浸泡液呈现出一定色泽的现象。例如，白术浸泡适中的水液色泽应呈微黄色，如果浸泡液呈红棕色，为浸泡太过，白术"伤水"。易下色的药材有大黄、苍术、白术、泽泻、射干、甘草等。

"看水头"是检查药材浸泡时的吸水量是否适中。"看水头"的检查方法一般有以下几种。

（1）指掐法　将大拇指指甲掐入药材的皮部，觉得内里约有五至六成的硬心，即为适中。如白术、苍术、川芎等。

（2）手捏法　药材握在手中，做一紧一松的握试，手掌觉得内里约有五至六成的硬心，即为适中。如枳实、当归、独活等。

（3）弯曲法　药材握于手中，大拇指向外推，其余四指向内缩，药材微弯曲而不易折断，即为适中。如白芍、木香、山药等。

（4）劈剖法　劈开检视，药材的断面中心应有五至六成的硬心，即为适中。如大黄、何首乌、槟榔等。

（5）穿刺法　用长铁签能刺穿而略有硬心感，即为适中。如茯苓等。

如果药材已经很柔软，若用刀切试，很容易切断；再用手捏之，断面有水滴渗出，均为

"水头"太过，药材"伤水"。

二、中药材软化操作的质量要求、质量指标和检查方法

1. 质量要求

经软化后的药材，必须无泥沙等杂质，无伤水，无腐败，无霉变、异味，软硬适度，达到"药透水尽"要求。

口尝应无异味，鼻闻应有该药材特有气味，无异味。表面泥土较多的药材，取定量样品置清水中淘（冲）洗，洗水不得有明显沉积物。

2. 质量指标

（1）喷淋　药材未润透或水分过大的不得超过5％。

（2）抢水洗　药材水分过大或未透者不得超过5％。

（3）浸泡　药材未泡透的不得超过5％，伤水的不得超过3％。

（4）润　药材未润透的不超过10％。

3. 检查方法

取定量样品，拣出药材未润透或水分过大的，称重计算。

$$软化处理不合格率(\%)=\frac{未润透或水分过大的药材重量}{取样量}\times100\%$$

任务引入

根据《中国药典》（第四部）炮制通则要求，切制时，除鲜切、干切外，均须进行软化处理，其方法有：喷淋、抢水洗、浸泡、润、漂、蒸、煮等，亦可使用回转式减压浸润罐，气相置换式润药箱等软化设备。

任务分析

软化处理应按药材的大小、粗细、质地等分别处理。分别规定温度、水量、时间等条件，应少泡多润，防止有效成分流失。中药GMP规定"生产用水的质量标准应不低于饮用水标准。中药材的浸润应做到药透水尽"。药材软化处理一般分为常水软化处理和特殊软化处理两类。药材软化前要进行净选、分档，或劈成适宜的块状等。软化过程一般要求掌握"少泡多润、药透水尽"的原则。

此过程可以洁净药物，除去泥沙杂质；调整或缓和药性，降低毒性；软化药材，便于切制饮片。

任务实施

一、常水软化处理

常水软化处理是用冷水软化药材的操作工艺，包括喷淋、抢水洗、浸泡、润等。软化用水均为饮用水。常水软化广泛地应用于各类药材的软化。

1. 喷淋

喷淋是用清水喷洒药材的操作。例如薄荷切段。

将薄荷拣净杂质，抖去叶子（叶子单独处理），茎枝整齐地平铺在操作台上，用喷壶均

匀地喷淋清水，并上下翻动，使全部渍湿。上盖渍湿的麻袋，用润法滋润软化，润至用折断法检查，茎枝柔韧，较粗的茎枝还能断裂的程度时，及时切制成 10mm 长的小段，干燥，除净药屑，不合格的薄荷长段，拣出后重新进行切段。

一般喷淋清水 2～4 次，并视药材质地和季节温度灵活掌握。

喷淋适用于气味芳香、质地疏松和有效成分易随水流失的药材，如薄荷、荆芥、香薷、益母草、佩兰、青蒿、淫羊藿、枇杷叶、荷叶、细辛等。

用喷淋处理后仍不能软化的部分，可选用其他方法再行处理。喷淋常与抢水洗、浸泡、润等方法配合应用。

2. 抢水洗

抢水洗是药材在水中快速洗涤，及时捞出的洗法操作。例如北沙参切段。

将成捆的北沙参放清水中快速洗涤，洗净后整齐地排列在操作台上，进行晾润。检查是否软化，润至弯曲法检查柔软适中，外表已不黏滑时，及时切制成 10mm 长的小段，干燥，除净药屑。若没有润湿完全，喷淋清水继续晾润。北沙参洗润不当，可造成饮片中粉末偏多。

抢水洗操作力求迅速，尽量缩短药材与水的接触时间，防止药材"伤水"和有效成分损失。大量中药材的淋洗操作，可用滚筒式洗药机。大多数药材洗一次即可，但有些药材附着多量泥沙或其他杂质，则需水洗数遍，以洁净为度，如紫菀、蒲公英、秦艽等。要在保证药材洁净和易于切制的前提下，尽量采用抢水洗。

3. 浸泡

浸泡是将药材放清水中浸泡一定时间，使其吸收适量水分的操作。

一般用清水淹没药材，放置一定时间，视药材质地、体积和季节灵活掌握。一般体粗大、质地坚实者，浸泡时间长些，反之，浸泡时间短些；冬春季节气温低，浸泡时间长些，夏秋季节气温高，浸泡时间短些。当药材浸泡到五至六成透时，捞出放容器内，盖严，进行闷润，闷润至药材柔软适中后，及时切制成饮片，干燥，除净药屑。

泡法要按照"少泡多润"的原则。既使药材吸收一定量的水分，促使软化，也要避免"伤水"和有效成分的损失。

泡法适用于质地坚硬、水分较难渗入的药材，如山药、白术、天花粉、白芷、木香、川芎、乌药、泽泻、姜黄、三棱、槟榔等。

4. 润

润是把经过喷淋、抢水洗和浸泡吸水后的药材，盖上渍湿的麻袋或放适宜容器内，促使水分徐徐渗入内部，使之柔软适中，符合切片要求的操作。润包括单润、复润和吸湿回润（露润）等方法。

大多数药材，一次即可润软，称单润。质地坚硬或体积粗大的药材，一次难以润透，可将渍湿药材初润至表面水分吸尽，摊开晾晒，待表面显干时，喷淋适量清水再润，如此反复操作至润透为止，称为复润，如大黄、三棱、泽泻等。含油脂、糖分较多的药材，将药材摊放于潮湿的环境中，等其吸湿变软，称为吸湿回润（露润）。一般在阴凉避风处，中间翻动一两次，如当归、怀牛膝、天冬等。

由于润法操作时温度高、湿度大，有的闷润时间较长，特别在夏季操作时，要防止药材发黏、变色、变味和霉变等现象的发生。对含淀粉多的药材，尤应特别注意。如发生这种情况，应立即以清水快速洗涤，然后摊开晾晒，再闷润至柔软适中，如山药、天花粉、泽泻等。

润法是药材软化过程中一项技术性很强的工作，用之得当，既可使饮片表面光滑，又可减少药材的水溶性成分流失，是保证饮片质量的一个重要环节。

二、特殊软化处理

有些药材不宜采用常水软化处理，可采用下列一些特殊软化处理方法。

1. 湿热软化处理

一些质地坚硬，或经加热处理有利于保存有效成分的药材，可采用蒸、煮等方法软化处理，如黄芩、玄参、木瓜用清蒸法，姜半夏、天南星、白附子用姜矾煮法，川乌、草乌用清水煮法，熟地黄用酒蒸法等。

2. 干热软化处理

胶类可采用烘烤法软化，人参、天麻等也常采用烘烤法软化。

3. 酒软化处理

鹿茸、蕲蛇、乌梢蛇等动物类药材，使用酒软化处理，因为如果用水容易变质或难以软化。

三、软化设备及机切"水头"

用传统方法软化药材，劳动强度大，饮片生产周期长，只适用于小量的饮片生产。为了缩短饮片生产周期，提高饮片质量和生产效率，适应大批量饮片生产的需求，常采用机械软化。

（一）现代常用的浸润软化机械设备

1. 减压冷浸软化机（图 11-1）

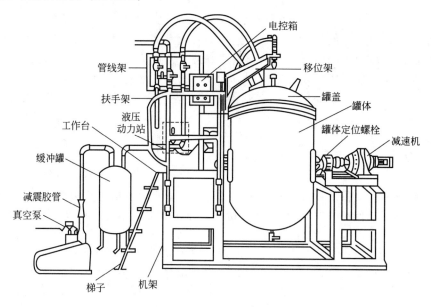

图 11-1　减压冷浸软化机

（1）基本原理及结构　该机的工作原理是利用抽真空减压的方法，抽出药材组织间隙中的气体。然后，将水注入罐内至浸没药材，恢复常压，使水迅速进入药材组织内部，达到与传统浸润方法相似的吸水量，将药材润至可切，以提高软化效果。

（2）操作方法

① 将药材投入罐内，上盖，抽气，减压至 95kPa 真空度，维持压力不变。然后向罐内加水至浸没药材，恢复常压（或适当延长减压时间再恢复常压），迅速出料（或常压浸泡一

段时间后出料），晾润至透即可。此法适用于槟榔、甘草、地榆、赤芍、猪苓等药材。

② 将药材投入罐内，加水浸泡，抽气，减压至53kPa真空度，恢复常压后浸泡几分钟出料，晾润约20min即可切制。本法适用于木通、升麻等药材。

③ 将药材略加浸洗，随即投入罐内（不加水浸没药材），上盖，减压至93kPa真空度，恢复常压，出料，晾润约30min后即可切制。该法适用于桔梗、前胡、桑白皮等药材。

（3）设备特点

① 减压冷浸是用水在常温下浸润药材，不改变药性，符合传统中药炮制要求。

② 浸润时间短，水溶性成分流失少，不会发热，不发酵，无霉变。

③ 吃水过程迅速均匀，药材表面不黏滑，便于机切操作。饮片色泽鲜艳，气味纯正，饮片成形率高，片形美观，能保持传统饮片质量。

④ 减轻劳动强度，缩短生产周期，节省工时，提高生产效率。

⑤ 设备较简单，操作简便，适用于大量生产，便于推广。

⑥ 适用范围广（既可冷浸，又可蒸、煮），并能改善生产卫生条件，利于实施文明生产。

2. 卧式真空加温润药机（图11-2）

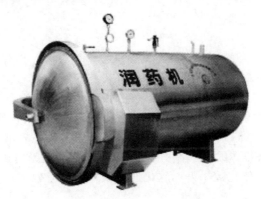

图11-2　卧式真空加温润药机

（1）基本原理及结构　该机是用一直径100cm、长200cm的铁筒制成，一头固封，另一头是可开闭的密封盖，横卧在固定架上，铁筒内底部铺有多孔钢板，便于排水和通蒸汽，筒内铁板上装有滚轴，便于药物进出。筒底部接蒸汽管，上部接真空管，安装有真空表和温度计。

（2）操作方法　将净选的药材冲洗后，用盛器或整捆堆放在筒内，盖紧。启动真空泵，当筒内减压至负压87kPa（650mmHg）时，放入蒸汽至筒内温度升高到预定要求（一般60℃左右）时，关闭真空泵和蒸汽，闷润10～20min即可放出切片。

（3）设备特点

① 真空温润是在低压蒸汽下浸润药材，浸润时间短，水溶性成分流失少。

② 吸水迅速均匀，便于操作。

③ 可减轻劳动强度，缩短生产周期，省工节时，提高劳动生产率。

④ 改善了操作环境和生产条件。

3. 气相置换式润药机（图11-3）

（1）基本原理及结构　本机由方形箱体、气泵、制冷机组及充气式密封机构、真空泵及控制系统、各种电磁阀、气动阀、报警装置等组成。根据气体具有强穿透性的特点，水蒸气

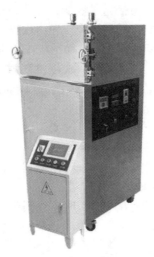

图 11-3　气相置换式润药机

中的水分极容易充满处于高真空状态下的药材的所有空隙，使药材在低含水量的情况下，快速、均匀软化。

（2）操作方法

① 装料：先将药材装入透气的料箱，再放置于内推车上，用外推车推至箱体门口，推入内推车，然后确保锁闭箱门。

② 参数设定：抽真空时间一般设定在 20～30min，软化（润药）时间一般设定在 10～60min，并根据不同药材的软化要求确定其软化（润药）时间，压力控制器压力设定在 0.005～0.01MPa。对于较难软化的药材，经一次软化不能满足要求时，可进行多次软化。

（3）设备特点　设备箱体的有效容积率达 100%，充气式密封机构能满足高真空密封要求，具有药材含水率低、软化效果好、软化速度快、避免有效成分流失等优点。软化（润药）过程可自动完成。

（二）机器切制的"水头"

药材传统软化处理中的各项质量要求已不能完全适用于机器切制，掌握好机切药材的软化处理是切好饮片的关键。

机切的"水头"特点：药材的吸水量比手工切的少；其软化程度比手工切的硬。既要把药材润透，又要有一定的硬度，以承受住机器的挤压力和刀片高速运转的冲击力。在药材软化的"水头"掌握上，对于含纤维性、黏液质多的药材易"水头"不及，水分欠点；或者干切。对于含淀粉多的药材易"水头"稍过，水分多点，全草及果皮类药材，可洗后晾至六七成干时，再行切制。树皮类药材可润透后再切制。

思考练习

一、单选题

1. 阿胶切"丁"前的软化方法宜用（　　）
　　A. 淋法　　　　　B. 洗法　　　　　C. 泡法　　　　　D. 烘烤法　　　　　E. 蒸法

2. 下列药物在软化时不宜用泡法的是（　　）
　　A. 薄荷　　　　　B. 槟榔　　　　　C. 泽泻　　　　　D. 三棱　　　　　E. 天南星

3. 红参采用以下哪种软化方法（　　）
　　A. 泡法　　　　　B. 润法　　　　　C. 煮法　　　　　D. 蒸法　　　　　E. 洗法

4. 切制前，需用淋法软化的药材是（　　）

　　A. 大黄　　　　　B. 丹参　　　　　C. 益母草　　　　D. 北沙参　　　　E. 白术

5. 不规则的根与根茎类药材软化程度是否符合切制要求，常用的检查方法是（　　）

　　A. 弯曲法　　　　B. 指掐法　　　　C. 穿刺法　　　　D. 手捏法　　　　E. 劈剖法

二、多选题

1. 药材常用的水处理方法有（　　）

　　A. 泡润法　　　　B. 洗润法　　　　C. 浸润法　　　　D. 泡润法　　　　E. 提净法

2. 药材软化程度的检查方法有（　　）

　　A. 弯曲法　　　　B. 口尝法　　　　C. 穿刺法　　　　D. 指掐法　　　　E. 手捏法

3. 适用于泡法软化的药材是（　　）

　　A. 白术　　　　　B. 山药　　　　　C. 川芎　　　　　D. 白芷　　　　　E. 泽泻

三、问答题

中药材在切制前如何进行软化？怎样判断软化是否符合切制要求？

任务十二　饮片类型和切制方法

知识准备

饮片切制历史悠久，古代称为"㕮咀"。切制饮片，传统是用手工方式，传统切制工具有切药刀、片刀等。目前大量生产多用机器切制，常见的切药设备有剁刀式切药机、旋转式切药机、转盘式切药机、多功能切药机。狭义的饮片，是指按切制饮片的程序切制成的片、丝、段、块等形状的中药加工品。广义的饮片，是指药材经过炮制后可直接用于中医临床或制剂生产使用的处方药品。《中国药典》炮制通则规定：药材凡经净制、切制 或炮炙等处理后，均称为"饮片"。

一、切制饮片的目的

（1）提高汤剂质量　饮片利于溶剂的渗入和有效成分煎出。与中药材相比，饮片的体积小，容器煎煮方便，还可避免药材细粉在煎煮中的糊化，显示出饮片"细而不粉"的特色。

（2）利于炮炙　饮片炮炙时，便于控制火候，且受热均匀，还利于辅料的渗入和吸收，提高了炮炙效果。

（3）利于制剂　饮片在制备液体剂型时，能增加浸出效果；制备固体剂型时，便于粉碎，并使处方中的药物比例相对稳定。

（4）利于调配和贮藏　药材切成饮片后，体积适中，洁净度提高，含水量下降。既方便处方的调配，又减少了霉变、虫蛀的发生，而利于贮藏。

二、饮片形状及规格的选择原则

饮片形状及规格的选择取决于药材的性质（如质地、外部形态、内部组织结构等）、炮制目的（如利于炮炙、利于调剂制剂等）和对饮片的外观要求等因素。其中，药材性质是决定饮片形状及规格的重要因素，因为它直接关系到饮片的切制操作和疗效的发挥。

三、常见的饮片类型及规格标准

根据《中国药典》（2020 年版一部）的规定，并吸收传统饮片中的实用类型分述如下。

1. 片

（1）极薄片　厚度在 0.5mm 以下。适用于质地致密、极坚硬，可切至极薄不易碎裂的药材。如槟榔、清半夏、木通等。

（2）薄片　厚度在 1～2mm。适用于质地致密、坚实，或片薄不易碎裂的药材。如桔梗、乌药、木瓜、当归、白芍等。

（3）厚片　厚度在 2～4mm。适用于质地疏松、粉性大，或切成薄片易碎的药材。如白芷、泽泻、千年健、制白附子，川芎、白术、大黄、山药、南沙参、木香等。

（4）直片　又称为纵片、顺片。可突出药材内部组织结构或其外形特征，利于鉴别的药材，一般为厚片。如川芎、白术、大黄、川乌、当归身等。

（5）横片　又称圆片。适用于长条形，断面特征明显及球形果实种子类药材，厚片或薄片。如白芍、白芷、防风、桔梗、防己、枳实、槟榔等。

（6）斜片　适用于细长条形且纤维性强或粉性大的药材。有倾斜度小的"瓜子片"，倾斜度稍大的"马蹄片"，倾斜度更大的"柳叶片"等，厚度介于薄片与厚片之间。如甘草、黄芪、紫苏梗、山药、皂角刺、桂枝、桑枝等。

2. 段

段适用于全草类和形态细长且内含成分易于煎出的药材。

（1）短段　又称"咀"，长度为 5～10mm。如党参、北沙参、白茅根、麻黄等。

（2）长段　又称"节"，长度在 10～15mm。如芦根、青蒿、荆芥、益母草、薄荷等。

3. 块

边长 8～12mm 的立方块或平方块。有些药材为方便炮炙，也常切成块状。如阿胶、大黄、何首乌、干姜、神曲、杜仲、鱼鳔胶、丝瓜络等。

传统又将大黄、何首乌、干姜的立方块，称为"咀"；阿胶的立方块，称为"丁"，但阿胶用蛤粉炒烫的立方块要小，边长最好不超过 6mm，以利成珠，无溏心。

4. 丝

丝适用于皮类、宽大的叶类和较薄的果皮类药材。

（1）细丝　宽度 2～3mm。如陈皮、黄柏、桑白皮、厚朴、秦皮等。

（2）宽丝　宽度 5～10mm。如荷叶、枇杷叶、淫羊藿、冬瓜皮等。

其他不宜切制的，应捣碎或碾碎使用。

此外，对于坚硬木质类及动物的角、骨类药材，一般采用劈、刨、镑、锉等方法，加工成不同规格类型的饮片。如苏木、降香、檀香等，多劈成小碎块，或用刨刀刨成带状的刨片。羚羊角、鹿角、水牛角等，用镑刀镑成极薄片，或用刨刀刨成极薄片，亦可用锉刀锉成细粉。目前尚有"颗粒""微粉"等中药饮片片型。

四、饮片的质量要求、质量指标和检查方法

1. 质量要求

切制后的饮片应均匀、整齐、表面光洁，片面无机油污染，无整体，无长梗，无连刀片和斧头片。

2. 质量指标

（1）各类不合格片不得超过 10％。其中，极薄片不得超过该品种标准厚度的 0.5mm；薄片、厚片、丝、块不得超过该品种标准厚度的 1mm；段不得超过该品种标准厚度的 2mm。

（2）破碎片（碎丝）不得超过 8％。

（3）斜长片不得超过 5％。

（4）以上异形片总计不得超过 15％。

3. 检查方法

取定量样品，拣出不合格片、破碎片和斜长片，分别计算。

$$不合格片(\%)=\frac{不规格片重量}{取样量}\times100\%$$

$$破碎片(\%)=\frac{破碎片重量}{取样量}\times100\%$$

$$斜长片(\%)=\frac{斜长片重量}{取样量}\times100\%$$

任务引入

根据《中国药典》炮制通则要求，按照药材的性质和切制要求对药材采取合适的切制方法进行切制，切后应及时干燥，以保证质量。其他不宜切制者，一般应捣碎或碾碎使用。炮制后的中药饮片不得露天干燥。

任务分析

切制是将净选加工后的干燥中药材，经过软化处理，再用一定的刀具切制成片、丝、段、块等形状的操作技术。

任务实施

扫码观看数字资源 2.1 中药饮片切制。

一、手工切制

由于机器切制不能满足某些饮片类型的切制要求，故对某些中药材的切制仍使用手工操作。手工切制能切出整齐、美观的特殊片型和规格齐全的饮片。但操作中的经验性很强，且生产效率低，劳动强度大，只适宜小批量饮片的生产。

1. 切药刀

切药刀主要由刀片（又称药刀或刀叶）、刀床（又称刀桥）、刀鼻（又称象鼻，由刀片鼻和刀床鼻组成）、装药斗、压板、蟹爪钳（又称槟榔钳）等部件组成。在各种炮制流派中，使用的切药刀在形状上有区别，有"见刀认帮"的说法。建昌帮药刀（图 12-1），简称建刀，是该药帮加工饮片的主要刀具，素与樟树帮小汉刀及河南禹县禹刀并称为全国三把刀。建刀以刀口长、刀背宽，"受力吃厚"见长，切药时不仅速度快，而且使用灵便，操作省力，是建昌帮人特用的切药刀具。

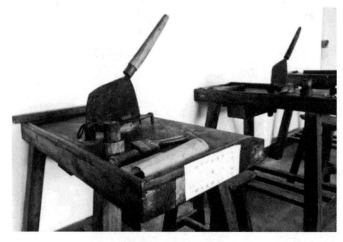

图 12-1 建昌帮药刀

除切药刀外，还有镑刀、刨刀、雷公刨、锉刀、斧类等。

2. 手工切制操作

（1）坐姿　切药时条凳靠刀案左侧放，条凳左前脚稍入刀案内一点，条凳与刀案成45°角。侧身而坐，双脚弓步放药案脚架上，挺胸直腰而坐。不管切哪种饮片，采取哪种姿势送药，坐姿都不能随便改变。正确的坐姿，可保证省力。观察切药人员坐姿，是考察切药人员切药基本功的一种方法。

（2）握刀　右手握刀把上端，大拇指竖起，四指平握，右肘及上臂内收、夹紧，对准刀床脚，使握刀把点、与刀床脚、肘关节"三点一线"。刀面与刀床随意靠紧（不能用力左右横拉）均匀用力，重拉轻托以刀切药。

（3）"把货"与"把活"　指切制时，需要打成一束（把）后，再放于刀床上，进行切片的货物（药材），俗称"把货"。所干的这项工作（活计），俗称"把活"。

"把活"操作手法：用左手捏起长条形的"把货"药材，将顺放于刀床上，用右手压住，待堆至一大把后，左手拿压板压住、掐紧，并推送至刀口，右手提刀下压，"把货"药材即被切制成饮片。

（4）"个货"与"个活"　指切制时，一般是单个或2～4个排列在刀床上，进行切片的货物（药材），俗称"个货"。所干的这项工作（活计），俗称"个活"。对于完整的中药材，也可称为"个货"。

"个活"操作手法有以下两种。①将团块状的"个货"药材用蟹爪钳夹住放在刀床上，左手拿压板压住，并推送至刀口，右手握刀下压，"个货"药材即被切制成饮片。②先将"个货"药材切一平底，竖起放在刀床上，或将小团块状的"个货"药材平整的排列在刀床上，左手拿压板压住，并推送至刀口，右手握刀下压，"个货"药材即被切制成饮片。

3. 刨制操作

刨法的基本要求分为四种：包括长斗刨法、圆斗加压刨法、压板刨法、手按刨法。其中以圆斗加压刨法为雷公刨的正宗刨法，后三种刨法均为灵活运用。圆斗加压刨法适用于根、茎、果实、种子类药材刨成小圆片，具有速度快、效率高、片形均匀美观的特点。

刨制的操作方法：上杠，将圆压力石套于木栓上，靠紧铁栓，双手举起，套于铁固定圈内，暂置刨桶左角，刨药姿势取坐姿，两腿分开骑坐于刨箱座位上。将润制好的药材装入刨药斗内，加上斗盖，移动压木柱于斗盖上。双手虎口向内握紧药斗木把，均匀用力来回推拉刨药。拉回时注意不得将药斗前面下边的边缘拉过刀口，否则易刨伤药斗。刨面润滑方法视药材的不同性质，抹以食用油或水。

4. 中药饮片手工切制操作技术举例

（1）槟榔　槟榔切制极薄片，传统有"槟榔一百零八片"之说。将分档后的槟榔用泡法浸泡至六七成透，捞出，上盖湿物，每天喷淋清水1～2次，润至内无干心时，取出。切片时，用槟榔钳夹住，放刀床上，推送至刀口，切成0.4mm左右、片面呈棕白交错大理石样纹理的极薄片，阴干。

传统是用吸水纸干燥极薄的槟榔片，将槟榔饮片层层铺好后，捆绑结实，吸水干燥。

（2）桔梗　桔梗切制薄片，传统有"桔梗不见边"之说。将去芦、洗净、润软的桔梗，打成一大把，压板压住，切成片面显菊花心的圆形薄片，干燥。

一般厚片切制选择的手法与薄片相同，要将饮片的厚度切制得均匀一致。

（3）川芎　川芎切制直片，传统有"川芎蝴蝶双飞片"之说。将浸泡、闷润至柔软的川芎切一平底，竖起，顺放在刀床上，以免将瘤状根切成碎粒。压板压住，纵切成片形似蝴蝶形的厚片，干燥。

（4）苏木、降香　先锯成小段，再劈成小碎块，亦可用刨刀刨成带状的刨片。

（5）羚羊角、水牛角　将角类药材固定后，用锬刀锬成极薄片，或用锉刀将角类药材锉成粉末。

5.手工切制易出现的败片及其原因

（1）连刀（连刀片、胡须片、蜈蚣片、挂须儿）　连刀是饮片之间相互牵连，药材纤维未完全切断的现象。甘草、黄芪、桑白皮、厚朴、麻黄等含纤维多的药材易出现。原因是药材皮部过软，刀刃不锋利，或药刀与刀床不"合床"。

（2）掉边（脱皮）与炸心　饮片的外层与内层相脱离，成为圆圈和圆芯两部分，称为掉边。郁金、白芍、泽泻等药材易出现掉边。饮片髓芯破碎，称为炸心。原因是闷润的"水头"不当，药材内外软硬不一致。

（3）翘片（马鞍片）　饮片边缘卷翘而不平整，或呈马鞍状的现象。槟榔、白芍、泽泻等药材易出现翘片。原因是药材切制前闷润不当，内部"水头"太过。

（4）皱纹片（鱼鳞片）　饮片的切面粗糙，具鱼鳞样斑痕的现象。三棱、莪术等药材易出现皱纹片。原因是药材软化的"水头"不及，或刀刃不锋利。

（5）油片　饮片的切面有油分或黏液质渗出的现象。当归、白术、独活等药材易出现油片，其原因是药材软化时"伤水"。

（6）斧头片　饮片一边厚、一边薄，形如斧刃的现象。原因是药材闷润的"水头"不及，或刀刃不锋利，或操作技术不当。

操作时出现上述败片，要立即查找原因，及时纠正。已切出的败片及时改刀，加以补救，使之符合饮片质量要求。

二、机器切制

1.机器切制的特点

机器切制饮片具有节省劳动力、减轻劳动强度、生产速度快、产量大、效率高、适用于机械化的工业生产等特点，但有切制的饮片类型较少、片形不能满足临床使用的需要等不足。

2.机器切制易出现败片的原因

（1）拖须　如黄芪、甘草、桑皮、丝瓜络等含纤维多的药材易出现拖须。原因是药材的"水头"太过，刀刃不锋利，或刀片与刀床不"合床"。

（2）破碎片　如黄连、川芎、防风、苍术、羌活等药材易出现破碎片。原因是刀刃不锋利或传送带送药挤压过度。

（3）斜长片　如白芍、大黄、广木香、当归、独活、佛手等药材易出现斜长片。原因是药槽内的药材未捋顺，或斜放，或横放。

切药机的操作技能、减少败片出现的技巧用歌诀的形式可概括为："刀快上线喂药匀，中速操作饮片平，时多时少厚薄片，刀钝曲线斧头形。"

3.常见切药设备

现在的切药设备种类较多，功率不等，常用的有以下几种类型。

（1）剁刀式切药机　见图12-2。

① 基本结构：该机主要由动力、输送机构、切药刀和调节器等部分组成。动力部分由电机、减速器和偏心轮组成，电机运转可带动输送带运行，通过偏心轮带动刀片做上下往复运动。输送机构由电机通过减速器带动输送带运行，将放置于输送带上的药材推至刀片下。切药刀为单面刀，安装于刀架上，在偏心轮曲杆带动下沿导轨做上下往复运动。调节器为调节饮片厚度装置。

② 操作方法：将软化好的药材整齐均匀地置于运动着的板式输送带或由无声链条组成

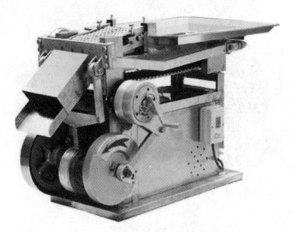

图 12-2　铡刀式切药机

的输送带上，然后被送进两对料辊中间并被压紧，且向前推出适当长度，切刀沿着导轨运动，对药材进行截切。输送机构连续均匀地送料，切刀在曲柄连杆机构驱动下做往复运动，切药机连续对药材进行切制。

③ 设备特点：该型切药机结构简单，适应性强，效率较高。主要适用于切制植物的全草、皮、茎、根类等药材，不适用于颗粒状的植物性药材的切制。

（2）旋转式切药机　见图 12-3。

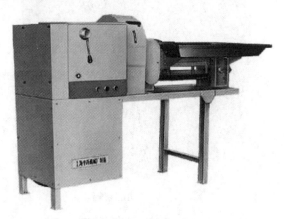

图 12-3　旋转式切药机

① 基本结构：主要由动力部分、送料推进部分、加水装置和调节部分组成。

② 设备特点：采用铜质涡轮减速，齿轮变速，通用链条传动，特制铸钢链板送料，链板与药材打滑率低，切刀采用斜向安装，变铡为削，减少了切削阻刀，可满足各种形状药材不同规格饮片的加工；挡板采用整体滑动式螺杆调整，调整方便；出料口上部装有加水装置，用以润滑刀盘和挡板，避免黏性药材黏刀而发生停机现象。

（3）转盘式切药机　见图 12-4。

① 基本结构和工作原理：药材经无级变速的链条送料带送至料口，通过刀盘旋转达到切制目的。该机主要由优质钢、铸铁及铜材料制造，具有效率高，净片厚度均匀、质量好，操作、维修方便，净片厚度在 0.5～5mm 任意选择等优点。

② 适用范围：适用于球状和块状类药材的饮片切制。

（4）多功能切药机　见图 12-5。

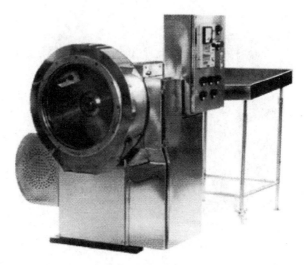

图 12-4　转盘式切药机

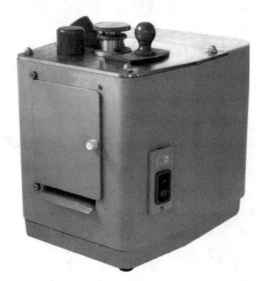

图 12-5　多功能切药机

① 基本结构：该机主要由电机、传动带、刀片和刀架等组成。

② 操作与调整：使用前应检查刀片是否锁紧，转动刀盘有无受堵现象。刀片修磨时后角应在 23°~25°。根据不同的饮片规格要求，在 3~6mm 调整刀片与挡板的距离。根据饮片的厚度要求，调挡板与刀片的高度及新切饮片厚度。

③ 设备特点：该机体积小，重量轻，效率高，噪声低，操作、维修方便；药物切制过程不用机械输送；根据药物形状直接选择不同的进药口，以保证饮片质量。

思考练习

一、单选题

1. 切制成立方块称"丁"的药物是（　　　）

　A. 大黄　　　　　B. 何首乌　　　　　C. 阿胶　　　　　D. 干姜　　　　　E. 神曲

2. 宜切制成极薄片的药材是（　　　）

　A. 山药　　　　　B. 羚羊角　　　　　C. 川芎　　　　　D. 川乌　　　　　E. 天花粉

3. 宜切制成厚片的药材是（　　）

    A. 槟榔   B. 清半夏   C. 白芍   D. 山药   E. 防风

4. 宜切制成薄片的药材是（　　）

    A. 白术   B. 地榆   C. 白芍   D. 山药   E. 大黄

5. 宜切制成细丝的药材是（　　）

    A. 荷叶   B. 枇杷叶   C. 淫羊藿   D. 陈皮   E. 石韦

二、多选题

1. 饮片切制的目的是（　　）

    A. 利于煎出有效成分   B. 便于进一步炮制   C. 利于调配制剂

    D. 便于鉴别   E. 方便贮运

2. 可切制成段的药材是（　　）

    A. 山药   B. 北沙参   C. 白茅根   D. 麻黄   E. 薄荷

3. 可切制成厚片的药材是（　　）

    A. 白术   B. 山药   C. 白芍   D. 大黄   E. 泽泻

三、问答题

1. 中药为什么一般要切制成饮片后进行使用？

2. 常见中药饮片可以分为哪些类型，其规格是什么？

3. 饮片切制的关键是什么？如何控制切制饮片的质量？

任务十三 饮片的干燥和包装

- 能用正确的方法对饮片进行干燥。
- 能选用合适的方法和材料包装中药饮片。

知识准备

一、饮片的干燥

切制后的湿饮片必须及时干燥，否则易变色、酸败，甚或霉烂。

饮片干燥方法一般分为自然干燥和机械干燥两类。自然干燥是指把切制好的饮片置日光下晒干，或置阴凉通风处阴干。机械干燥是指利用一定的干燥设备对饮片进行干燥。常见的干燥设备有翻板式干燥机、热风干燥机、带式干燥机、远红外线干燥装置、电热恒温干燥箱、热风循环烘箱、微波干燥箱等。

饮片干燥的质量要求、质量指标和检查方法如下。

1. 质量要求

干燥后的饮片，必须干湿度均匀，保持固有色泽、气味，片形整齐。

2. 质量指标

（1）水分，一般饮片含水量为 $7\%\sim13\%$。

（2）干燥后不得变色。

3. 检查方法

取定量样品，按《中国药典》四部水分测定法测定水分。

二、饮片的包装

中药饮片的包装是中药炮制生产过程中的重要组成部分。中药饮片的包装既具有保护中药饮片质量、方便运输、利于贮藏的作用，又具有提高中药饮片档次和商品价值的作用。中药饮片包装应努力实现标准化、规格化、机械化。

中药饮片在包装前，应做净度（杂质、药屑等）、片形（包括破碎片）、色泽、气味、含水量、灰分、浸出物以及卫生学等方面的检查，合格后方可进行包装。

安装包装设备要符合中药饮片包装生产的工艺流程，便于操作、使用，符合中药饮片质量标准及安全生产要求。

要根据生产中药饮片的规模、品种、类别、形态差异以及装量规格选择包装设备，合理配置。进行中药饮片包装的计量器具要符合《中华人民共和国计量法》的规定。饮片称量、充填、封口、捆扎、打包，要逐步实现机械化。

接触中药饮片包装的设备、容器等必须选用防腐无毒材质，在包装过程中与饮片不产生化学作用，不发生组分脱落或混入碎屑。设备易保洁、清洗，以防发生混药或交叉污染。

中药饮片的包装必须适合饮片质量的要求，方便贮存、运输、使用。包装中药饮片要选用符合国家药品、食品包装有关产品质量标准的材料，禁止采用麻袋、竹筐、纤维袋等非药用包装材料和容器。凡直接接触中药饮片的包装材料为一次性使用，不得回收重新使用。

对特殊有毒性、挥发性强、有污染、刺激性强的饮片的包装要根据产品的特性和规格选择包装材料。

目前还有一种小包装中药饮片。小包装中药饮片是指中药饮片生产企业特制的以全透明聚乙烯塑料或无纺布等作为包装材料的小规格包装的中药饮片。小包装中药饮片具有计量准确、杂质少、便于保存等优点。医院根据临床用药习惯及需求，向生产企业购买各种规格小包装中药饮片，每种包装重量一般为 5g 或 10g。中药配方人员再根据临床医师的处方，使用小包装中药饮片进行简便而又快速的配方操作。

小包装中药饮片将逐步取代"手抓戥称"的传统中药配方调剂方式，成为全国三级中医院和部分有规模中医院的首选调剂方式。此举对提高中医临床疗效，保持、发挥中医药优势具有重要的意义。

小包装中药饮片保持了中药饮片的原有性状，不改变中医临床以饮片入药、临用煎汤、诸药共煎的用药特色，且能基本满足临床医师处方用药的常用剂量。

此外，小包装中药饮片还可以提高效率，为今后电脑程控、自动化调配中药饮片打下基础。小包装减少了饮片受空气、阳光等自然因素的影响，减少了在贮存保管期内的氧化、变质和二次污染。同时，因包装规范，可防虫鼠咬、发霉变质，也利于运输和质量监督。小包装也有利于量化管理、计算机管理、色标管理，提高消费透明度，提高称量准确性，减少称量误差，改善环境，减少浪费。

任务引入

根据《中国药典》四部炮制通则要求，按照药材的性质将切制后的饮片进行干燥，并选用合适的方法和材料包装中药饮片。

任务分析

药材切成饮片后，必须及时干燥，否则会影响其质量。干燥的目的主要是保存药效或便于贮存，而干燥方法是否得当是保证药材饮片质量的关键。由于药材饮片性质不同，干燥方法也不尽相同。

饮片的包装指对饮片进行盛放、包扎并加以必要说明的过程。饮片包装的作用在于方便饮片的存取、运输、销售，有利于饮片的经营和防止再污染，有利于饮片的美观、清洁、卫生和定期监督检查，有利于促进饮片生产的现代化、标准化，有利于中医临床调配使用，有利于中药饮片的运输储存。

任务实施

一、饮片的干燥

（一）自然干燥

自然干燥是指把切制好的饮片置日光下晒干，或置阴凉通风处阴干。

自然干燥时，不需要特殊设备，有水磨石地面、席子、晒药匾等即可。其中阴干法适用于大多数中药饮片的干燥。阴干法适用于气味芳香、含挥发性成分较多，色泽鲜艳和受日光照射易变色、走油等类中药饮片的干燥。自然干燥占地面积大，易受气候变化的影响和环境的污染。因天气变化，也使饮片得不到及时快速的干燥而发生霉变。中药饮片 GMP 要求"净制后的中药材和中药饮片不得直接接触地面"，晾晒时需要注意。

（二）机械干燥

机械干燥是指利用一定的干燥设备对饮片进行干燥处理。

机械干燥不受气候影响，无外界污染，卫生清洁，并能缩短干燥时间，适用于大量生产和饮片干燥自动化生产。人工干燥的温度，除另有规定外，一般药材饮片的干燥温度不超过80℃；气味芳香、含挥发性成分的饮片，干燥温度不超过50℃。

（三）常用的饮片干燥设备

1. 翻板式干燥机

（1）基本结构及工作原理　该机主要由动力部分、输送部分、燃烧室和鼓风机组成。

将湿饮片经上料输送带送入干燥室内。室内为若干翻板构成之帘式输送带，共 4 层，由链轮传动，饮片平铺于翻板上，自前端传至末端，即翻于下层，呈 4 次往复传动。干燥饮片沿出料口经振动输送带进入立式送料器，上输入出料滑斗，盛于麻袋之中。

（2）设备特点　该机的优点是当湿饮片由上层网板跌落到下一层网板时，即被翻动，故干燥均匀，可缩短干燥时间，可连续操作，但效率低。

2. 热风干燥机

（1）基本结构及工作原理　该机主要由放匾架、燃烧室和鼓风机等组成。

燃烧室内以煤作热源，热风自风管导入室内。由于鼓风机作用，使热风对流，达到温度均匀。余热自热风管出口排出。将待干燥的湿饮片以筛、匾盛装，分层置于铁质架中，由轨道送入热风干燥机。饮片干燥后，停止鼓风，敞开铁门，将铁架拉出，收集干燥饮片。

（2）设备特点　该机温度一般可达 80～120℃，处理能力大，结构简单，易于安置。

3. 带式干燥机

（1）基本结构及工作原理　该机主要由加料器、网带、分风器、循环风机、排湿风机和调节阀等组成。

料斗中的物料由加料器均匀地铺在网带上，由传动装置拖动在干燥机内移动。干燥段由若干单元组成，每一单元热风独立循环，其中部分尾气由专门排湿风机排出；每一单元排出的废气量均由调节阀控制。在上循环单元中，循环风机出来的风由侧面风道进入单元下腔，气流向上通过换热器加热，并经分配器分配后，成喷射流吹向网带，穿过物料后进入上腔。干燥过程是热气流穿过物料层，完成热量与质量传递的过程。上腔由风管与风机入口相连，大部分气体循环，一部分温度较低、含湿量较大的气体作为废气经排湿管、调节阀、排湿风机排出。下循环单元中，循环风机出来的风先进入下腔，向下经换热器加热，穿过物料层进入下腔。下腔由侧面风道及回风管与风机入口相连，大部分气体循环，一部分排出。

（2）设备特点　本设备具有干燥速度快、蒸发强度高、产品质量好的优点。主要用于透气性较好的片状、条状、颗粒状中药饮片的干燥。

4. 远红外线干燥装置

（1）基本结构及工作原理　该机与物料接触面全部采用不锈钢材质。湿料由振筛式加料口连续均匀地加入预热塔，沿振动螺旋提升输料槽垂直提升到预热塔顶端的下料口，输送到流化干燥塔；与此同时，物料提升途中接受远红外线辐射器的辐射加热。经预热的物料进入干燥塔最顶层的环形振动槽，旋转一周由下料口自由落到下一层环形振动槽的下料口挡板前方；如此类推，物料直至干燥塔的最底层振动筛槽，由出料口出料。如果遇到一个循环周期未达到干燥要求的情况时，物料可由振筛槽左方出料口再送进预热塔反复一次或多次干燥，直至达到干燥要求，即可由左方出料口出料包装。

远红外线辐射使物料分子运动加剧而内部发热，温度升高，同时物料内部的液态水分在湿度梯度的作用下，从内向外移动到表面（湿扩散），由系统的辐射和对流作用获得蒸发热而蒸发（外扩散），使表面温度相对降低，此时温度梯度的作用方向和湿度梯度的作用方向一致由内向外，使物料内部水分的热扩散、湿扩散和表面水汽的蒸发都处在正向进行的最佳状态，从而加速了干燥过程，缩短了干燥时间。

（2）设备特点　性能优良，温度、风量、输料自动控制，连续操作，翻料均匀，易于更换品种。可用于颗粒、片、块、丝、球状中药饮片的干燥。

5. 电热恒温干燥箱

电热恒温干燥箱多用于药材、饮片、中成药半成品的干燥，还可以利用其"控温、定时"的优点，模拟传统炒制过程，借以了解其加热温度和时间两因素对炮制品的影响，并广泛地应用于中药的炒制、辅料制等炮制操作中。

（1）基本结构　箱体采用薄钢板制成，腔的内室与外壳之间为保温层，起保温隔热作用。箱体外侧装有两道门，内门为钢化玻璃门，外门由薄钢板制成。电热器装于内室底部（或底部、顶部均有）。控温仪及电器接线均于箱体一侧空间内，侧门可以拆卸，便于检修和调换零件。

（2）操作方法　开启箱顶排气阀，并插入玻璃温度计，将箱门关上。接通电源后，即可开启，转换开关拨至第"1"挡，将控温仪温度指数旋转至所需温度，白色指示灯发亮，箱内开始升温。当温度升至所需温度时，控制仪上红色指示灯发亮，白色指示灯熄灭，表示加热器已停止工作。需要恒温时，将转换开关拨至第"2"挡的恒温挡，维持恒温。

炮制药材时，打开内外门，将盛药物的托盘放在托板上，关闭内外门。待温度恒定（可根据不同药物，设定恒温时间），此间可随时打开外门，观察药物的变化。待药物达到所需干燥程度时，打开箱门，将盛药托盘取出。最后关闭电源，将转换开关换至"0"挡。

（3）设备特点　干燥箱运用空气对流原理，使内室空气借冷热空气之间密度不同，促进对流，开启箱顶排气风孔，可使内室空气得以交换。工作温度可由室温升10℃起至最高温度止。在此范围内可根据工作需要，任意选择工作温度，选定后可靠箱内控温仪自动恒温。主要用于烘、炒、炙各类不同性质和规格的中药饮片的干燥。

6. 热风循环烘箱

（1）基本结构及工作原理　主要由热源、热交换器、干燥室、载物架、分风装置和温度自动控制装置组成。

该烘箱以蒸汽或电为热源，通过热交换器加热受风机强制循环的空气，使热空气层流经过烘盘与物料进行热量传递，并带走物料挥发的湿气。根据物料的不同要求和干燥过程的不同状态，可调节空气排出量与循环量的比例，从而达到干燥速率与热利用率双重提高的目的。为了尽量减少箱内各点的温差，除了依靠强制的循环空气的对流传热以外，在烘箱左右侧设有可以调节的分风装置，调节分风叶片的角度，使箱内上、下、前、后各点的温度达到一致。温度自动控制装置能使箱内温度恒定在所设定的数值上，如果发生超限，则会启动自动声光报警。

操作时将净药材按大小分档，或加入辅料备用。接通热源，设定温度。当温度升至所需温度时，将盛药托盘放入载物架上，关闭箱门。温度恒定后，开始计时，即时取出，放凉即可。

（2）设备特点　该烘箱的热源可用蒸汽、电或远红外线。蒸汽加热可达 $50 \sim 140$℃，电、远红外线加热温度可达 $50 \sim 350$℃，故使用范围广泛，操作方便，容量大。适用于烘、炒、炙各类不同性质和规格的中药饮片的干燥。

7.微波干燥箱

微波干燥是在微波理论和技术及微波电子管成就的基础上发展起来的一门新技术，现已在医药、食品等行业获得较广泛应用。近年来，研究人员已将微波技术引用到中药炮制工艺研究中，并取得了可喜的研究成果，初步认为微波干燥设备代替传统的炒法、烫法、煅法等是可行的。

（1）基本结构及工作原理　微波干燥设备多由直流电源、微波发生器、波导、微波干燥器及冷却系统组成。

微波发生器将高压直流电源所供给的电能转换为微波能。波导是用来传递微波的，它是由中空心的光亮金属短形管组成。冷却系统用于对微波管的腔体及阴极部分进行冷却。

操作时将净药物放置于微波专用器皿中，需加液体辅料的，加入辅料稍润。开启电源开关，将药物器皿放入干燥腔内专用支架上，关闭干燥箱门。按设定的微波强度和加热时间干燥药物，及时取出，放凉即可。

（2）设备特点　加热迅速，干燥速度快；产品受热均匀且洁净；加热对象具有选择性；热效率高；控制灵敏，操作方便。主要用于烘制中药材，还可试用于中药的炒、烫、煅等操作。

二、饮片的包装

中药饮片GMP规定"直接接触中药饮片的包装材料应至少符合食品包装材料标准""中药饮片应选用能保证其贮存和运输期间质量的包装材料或容器"。包装必须印有或贴有标签，注明品名、规格、产地、生产企业、产品批号、生产日期、执行标准，实施批准文号管理的中药饮片还必须注明药品批准文号。

（一）传统包装方法

过去用来包装中药材和饮片的传统包装材料，因不符合国家药品、食品包装有关产品质量标准，目前大部分不用于包装中药饮片，下面仅作一简单介绍。

（1）麻袋、苇席、筐篓、蒲包等包装　此类常用的传统包装物，具有容量较大、成本较低、透气性能好等特点。由于中药饮片易受潮湿空气的影响，导致污染、吸潮、生虫、生霉等现象的发生，故现在不能用于包装中药饮片。

（2）木箱、木桶包装　木箱、木桶为中药饮片常用的传统包装器具，也是目前包装中药饮片使用率较高的一种，但制作成本较高。它具有抗压、防潮和隔热等良好的性能，中药饮片不易受外界热空气和潮湿空气的影响，经现代包装技术改造，其性能更好。

（3）纸袋包装　纸袋为中药饮片常用的传统包装物，目前还在使用。多用牛皮纸为包装袋原料。纸袋适用于量少，且存放时间不长的中药饮片的包装。

（4）铁质的桶、箱、盒包装　桶、箱、盒为中药饮片常用的传统包装器具，由于铁质包装容器具有易于清洁消毒，防污染，且牢固、耐压等特点，故广泛地应用于中药饮片的包装，特别适用于包装炭品、炙品以及矿物、化石、贝壳类的中药饮片。

（二）现代包装技术

（1）聚乙烯塑料袋、编织袋包装　聚乙烯塑料袋具有防潮、防湿、密封性能好等特点。它适用于盛装易吸潮、易霉变、易氧化变质的中药饮片，或盛装碾压和粉碎后的粉状中药饮片。编织袋是一种在塑料编织袋中内衬无毒高压聚乙烯塑料薄膜的包装物，一般用于饮片的外包装。由于编织袋抗压性能差，因此受压后易碎的中药饮片不宜用编织袋包装。

（2）瓶、罐包装　瓶、罐等为塑料、陶瓷、玻璃制成的小型包装器具，装盛10～15g的中药饮片。它适用于装盛片形精美的中药饮片，特别是贵重的中药饮片，如藏红花、羚羊角片、珍珠粉、西洋参、胆南星等。

（3）真空包装　该包装是一种在透气性能低的复合材料制成的袋内装入中药饮片后，用特殊设备抽出袋中的空气，使之成为真空后，再用热封设备密封的袋式包装。它特别适用于易虫蛀、生霉、泛油、散失气味、风化、潮解以及含糖分多的中药饮片包装。

（4）充气包装　该包装是一种用透气性能低的复合材料制成的包装，袋内装入中药饮片，用热封设备密封，再用特殊设备抽出袋中空气后，充入惰性气体，如氮气、二氧化碳等的袋式包装。它特别适用于花类及易变色、易氧化的中药饮片的包装。

（5）除氧剂包装　该包装是一种在透气性能低的复合材料制成的袋内，装入中药饮片，再放入适宜的除氧剂和指示剂后，用热封设备密封的袋式包装。由于具有良好的防氧化和抑制微生物生长的作用，故特别适用于极易发生虫蛀、霉变、油败和易于氧化等变异中药饮片的包装。

（6）无菌包装　此法是在无菌的操作环境中，将灭菌后的中药饮片装入灭菌容器内的一项新的包装技术。该项技术经食品工业的实践证明，食品经无菌包装后，一年内不发生霉变，防霉效果非常显著。无菌包装是中药饮片比较理想的防霉变包装。

● 思考练习

一、单选题

1. 一般药物人工干燥的温度不宜超过（　　）
   A. 50 ℃　　　　B. 60 ℃　　　　C. 70 ℃　　　　D. 80 ℃　　　　E. 100 ℃

2. 气味芳香、含挥发性成分的饮片，干燥温度不宜超过（　　）
   A. 80 ℃　　　　B. 50 ℃　　　　C. 70 ℃　　　　D. 60 ℃　　　　E. 40 ℃

3. 干燥后的饮片含水量应控制为（　　）
   A. 5％～6％　　　B. 7％～13％　　C. 6％～8％　　　D. 3％～4％　　　E. 1％～2％

4. 极易发生虫蛀、霉变、油败和易于氧化等变异中药饮片可选用（　　）
   A. 麻袋包装　　　B. 纸袋包装　　　C. 铁盒包装　　　D. 充气包装　　　E. 除氧剂包装

二、多选题

1. 宜采用阴干法干燥的药物有（　　）
   A. 苍术　　　　B. 当归　　　　C. 薄荷　　　　D. 白芍　　　　E. 浙贝母

2. 饮片包装的目的有（　　）
   A. 方便饮片的储存、运输、销售和使用
   B. 有利于饮片的经营和防止再污染
   C. 有利于饮片的美观、清洁、卫生和定期监督检查
   D. 有利于促进饮片生产的现代化和标准化
   E. 有利于饮片有效成分的煎出

三、问答题

1. 饮片切制后如何干燥？饮片含水量要符合什么要求？
2. 饮片如何包装？常见的包装材料和包装方法有哪些？

任务十四　饮片的贮藏和保管

● 掌握影响饮片质量的因素。
● 能按要求对饮片进行贮藏和养护。

知识准备

一、影响饮片质量的因素

（一）中药饮片常见的质量变异现象

中药饮片的片型和规格标准必须严格符合《中华人民共和国药典》、省级《中药饮片炮制规范》及相关规定。中药饮片在保管中由于干燥程度不当，或所含的某些成分受到外界气候或虫害等的影响，就会逐渐发生变化，使药物的颜色、气味、形态、内部组织等都出现各种各样的变异。常见的质量变异现象大致可分为以下几种。

1. 虫蛀

虫蛀，是指饮片被成虫蛀蚀的现象。饮片中含淀粉、糖、脂肪、蛋白质等成分，是有利于害虫生长繁殖的营养，故最易生虫，如白芷、北沙参、前胡、大黄、桑螵蛸等。

2. 发霉

发霉，又称霉变，是指饮片受潮后在适宜温度条件下在其表面或内部寄生和繁殖的霉菌所致的发霉现象，对饮片贮藏危害最大。我国地处温带，特别是长江以南地区，夏季炎热、潮湿，饮片最易发霉。如车前草、马齿苋、独活、紫菀等。

3. 泛油

泛油，习称"走油"。是指因饮片中所含挥发油、油脂、糖类等，在受热或受潮时其表面返软、发黏，颜色变浑，呈现油状物质并发出油败气味的现象。饮片泛油是一种酸败变质现象，影响疗效，甚至可产生不良反应。

含油脂多的饮片，常因受热而使其内部油脂易于溢出表面而造成走油现象，如柏子仁、桃仁、杏仁、炒紫苏子、当归、丁香、炒酸枣仁、炒莱菔子等。含糖量多的饮片，常因受潮而造成返软而"走油"，如牛膝、麦冬、天冬、熟地黄、黄精等。

4. 变色

变色，是指饮片的色泽起了变化，如由浅变深或由鲜变暗等。由于保管不善，某些药物的颜色由浅变深，如泽泻、白芷、山药、天花粉等由白色变为黄色；有些药物由鲜艳变暗淡，如花类药中的红花、菊花、金银花、梅花等。因此，色泽的变化不仅改变饮片的外观，而且也影响药物的内在质量。

5. 气味散失

气味散失，是指饮片固有的气味在外界因素的影响下，或贮藏日久气味散失或变淡薄。药物固有的气味，是由其所含的各种成分决定的，这些成分大多是治病的主要物质，如果气味散失或变淡薄，就会使药性受到影响，从而影响药效。药物发霉、泛油、变色，均能使药物气味散失；含挥发油的药物，如肉桂、沉香等，由于受温度和空气等影响，也会逐渐失去油润而干枯，以致气味散失；肉豆蔻、砂仁粉碎后，气味会逐渐挥发散失等。

6. 风化

风化，是指某些含结晶水的盐类药物，经与干燥空气接触，日久逐渐失去结晶水，变为非结晶状的无水物质，从而变成粉末状，其质量和药性也随之发生改变，如胆矾、硼砂、芒硝等。

7. 潮解

潮解，是指固体饮片吸收潮湿空气中的水分，其表面慢慢溶化成液体状态的现象，如青盐、咸秋石、芒硝等。

8. 粘连

粘连，是指有些固体饮片，因受热发黏而联结在一起，使原来形态发生改变的现象，如芦荟、没药、阿胶、乳香、鹿角胶、龟甲胶、儿茶等。

9. 腐烂

腐烂，是指某些新鲜的饮片，因受温度和空气中微生物的影响，引起闷热，有利于微生物繁殖和活动而导致腐烂败坏的现象，如鲜生姜、鲜生地黄、鲜芦根、鲜石斛等。饮片一旦腐烂，即不能再入药。

（二）影响中药饮片质量的因素

中药饮片出现质量问题可以归结为两个方面：饮片本身的性质，贮存的外界条件。外部因素主要有基源因素、环境因素、生物因素、时间因素。

1. 基源因素

基源因素主要包括采收、加工、包装、运输。

产地加工影响贮存，如陈皮，烘干的较晒干的不易回潮、生霉和虫蛀。桑螵蛸等蒸后干燥品质稳定。延胡索、郁金蒸煮后不易生虫。包装严密或真空包装更利于贮存，要防止包装破坏。

2. 环境因素

（1）光　主要是日光。药材或饮片经日光照射，可使颜色渐褪或变色，气味散失，酸败。

（2）空气　空气可使药物出现酸败、泛油、泛糖、发霉、虫蛀、变色、变味等异常现象。

（3）温度　温度升高，可造成挥发油的挥发散失，氧化分解，泛油，粘连，干裂。

（4）湿度　相对湿度应在 $60\% \sim 70\%$。湿度过高易出现发霉、虫蛀、泛油、泛糖、变味、潮解、冲烧等质变现象。湿度过低可造成某些药物风化失水、干硬、干裂等。

3. 生物因素

生物因素主要包括微生物、仓虫、仓鼠以及鸟类、蛇类等，最主要的是微生物和仓虫。

4. 时间因素

时间因素是指药物贮存时间的长短，绝大多数药物都不能长期贮存。必须遵循先进先出的原则。

二、饮片的贮藏和保管

中药材的贮藏方法一般均适用于中药饮片。由于部分中药饮片经过净制、切制和炮炙，使其在形状、体积、厚度、气味、色泽及理化性质等方面都发生了改变，特别是中药饮片内部组织的破损或暴露，增加了与空气的接触面，比一般中药材更易于氧化变质，气味芳香类中药饮片更易走失香气。中药饮片具有一般中药材所不具备的特性，增强了贮藏的难度。中药饮片的贮藏有传统贮藏方法和现代贮藏技术，现代贮藏技术有远红外干燥或微波干燥后贮藏、气幕防潮法贮藏、气调法贮藏、气体灭菌后贮藏、钴-60（^{60}Co）辐射后贮藏、低温冷藏、蒸汽加热后贮藏、中药挥发油熏蒸后贮藏、包装防霉贮藏等。

三、饮片贮藏和保管注意事项

为了保证中药饮片的质量，必须首先保证原料药材的质量，同时注意饮片变质及影响饮片质量的因素。要做到以下几点。

（1）选择道地产区，无污染和品质优良的道地药材（最好从建立 GAP 基地的供应商购进药材）。

（2）选择适当的采集、捕捉季节、生长年限，并采用适当的方法得到品质优良的药材。

（3）选择适当的加工方法，如切、洗、煮、蒸、干燥、分档等不同方式进行产地加工，保证规格、性状、干燥状态等方面质量。

（4）选择适宜的包装、贮藏和养护方法，做好防虫、防潮、防霉变等，保持品质稳定。

任务引入

根据《中国药典》四部炮制通则要求，按照药材的性质及要求对饮片进行贮藏和养护。

任务分析

饮片的贮藏和保管是中药采集、加工、炮制的最后一个环节，贮藏和保管是否得当，对于饮片质量的稳定有直接的影响，进而关系到临床用药的安全和疗效。做好饮片的贮藏和保管，防止受潮、发霉、变质、污染以及虫鼠等危害，对于确保饮片质量、保证疗效、减少损耗、降低成本都有重要意义。

任务实施

一、传统贮藏方法

中药饮片的传统贮藏方法具有简便易行、经济、效果较好的特点，有的还具有环保和无公害等现代贮藏的优点。中药饮片的贮藏，可采取以下措施和方法。

1. 做好贮藏环境的清洁卫生

做好仓库内部及其周围环境的清洁卫生和消毒工作，是综合防治害虫的有效措施和最基础性的工作，也是中药饮片防虫的有效措施之一。

2. 密封贮藏法

此法是在适宜的时间，将存放中药饮片的库房或堆垛或容器等密封，使中药饮片和密封空间与外界隔绝，不受外界空气、温度、湿度、光线、细菌、害虫等因素影响的传统贮藏方法。该法要求库房的门、窗等要密封；堆垛用油布等导热性能差，隔潮性能较好，不透气的物料罩起封严，缸、坛、罐、箱、桶等容器要密闭。必要时添加生石灰、木炭等吸湿剂。密封材料用之得当，能有效地防止中药饮片的虫蛀、霉变、酸败、潮解、变色、泛油、气味散失等变异现象的发生。

现发展为使用塑料薄膜帐、塑料薄膜袋等密闭性能良好的新材料，其隔绝外界因素的影响，效果更好。

3. 通风贮藏法

此法是在晴天或库房外相对湿度低的时候，将门、窗开启，库内外的空气流动，调节库内空气的温度、湿度的传统贮藏方法。该法用之得当，能有效地调节库房内的温度和湿度，保证中药饮片的干燥。

现在使用排风机和空气过滤装置，降低库房内的温度和湿度，并用计算机控制，使库房通风操作自动化。

4. 吸湿贮藏法

此法是在密封条件下，放入吸湿剂，如生石灰、木炭、炉灰、草木灰等，降低库房或容器中的湿度，避免中药饮片受潮的传统贮藏方法，它比单纯密封法效果要好。

目前使用无水氯化钙、硅胶等吸湿剂，降低小型库房或容器中的湿度；或在库房安装吸湿机，降低库内湿度，避免中药饮片受潮，效果更好。

5. 对抗同贮防虫贮藏法

此法是在中药饮片易生虫季节之前，将具有防虫作用的药物或50°以上白酒，采用混合同贮、喷洒同贮、分层次放置等方式进行密闭贮藏，起到防止虫害、防霉变的传统贮藏法。该法具有简便易行、无污染、无公害等特点。常用的防虫药物有花椒、大蒜、吴茱萸、荜澄茄、细辛、樟脑、牡丹皮等。

对抗同贮防虫贮藏法，常见的有牡丹皮与泽泻、山药、白术、天花粉等同贮；花椒与蕲蛇、白花蛇、蛤蚧、全蝎、海马等同贮；人参与细辛同贮；明矾与柏子仁同贮；冰片与灯心草同贮；土鳖虫与大蒜同贮；吴茱萸与荜澄茄同贮；胶类（鹿角胶、阿胶等）与滑石粉或米糠同贮可防止粘连；荜澄茄、丁香等与人参、党参、三七等同贮等。蕲蛇、地龙、柏子仁、郁李仁等可与乙醇或白酒一起密封保存等。

二、现代贮藏技术

中药饮片的传统贮藏方法已不能完全适应中药饮片炮制生产和发展的需要。随着现代科学技术在中药饮片贮藏中的应用，出现了一些新的贮藏技术。

1. 远红外干燥或微波干燥后贮藏

利用远红外线干燥技术和微波干燥技术对中药饮片进行干燥后再贮藏的方法，具有较强的杀菌、杀虫及灭虫卵的作用。中药饮片灭菌后再贮藏，能起到防虫、防霉的作用。

2. 气幕防潮法贮藏

气幕又称气帘或气闸。气幕是装在库房门上，配合自动门，防止库内冷空气排出库外和库外的热空气侵入库内并起隔潮作用的装置。气幕防潮法是保持库内空气的阴凉和干燥的贮藏技术。

3. 气调法贮藏

将密封中药饮片库房内的空气，人为地调整成低浓度氧或高浓度二氧化碳的状态，能有效地起到杀虫、防虫、防霉变的作用，是保证中药饮片品质稳定的贮藏方法。在高温季节，该法还能有效地防止中药饮片走油、变色和变味。这是一项减轻劳动强度、节约劳动力、费用少、无污染、无残留、无公害的科学而经济的贮藏技术。现在国内外已将此技术广泛地应用于粮食、蔬菜、果品等的贮藏保鲜。

气调法贮藏常用如下技术。

（1）充氮降氧贮藏　是用氮（N_2）或以氮为主，进行气体置换，将氧（O_2）浓度降至最低限，以至临近绝氧状态的一种贮藏技术。

（2）充二氧化碳贮藏　是用真空泵先抽出帐内的气体，降低氧的含量至一定浓度后，再灌注二氧化碳进行气体置换，使二氧化碳的含量达到杀虫要求的一种贮藏技术。

（3）自然降氧贮藏　是先抽出罩帐内的气体，使薄膜紧贴堆垛，利用仓虫、微生物等的吸氧作用，使罩帐内的含氧量下降、二氧化碳上升，致仓虫窒息死亡、微生物受到抑制的一种贮藏技术。

4. 气体灭菌后贮藏

气体主要指环氧乙烷及其混合气体。由于环氧乙烷是一种低沸点（13～14℃）的有机溶剂，有易燃易爆的危险，故应用环氧乙烷混合气体可克服上述缺点。灭菌的机制：环氧乙烷能与细菌蛋白质分子中的氨基、羟基、酚基或巯基中活泼的氢原子起加成反应，生成羟乙基衍生物，使细菌代谢受阻而产生不可逆的杀灭作用。环氧乙烷具有较强的扩散力和穿透力，对各种细菌、真菌、昆虫及虫卵有十分理想的杀灭作用；灭菌操作简便、安全、可靠。

5. ^{60}Co 辐射后贮藏

应用 ^{60}Co 产生的 γ 射线及 β 射线辐照中药饮片后进行贮藏。灭菌的机制：附着在中药饮片上的真菌、害虫吸收放射能后，产生自由基，这种自由基经由分子内或分子间的反应过程，使机体内的水、蛋白质、核酸、脂肪和碳水化合物等发生不可逆变化，导致生物酶失活，生理生化反应延缓或停止，新陈代谢中断，真菌和害虫死亡。研究证明，杀虫效果显著，不影响药效，不产生毒性物质和致癌物质。

6. 低温冷藏

此法是在低温状态下贮藏中药饮片的方法。此法是利用机械制冷设备产生的冷气，将贮藏温度降至一定的低温，以抑制害虫、真菌的发生，达到安全贮藏的目的。例如，将贮藏温度控制在 0～10℃ 时，可使一些贵重中药饮片及受热易变质的中药饮片不走油，不变色，不发生虫蛀和霉变。

7. 蒸汽加热后贮藏

此法是利用蒸汽杀灭中药饮片中所含的真菌、杂菌及害虫的方法。此法有低高温长时灭菌、亚高温短时灭菌和超高温瞬间灭菌三种方法，具有无残毒、投资少、成本低、成分损失少等优点。例如，将需灭菌的中药饮片迅速加热到 150℃，2～4s 的瞬间高温，即可完成灭菌工作。

8. 中药挥发油熏蒸后贮藏

利用药材中某些挥发油，使其挥发熏蒸中药饮片，达到抑菌和灭菌的贮藏方法。灭菌的机制：破坏真菌结构，使真菌孢子脱落、分解，从而起到杀灭真菌并抑制其繁殖的作用。实验证明，用荜澄茄挥发油中的柠檬醛气熏中药材，来阻止真菌（黄曲霉、黑曲霉、焦曲霉及产黄青霉）的霉变，并呈杀菌作用。

9. 包装防霉贮藏

此法是中药饮片经无菌包装后再贮藏的方法。将灭菌后的中药饮片装入一个真菌无法生长的环境中，避免包装中的二次污染，达到防霉效果。经无菌包装的中药饮片，在常温下保存，一年内不会发生霉变。

三、贮藏保管的注意事项

中药饮片在贮藏保管中，要随时注意季节和贮存时间的变化，保证先进先出，做到勤检查，勤通风，勤倒垛。

一、单选题

1. 下列药物中，容易发生走油现象的药物是（　　）
   A. 当归　　　　　　B. 山药　　　　　　C. 紫菀　　　　　　D. 白芷　　　　　　E. 金银花

2. 下列药物中，容易发生变色现象的药物是（　　）
   A. 大黄　　　　　　B. 桑螵蛸　　　　　C. 柏子仁　　　　　D. 白芷　　　　　　E. 熟地黄

3. 饮片固有的气味在外界因素的影响下，或贮藏日久气味消失或变淡薄，称为（　　）
   A. 走油　　　　　　B. 风化　　　　　　C. 气味散失　　　　D. 潮解　　　　　　E. 变色

4. 传统的对抗同贮法防虫中，蕲蛇、白花蛇、蛤蚧、全蝎、海马等常与什么药同贮（　　）
   A. 牡丹皮　　　　　B. 花椒　　　　　　C. 细辛　　　　　　D. 冰片　　　　　　E. 吴茱萸

二、多选题

1. 影响中药饮片质量的外部因素主要有（　　）
   A. 饮片性质　　　　B. 基源因素　　　　C. 环境因素　　　　D. 生物因素　　　　E. 时间因素

2. 饮片贮藏和保管时需注意（　　）
   A. 选择道地药材　　　　B. 选择品质优良药材　　　　C. 选择适当的加工方法
   D. 选择适宜的包装　　　　E. 选择适宜的贮藏和养护方法

三、问答题

1. 影响饮片质量的因素有哪些？中药饮片有哪些常见的质量变异情况？试讨论如何保证饮片质量？
2. 饮片如何贮藏？有哪些常用的方法？

模块三　清炒法

任务十五　炒　黄（包括炒爆）

能力目标

- 掌握炒黄法的炮制目的、注意事项。
- 能对种子类药材进行炒黄操作，并根据药材质地选择合适的火候。
- 掌握判断炒黄炮制品性状的标准。
- 掌握下述品种的炮制作用：苍耳子、芥子、决明子、莱菔子、蔓荆子、牛蒡子、牵牛子、酸枣仁、王不留行、薏苡仁、紫苏子、葶苈子、芡实、使君子、郁李仁、火麻仁、莲子、槐花。

知识准备

一、炒法知识概述

炒法是一种基本的炮制方法，在所有炮制方法中历史最为古老，是将净制或切制过的药物，经大小分档，置温度适宜的炒制容器内，加辅料或不加辅料，用不同火力加热，并不断翻动使之达到一定程度的操作方法。

按照操作过程有无加辅料，炒法可分为清炒法和加辅料炒法。直接对药物进行加热，不加入辅料的炒法称为清炒法，亦称为单炒法。清炒法根据火候不同，分为炒黄、炒焦和炒炭三种操作。加辅料炒法根据所加辅料的不同，分为麦麸炒、米炒、土炒、砂烫、蛤粉烫和滑石粉烫，因为辅料用量、加热温度、受热程度有所不同，一般将前三种方法称为固体辅料炒法，而后三种方法习称为烫法。

炒法加热火力有文火、中火、武火及文武火之分。文火即小火。武火即大火或强火。中火介于文火和武火之间。文武火是先文火，后武火，或文火、武火交替使用。根据不同炒制法的要求，选用不同火力。

传统炮制加热火力的大小主要靠经验判断，文火至武火的温度范围是多少，不同的研究结果并未形成统一的认识。有的省级中药饮片炮制规范提出了参考范围，如《北京市中药饮片炮制规范》(2008年版) 炮制火候的温度范围参考值：文火 80～120℃、中火 120～150℃、武火 150～220℃。

二、炒黄法的目的

(1) 使药物疗效增强　通过加热，使果实种子类药物表皮爆裂，内部有效成分易于煎出，如王不留行、酸枣仁等。

（2）降低药物毒性或副作用　如牵牛子有小毒，炒后可以缓和峻泻作用，同时降低毒性；莱菔子、瓜蒌子等生品有闷臭气，易致恶心、呕吐，炒后可以降低或消除。

（3）缓和药物峻烈的药性　有些药物作用峻烈，炒后可以缓和，如葶苈子、牵牛子等。

（4）保存药物疗效　含苷类成分的药物，经炒制，酶的活性被抑制，达到保存有效成分继而保存疗效的目的，如槐花、芥子、苦杏仁等。

（5）利于药物贮存　有些药物炒制后还可以除去水分，杀死微生物或虫卵，从而利于贮存。

任务引入

根据《中国药典》炮制通则要求，将需炒黄药材进行相应炮制，操作中应注意药材的质地、药性和炮制目的等不同要求，采用不同加热火力和加热时间。

任务分析

一、炒法设备简介

炒法的操作可分为手工炒制和机器炒制。手工炒制的用具有铁锅、铁铲、刷子、簸箕等。传统炒制多使用倾斜 $30°\sim45°$ 的斜锅，以利于搅拌和翻动。炒药时先将锅预热，再投入大小分档的药物，迅速拌炒至所需程度，取出。

炒药机主要有平锅式炒药机（图 15-1）和滚筒式炒药机（图 15-2）。平锅式炒药机适用于种子类药材的炒制；滚筒式炒药机则适用于大多数药物的炒制。

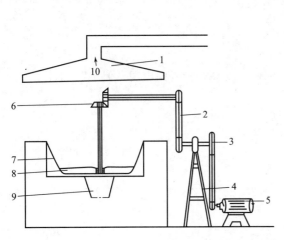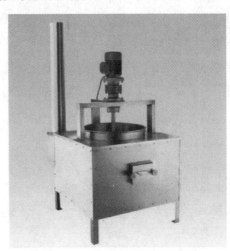

图 15-1　平锅式炒药机

1—吸尘罩；2—皮带；3—导轮；4—固定架；5—电机；6—链转齿轮；
7—锅体；8—搅拌叶；9—出药口；10—尘土

二、炒黄法的操作要求

清炒法根据火候及炮制程度不同分为炒黄、炒焦和炒炭三种。操作时，先将锅预热，然后投入药材，使用不同的火力加热药物，均匀翻炒至规定程度，及时出锅，晾凉。

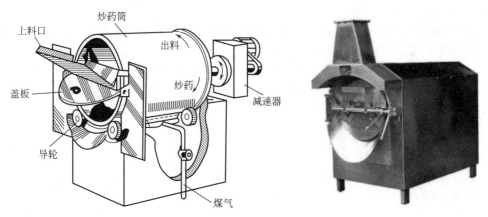

图 15-2　滚筒式炒药机

炒黄法是将净制或切制过的药物，置炒制容器内，用文火或中火加热，使药物或发泡鼓起，或爆裂成白花，表面呈黄色或颜色加深，并逸出药物固有气味的方法。

炒黄法所用火候较小，主要适用于果实种子类药材，故有"逢子必炒"的说法。操作中，药材或鼓起，或爆花，或颜色加深，外观形态变化不一，可以通过如下方法观察控制炮制程度。

（1）与生品表面对比　炒制时一边炒，一边将炮制品与生品比较，至颜色加深，"挂火色"时即可。

（2）听药材爆裂声　种子类药材受热后种皮膨胀开裂，在炒制时会发出爆裂声，一般在爆裂声由密集转为稀疏时即已达到炒制程度。

（3）闻药材香气　种子类药材炒制过程中一般都有固有的香气逸出，当嗅到香气时，说明已达到炮制程度。

（4）观察种子断面　当以上方法仍难以判定炒制程度时，可以观察种子的断面。将种子掰开，其断面呈淡黄色时即达到了炒制程度。该方法是判定标准中最关键的一条，可以说炒黄程度的体现，在多数情况下就是断面的颜色。

三、炒黄法的注意事项

（1）炒前锅要预热，防止凉药入凉锅，药材温度提升较慢而出现"僵子"。

（2）炒前药物大小分档，以利均匀受热。

（3）翻炒要均匀，按照一定的步骤和翻炒顺序炒制。

（4）出锅要迅速，防止热锅余温使药材颜色加深。

四、炒黄法的重点药材

王不留行、牛蒡子、葶苈子、紫苏子、槐花、苍耳子、芥子、决明子、莱菔子、酸枣仁、蔓荆子、牵牛子等。

扫码观看数字资源 3.1　炒莱菔子。

任务实施

苍　耳　子

【处方用名】苍耳子、炒苍耳子。

【来源】本品为菊科植物苍耳 *Xanthium sibiricum* Patr. 的干燥成熟带总苞的果实。秋季果实成熟时采收，干燥，除去梗、叶等杂质。

【炮制方法】

（1）苍耳子　取原药材，除去杂质，用时捣碎。

（2）炒苍耳子　取净苍耳子，置已预热好的炒制容器内，用中火加热，炒至焦黄色，刺焦时即可，碾去刺，筛净。用时捣碎。

【成品性状】

规格	形状	颜色	气味	质地
苍耳子	纺锤形或卵圆形,全体有刺,破开后内有双仁	表面淡黄棕色或黄绿色	气微,味微苦	体轻质坚,有油性
炒苍耳子	形如苍耳子	表面黄褐色	微有香气	刺尖焦脆

【炮制作用】

（1）苍耳子　味辛、苦，性温；有毒。具有散风湿、通鼻窍的功能，生品消风止痒力强，多用于皮肤痒疹、疥癣等皮肤病。

（2）炒苍耳子　炒后可降低毒性，偏于通鼻窍，祛风湿，止痛。常用于鼻渊头痛，风湿痹痛。同时，炒后刺变焦黄，易于去除。

芥　子

【处方用名】芥子、白芥子、炒芥子、炒白芥子。

【来源】本品为十字花科植物白芥 *Sinapis alba* L. 或芥 *Brassica juncea*（L.）Czern. et Coss. 的干燥成熟种子。前者习称"白芥子"，后者习称"黄芥子"。夏末秋初果实成熟时割取植株，晒干，打下种子，除去杂质。

【炮制方法】

（1）芥子　取原药材，去净杂质，用时捣碎。

（2）炒芥子　取净芥子，置已预热好的炒制容器内，用文火加热，炒至颜色加深，有爆鸣声，断面浅黄色，有香辣气逸出时即可。用时捣碎。

【成品性状】

规格	形状	颜色	气味	质地
芥子	圆球形	表面呈灰白色或淡黄色(白芥子),或黄色至棕黄色(黄芥子)	味辛辣	稍硬
炒芥子	形如芥子,微见裂纹	颜色加深	有香气	酥脆

【炮制作用】

（1）芥子　味辛，性温。具有温肺豁痰利气、散结通络止痛的功能。生芥子辛散力强，善于通络止痛。多用于胸闷胁痛，关节疼痛，痈肿疮毒。

（2）炒芥子　炒后可缓和辛散走窜之性，可避免耗气伤阴，并善于顺气豁痰。多用于痰多咳嗽。炮制后更利于粉碎和煎出，同时起到杀酶保苷的作用。

【炮制研究】

（1）芥子主要含有硫苷化合物。此苷本身无刺激性，酶解后生成芥子油，具有辛辣味和刺激性。炒后可杀酶保苷，服用后，苷类在胃肠道环境中缓慢分解，逐渐释放出芥子油而发挥治疗作用。

（2）对芥子炮制前后的芥子苷进行含量测定。炒芥子中芥子苷含量高于生品，其水煎液中芥子苷含量炒芥子粗粉＞生芥子粗粉＞炒芥子＞生芥子，故芥子入煎剂以打碎为宜。炒芥子煎液中只含芥子苷，生芥子煎液中则含芥子苷和芥子油。外用以生品研末为宜，以免因炒后酶失去活性不能水解苷而难以奏效。

（3）用清炒法、电热恒温烘烤和远红外线烘烤炮制芥子。远红外线烘烤芥子，色泽均匀，烘烤时间短，含苷量高，损耗低，方法简单，易于操作。

决 明 子

【处方用名】决明子、草决明、炒决明子。

【来源】本品为豆科植物决明 *Cassia obtusifolia*. L. 或小决明 *Cassia tora* L. 的干燥成熟种子。秋季采收成熟果实，晒干，打下种子，除去杂质。

【炮制方法】

（1）决明子　取原药材，去净杂质，洗净，干燥。用时捣碎。

（2）炒决明子　取净决明子，置已预热好的炒制容器内，用中火加热，炒至颜色加深，断面浅黄色，爆裂声减弱并有香气逸出时，取出。

【成品性状】

规格	形状	颜色	气味	质地
决明子	菱方形或短圆柱形，两端平行倾斜，一端较平坦，另一端尖斜，背腹面各有一条突起的棱线，棱线两侧各有一条斜向对称而颜色较浅的线形凹纹。小决明呈短圆柱形	表面绿棕色或暗棕色。小决明棱线两侧各有一片宽广的浅黄棕色带	气微，味微苦	表面平滑有光泽，质坚硬
炒决明子	形如决明子，微鼓起，表面有裂隙	颜色加深	微有香气	无光泽，质酥脆

【炮制作用】

（1）决明子　味甘、苦、咸，性微寒。具有清热明目、润肠通便的功能。生决明子长于清肝热，润肠燥。用于目赤肿痛，大便秘结。

（2）炒决明子　炒后能缓和寒泻之性，有平肝养肾的功效。可用于头痛、头晕、青盲内障。

莱 菔 子

【处方用名】莱菔子、萝卜子、炒莱菔子。

【来源】本品为十字花科植物萝卜 *Raphanus sativus* L. 的干燥成熟种子。夏季果实成熟时采割植株，晒干，搓出种子，除去杂质，再晒干。

【炮制方法】

（1）莱菔子　取原药材，去净杂质，用时捣碎。

（2）炒莱菔子　取净莱菔子，置已预热好的炒制容器内，用文火加热，炒至鼓起，爆鸣声减弱，手捻易碎，断面浅黄色，有香气逸出时取出。用时捣碎。

【成品性状】

规格	形状	颜色	气味	质地
莱菔子	卵圆形或椭圆形,稍扁	表面黄棕色、红棕色或灰褐色	味微苦、辛	质较坚硬,破碎后有油性
炒莱菔子	鼓起	颜色加深	有香气	质脆

【炮制作用】

(1) 莱菔子　味甘、辛,性平。具有消食除胀、涌吐风痰的功能。用于食积气滞、胸闷腹胀、嗳气吞酸、痰壅咳嗽。

(2) 炒莱菔子　炒后变升为降,长于消食除胀、降气化痰。改变了涌吐痰涎的副作用,既缓和药性,又利于粉碎和煎出。

蔓 荆 子

【处方用名】蔓荆子、炒蔓荆子。

【来源】本品为马鞭草科植物单叶蔓荆 *Vitex trifolia* L. var. *simplicifolia* Cham. 或蔓荆 *Vitex trifolia* L. 的干燥成熟果实。秋季果实成熟时采收,除去杂质,晒干。

【炮制方法】

(1) 蔓荆子　取原药材,去净杂质,筛去灰屑。用时捣碎。

(2) 炒蔓荆子　取净蔓荆子,置已预热好的炒制容器内,用文火加热,炒至颜色加深,取出,搓去蒂下白膜(宿存萼)及枝梗,筛净。用时捣碎。

【成品性状】

规格	形状	颜色	气味	质地
蔓荆子	球形,被灰白色粉霜状茸毛,有纵向浅沟 4 条,顶端微凹,基部有灰白色宿萼及短果梗	灰黑色	气特异而芳香,味淡、微辛	较轻
炒蔓荆子	形如蔓荆子,无宿萼及短果梗	黑色	气特异而芳香,味淡、微辛	较轻

【炮制作用】

(1) 蔓荆子　味辛、苦,性微寒。具有疏散风热、清利头目的功能。用于风热感冒头痛,齿龈肿痛,目赤肿痛,视物昏暗,湿痹拘挛。

(2) 炒蔓荆子　炒后辛散之性缓和,长于升清阳之气,祛风止痛。用于耳目失聪,风湿痹痛,偏正头痛。

牛 蒡 子

【处方用名】牛蒡子、大力子、炒牛蒡子、炒大力子。

【来源】本品为菊科植物牛蒡 *Arctium lappa* L. 的干燥成熟果实。秋季果实成熟时采收果,晒干,打下果实,除去杂质,再晒干。

【炮制方法】

(1) 牛蒡子　取原药材,筛去灰屑及杂质。用时捣碎。

(2) 炒牛蒡子　取净牛蒡子,置已预热好的炒制容器内,用文火加热,炒至鼓起,有爆裂声，断面浅黄色，略有香气逸出时，取出。用时捣碎。

【成品性状】

规格	形状	颜色	气味	质地
牛蒡子	长倒卵形，略扁，微弯曲，有数条纵棱	表面灰褐色，带紫黑色斑点	味苦微辛而稍麻舌	果皮较硬，富油性
炒牛蒡子	形如牛蒡子，微鼓起	深灰色，微有光泽	略具香气	富油性

【炮制作用】

（1）牛蒡子　味辛、苦，性寒。具有疏散风热、宣肺透疹、解毒利咽的功能。生品长于疏散风热，解毒散结。可用于风温初起，痄腮肿痛，痈毒疮疡。

（2）炒牛蒡子　炒后能缓和寒滑之性，以免伤中，并且气香，宣散作用更强，长于解毒透疹，利咽散结，化痰止咳。用于麻疹不透，咽喉肿痛，风热咳喘。

牵牛子

【处方用名】牵牛子、黑丑、白丑、二丑、草金铃、炒牵牛子、炒二丑。

【来源】本品为旋花科植物裂叶牵牛 *Pharbitis nil*（L.）Choisy 或圆叶牵牛 *Pharbitis purpurea*（L.）Voigt 的干燥成熟种子。秋末果实成熟、果壳未开裂时采割植株，晒干，打下种子，除去杂质。

【炮制方法】

（1）牵牛子　取原药材，去净杂质，用时捣碎。

（2）炒牵牛子　取净牵牛子，置已预热好的炒制容器内，用文火加热，炒至膨胀鼓起，有爆裂声，颜色加深，断面浅黄色，出锅晾凉。

【成品性状】

规格	形状	颜色	气味	质地
牵牛子	橘瓣状，背面有一条浅纵沟，腹面棱线的下端有一点状种脐，微凹	表面灰黑（黑丑）或淡黄白色（白丑）	无臭，味辛、苦，有麻感	质硬
炒牵牛子	形如牵牛子，稍鼓起	颜色加深，断面浅黄色	微具香气	质硬

【炮制作用】

（1）牵牛子　味苦，性寒；有毒。生品偏于逐水消肿，杀虫。用于水肿胀满，二便不通，虫积腹痛。

（2）炒牵牛子　炒后可降低毒性，缓和药性，免伤正气，易于粉碎和煎出，以消食导滞见长。多用于食积不化，气逆痰壅。

酸枣仁

【处方用名】酸枣仁、炒酸枣仁。

【来源】本品为鼠李科植物酸枣 *Ziziphus jujuba* Mill. var. *spinosa*（Bunge）Hu ex H. F. Chou 的干燥成熟种子。秋末冬初采收成熟果实，除去果肉及核壳，收集种子，晒干。

【炮制方法】

（1）酸枣仁　取原药材，去净杂质。用时捣碎。

（2）炒酸枣仁　取净酸枣仁，置已预热好的炒制容器内，用文火加热，炒至鼓起，颜色加深，有爆鸣声，断面浅黄色时取出。用时捣碎。

【成品性状】

规格	形状	颜色	气味	质地
酸枣仁	扁圆形或扁椭圆形，表面有的有裂纹。一面较平坦，中间有一条隆起的纵线纹；另一面稍凸起，一端凹陷，可见线形种脐	表面紫红色或紫褐色，平滑有光泽，胚乳白色	气微，味淡	种皮较脆，富油性
炒酸枣仁	形如酸枣仁，微鼓起	表面颜色加深，断面浅黄色	有香气	种皮较脆，富油性

【炮制作用】

（1）酸枣仁　味甘、酸，性平。具有补肝、宁心、敛汗、生津的功能。长于养心安神，用于心阴不足和肝肾亏损的惊悸、健忘、眩晕、虚烦不眠等。

（2）炒酸枣仁　炒后种皮开裂，易于粉碎和煎出；同时炒制能起到杀酶保苷的作用。其作用与生酸枣仁相近，养心安神作用强于生酸枣仁。

【炮制研究】酸枣仁自宋代以后出现了生熟异治之说。如《证类本草》记载："睡多生使，不得睡炒熟。"后来历代有沿用。从现代资料看，生、炒酸枣仁的化学成分到目前为止尚未发现不同。药理作用上，生、炒酸枣仁均有镇静安眠作用，只是炒品略强于生品。实验结果表明，生、炒酸枣仁经回流提取后比较，有效成分基本没有发生变化，两种酸枣仁皂苷和黄酮类成分相同，故生熟异治的说法不能成立。

王不留行

【处方用名】王不留行、王不留、留行子、炒王不留行、炒王不留。

【来源】本品为石竹科植物麦蓝菜 *Vaccaria segetalis*（Neck.）Garcke 的干燥成熟种子。夏季果实成熟，果皮尚未开裂时采割植株，晒干，打下种子。除去杂质，再晒干。

【炮制方法】

（1）王不留行　取原药材，去净杂质，洗净，干燥。

（2）炒王不留行　取净王不留行，投入已用武火烧热的锅内，迅速拌炒至大部分爆花即可。

【成品性状】

规格	形状	颜色	气味	质地
王不留行	小圆球形，表面有一条半圆形的浅沟和一白点	表面乌黑色或红黑色，微有光泽，种仁白色	味淡	粉性，质坚硬
炒王不留行	大部分呈类球形白花	白色	有香气	质松泡

【炮制作用】

（1）王不留行　味苦，性平。具有活血通经、下乳消肿的功能。生品长于消痈肿，用于乳痈或其他疮痈肿痛。

（2）炒王不留行　炒后质地松泡，利于有效成分煎出且走散力较强，长于活血通经、下乳、通淋。多用于产后乳汁不下，经闭，痛经，石淋，小便不利。

【炮制研究】

（1）王不留行目前以炒用为主，但炒制程度不同，多数要求爆花，少数只要求种皮刚开裂。实验研究证明，王不留行水溶物的增加与爆花程度有关，爆花率越高，水溶性浸出物也越高。完全爆花者较生品增加 1.1 倍，刚爆花者增加 0.6 倍，未爆花者增加 0.2 倍。根据爆花率与水浸出物含量的关系及实际生产中的可能性，炒王不留行爆花率达 80% 以上为宜。

（2）用红外线烘箱烤制法所得成品爆花率比传统清炒法爆花率高，可达 98%，水提取物含量亦远远高于传统的炒制品，薄层色谱分析显示，所含成分基本一致。

（3）将王不留行先用水湿润，再用中火炒制，爆花率可达 95% 以上。

（4）用正交实验优选王不留行的炒制工艺，结果以 120~130℃，用文武火，投药 250~500g，炒 5~7min 为宜。爆花率达 95% 以上。

薏 苡 仁

【处方用名】薏苡仁、苡仁、苡米、炒苡仁、炒苡米、麸薏苡仁。

【来源】本品为禾本科植物薏米 *Coix lacryma-jobi* L. var. *ma-yuen*（Roman.）Stapf 的干燥成熟种仁。秋季果实成熟时采割植株，晒干，打下果实，再晒干，除去外壳、黄褐色种皮及杂质，收集种仁。

【炮制方法】

（1）薏苡仁　取原药材，除去杂质，筛去灰屑。

（2）炒薏苡仁　取净薏苡仁，置已预热好的炒制容器内，用中火加热，炒至表面黄色，略鼓起，表面有突起，取出。

（3）麸炒薏苡仁　先将锅用中火烧热，撒入麦麸即刻烟起，再投入薏苡仁迅速拌炒至黄色，微鼓起，取出，筛去麦麸即得。

每 100kg 薏苡仁，用麦麸 15kg。

【成品性状】

规格	形状	颜色	气味	质地
薏苡仁	宽卵形或椭圆形，一端钝圆，另一端较宽而微凹，背面圆凸，腹面有一条明显的纵沟	表面乳白色或黄白色，光滑，偶有残存的淡棕色种皮，断面白色	味微甜	质坚硬，粉性
炒薏苡仁	形如薏苡仁，微鼓起	表面淡黄色，略有焦斑	味微甜	质坚硬，粉性
麸炒薏苡仁	形如薏苡仁，微鼓起	表面微黄色	味微甜，略有香气	质坚硬，粉性

【炮制作用】

（1）薏苡仁　味甘、淡，性凉。具有健脾渗湿、除痹止泻、清热排脓的功能。生品偏寒凉，长于利水渗湿，清热排脓，除痹止痛。可用于小便不利，水肿，脚气，肺痈，肠痈，风湿痹痛，筋脉拘急及湿温病在气分。

（2）炒薏苡仁　炒后寒凉之性偏于平和，长于健脾止泻，可用于脾虚泄泻，纳少腹胀。

（3）麸炒薏苡仁　麸炒后缓和寒凉之性，用于健脾止泻。

紫 苏 子

【处方用名】紫苏子、苏子、炒紫苏子、炒苏子、蜜紫苏子、苏子霜。

【来源】本品为唇形科植物紫苏 *Perilla frutescens* （L.）Britt. 的干燥成熟果实。秋季果实成熟时采收，除去杂质，晒干。

【炮制方法】

（1）紫苏子　取原药材，洗净，干燥。用时捣碎。

（2）炒紫苏子　取净紫苏子，置已预热好的炒制容器内，用文火加热，炒至有爆裂声，表面颜色加深，断面浅黄色，并逸出香气时，取出晾凉。用时捣碎。

（3）蜜紫苏子　取炼蜜，加适量开水稀释，淋入净紫苏子内拌匀，稍闷，置已预热好的炒制容器内，文火炒至深棕色，不粘手时取出。

每 100kg 紫苏子，用炼蜜 10kg。

（4）苏子霜　取净紫苏子，研如泥状，加热，用布或吸油纸包裹，压榨去油，至药物不再黏成饼，成松散粉末为度，研细。

【成品性状】

规格	形状	颜色	气味	质地
紫苏子	卵圆形,有微隆起的网纹,基部稍尖,有点状果梗痕,子叶 2	表面灰棕色或灰褐色,网纹暗紫色,基部果梗痕为灰白色点。种子黄白色,子叶类白色	压碎有香气,味微辛	有油性
炒紫苏子	形如紫苏子	外表黄褐色	气香	有油性
蜜紫苏子	形如紫苏子	深棕色	蜜香气,味微甜	有黏性
苏子霜	粗粉状	灰白色	气微香	质松软

【炮制作用】

（1）紫苏子　味辛，性温。具有降气消痰、平喘、润肠的功能。生品多用于肠燥便秘。

（2）炒紫苏子　炒后辛散之性缓和，多用于喘咳。炒后质酥易碎，易于煎出有效成分。

（3）蜜紫苏子　润肺止咳之效增强，长于降气平喘。

（4）苏子霜　除去油脂，有降气平喘之功，但无滑肠之虑，多用于脾虚便溏的喘咳患者。

黑 芝 麻

【处方用名】黑芝麻、胡麻仁、巨胜子、炒黑芝麻。

【来源】本品为脂麻科植物脂麻 *Sesamum indicum* L. 的干燥成熟种子。秋季果实成熟时采割植株，晒干，打下种子，除去杂质，再晒干。

【炮制方法】

（1）黑芝麻　取原药材，除去杂质，洗净，干燥。用时捣碎。

（2）炒黑芝麻　取净黑芝麻，置已预热好的炒制容器内，用文火加热，炒至有爆裂声，并有香气逸出时，取出放凉。用时捣碎。

【成品性状】

规格	形状	颜色	气味	质地
黑芝麻	呈扁卵形,一端尖,另一端钝圆	表面黑色,种仁白色	气微,味甘	富油性
炒黑芝麻	形如黑芝麻	表面黑色,种仁白色	有油香气	富油性

【炮制作用】

（1）黑芝麻　味甘，性平。具有补肝肾、益精血、润肠燥的功能。

（2）炒黑芝麻　香气浓，具有补益肝肾、填精补血、润肠通便的功能。常用于头昏，头痛，眼花，耳鸣，须发早白或脱发，肠燥便秘，妇人乳少。

炒黑芝麻虽属补益佳品，因性偏滑润，故肠滑便溏及精气不固者，不宜使用。

青 葙 子

【处方用名】青葙子、炒青葙子。

【来源】本品为苋科植物青葙 *Celosia argentea* L. 的干燥成熟种子。秋季果实成熟时采割植株或摘取果穗，晒干，收集种子，除去杂质。

【炮制方法】

（1）青葙子　取原药材，除去杂质，筛去灰屑。

（2）炒青葙子　取净青葙子，置炒制容器内，用文火加热，炒至有爆声及香气逸出时，取出晾凉。

【成品性状】

规格	形状	颜色	气味	质地
青葙子	扁圆形，少数呈圆肾形，直径 1～1.5mm，中间微隆起，侧边微凹处有种脐	表面黑色或红黑色，光亮	无臭，无味	种皮薄而脆
炒青葙子	形如青葙子	焦黑色	有香气	脆

【炮制作用】

（1）青葙子　性味苦，微寒。归肝经。具有清肝平肝、明目退翳的功能。常用于肝火目赤，高血压。

（2）炒青葙子　炒后寒性缓和，并易煎出有效成分。用于目生翳膜，视物昏暗，亦可用于肝阳上亢之头痛头昏。

葶 苈 子

【处方用名】葶苈子、炒葶苈子。

【来源】本品为十字花科植物独行菜 *Lepidium apetalum* Willd. 或播娘蒿 *Descurainia Sophia*（L.）Webb ex Prantl. 的干燥成熟种子。前者习称"北葶苈子"，后者习称"南葶苈子"。夏季果实成熟时采割植株，晒干，搓出种子，除去杂质。

【炮制方法】

（1）葶苈子　取原药材，除去杂质，筛去灰屑。用时捣碎。

（2）炒葶苈子　取净葶苈子置已预热好的炒制容器内，用文火加热，炒至微鼓起，断面浅黄色，并有香气逸出，取出放凉。用时捣碎。

【成品性状】

规格	形状	颜色	气味	质地
葶苈子	扁卵形（北葶苈子）或长圆形略扁（南葶苈子）	表面棕黄色或棕红色，微有光泽	微辛苦	略有黏性
炒葶苈子	扁卵形（北葶苈子）或长圆形略扁（南葶苈子）	棕褐色	具香气	无黏性

【炮制作用】

（1）葶苈子　味苦、辛，性大寒。具有泻肺平喘、利水消肿的功能。生品药力迅猛，降泄肺气作用较强，长于利水消肿，用于实证。

（2）炒葶苈子　炒后药性缓和，免伤肺气，可用于实中夹虚的患者。多用于咳嗽喘逆，腹水胀满。芥子苷为葶苈子的有效成分之一，炒后杀酶保苷，提高煎出率，并且减少了有刺激性的芥子油的含量。

花　椒

【处方用名】花椒、椒目、蜀椒、南椒、川椒、炒花椒、炒川椒。

【来源】本品为芸香科植物青椒 *Zanthoxylum schinifolium* Sieb. et Zucc. 或花椒 *Zanthoxylum bungeanum* Maxim. 的干燥成熟果皮。秋季采收成熟果实，晒干，除去种子及杂质。

【炮制方法】

（1）花椒　取原药材，分离种子（另作药用），除去果柄及杂质。

（2）椒目　为花椒的种子，分离种皮（另作药用），去除杂质。

（3）炒花椒　取净花椒，置已预热好的炒制容器内，用文火炒至出汗，呈油亮光泽，颜色加深，有香气逸出时，取出晾凉。

【成品性状】

规格	形状	颜色	气味	质地
花椒	略呈球形，裂开为两瓣状，外表散有多数油点及细密网状隆起的皱纹或外表散有多数疣状突起的油点	外表灰绿色至暗绿色，内表面类白色或外表紫红色至棕红色，内表面淡黄色	气香，味甜而辛（青椒）；气香，味麻辣（花椒）	较硬
椒目	卵圆形或类球形，脱落后露出网状纹理	表皮黑色有光泽，内部胚乳及子叶乳白色	气香，味辛辣	硬
炒花椒	形如花椒	颜色加深，具油亮光泽	香气更浓	较脆

【炮制作用】

（1）花椒　味辛，性温；有小毒。具有温中止痛、杀虫止痒的功能。用于脘腹冷痛，呕吐泄泻，虫积腹痛，蛔虫症；外用杀虫止痒作用较强。用于疥疮，湿疹或皮肤瘙痒。

（2）椒目　味苦，性寒；具有利水消肿，降气平喘的功能。用于水肿胀满，痰饮咳喘。

（3）炒花椒　炒后可降低毒性，缓和辛散作用，长于温中散寒，驱虫止痛。用于脘腹寒痛，寒湿泄泻，虫积腹痛或吐蛔。

芡　实

【处方用名】芡实、鸡头实、炒芡实、炒鸡头实。

【来源】本品为睡莲科植物芡 *Euryale ferox* Salisb. 的干燥成熟种仁。秋末冬初采收成熟果实，除去果皮，取出种子，洗净，再除去硬壳（外种皮），晒干。

【炮制方法】

（1）芡实　取原药材，除去硬壳及杂质。用时捣碎。

（2）炒芡实　取净芡实，置已预热好的炒制容器内，用文火加热，炒至表面微黄色，取出晾凉。用时捣碎。

（3）麸炒芡实　先将锅用中火加热，均匀撒入麦麸至起烟，投入净芡实，迅速拌炒至表面亮黄色时，取出，筛去麸皮，放凉。

每100kg芡实，用麦麸15kg。

【成品性状】

规格	形状	颜色	气味	质地
芡实	类球形，多为半球形破粒，有凹点状种脐痕	表面有红棕色内种皮，一端黄白色，约占全体的1/3，除去内种皮显白色	气微，味淡	质较硬，粉性
炒芡实	形如芡实	表面淡黄色至黄色，偶有焦斑	略有香气	质较硬，粉性
麸炒芡实	形如芡实	表面黄色或微黄色	味淡，微酸	质较硬，粉性

【炮制作用】

（1）芡实　味甘、涩，性平。具有益肾固精、补脾止泻、祛湿止带的功能。

（2）炒芡实　性偏温，补脾和固涩作用增强，适用于脾虚之证和虚多实少者。

（3）麸炒芡实　与清炒芡实功能相似，均以补脾固涩力胜。主要用于脾虚泄泻和肾虚精关不固的滑精，亦可用于脾虚带下。

使 君 子

【处方用名】使君子、使君子仁、炒使君子仁。

【来源】本品为使君子科植物使君子 *Quisqualis indica* L. 的干燥成熟果实。秋季果皮变紫黑时采收，除去杂质，干燥。

【炮制方法】

（1）使君子　取原药材，除去残留果柄及杂质。用时捣碎。

（2）使君子仁　取净使君子，除去硬壳。用时捣碎。

（3）炒使君子仁　取净使君子仁，置已预热好的炒制容器内，用文火加热，炒至表面黄色微有焦斑，有香气逸出时，取出放凉。用时捣碎。

【成品性状】

规格	形状	颜色	气味	质地
使君子	椭圆形或卵圆形，具5条纵棱，偶有4～9棱，顶端狭尖，基部钝圆，有明显圆形的果柄痕。横切面多呈五角星形，棱角外壳较厚，中间呈类圆形空腔。种子长椭圆形或纺锤形，有多数纵皱纹，子叶2，断面有裂纹	表面黑褐色至紫黑色，平滑，微有光泽。种子表面棕褐色或黑褐色，子叶黄白色	气微香，味微甜	质坚硬。种皮薄，易剥离
使君子仁	长椭圆形或纺锤形，有多数纵皱纹，子叶2，断面有裂纹	表面棕褐色或黑褐色，子叶黄白色	气微香，味微甜	质坚硬
炒使君子仁	长椭圆形或纺锤形，有多数纵皱纹，子叶2，断面有裂纹	表面微黄色，有焦斑	有香气	质坚硬

【炮制作用】

（1）使君子　味甘，性温。具有杀虫消积的功能。

（2）使君子仁　与带壳使君子功用相同，使君子捣碎可直接入煎剂，使君子仁多入丸、散剂或嚼食。生品以杀虫力强，常用于蛔虫病、蛲虫病。

（3）炒使君子仁　可缓和致人膈肌痉挛的副作用，并长于健脾消积，亦能杀虫。多用于小儿疳疾及蛔虫腹痛。

【炮制研究】

（1）使君子驱虫的有效部位是水溶性的，其中使君子酸钾为驱虫的有效成分之一，现证实脂肪油也有驱虫作用。

（2）使君子使用清炒法不易均匀炒透，小量生产可用砂烫法代替，砂温以不超过110℃为宜，大生产可采用100℃左右温度烘制，以烘至种仁变软，香气逸出为度。

郁李仁

【处方用名】炒郁李仁。

【来源】本品为蔷薇科植物欧李 *Prunus humilis* Bge.、郁李 *Prunus japonica* Thunb. 或长柄扁桃 *Prunus pedunculata* Maxim. 的干燥成熟种子。前两者习称"小李仁"，后一种习称"大李仁"。夏、秋二季果实成熟时采收，除去果肉及核壳，取出种子，干燥。

【炮制方法】

（1）郁李仁　取原药材，除去杂质。用时捣碎。

（2）炒郁李仁　取净郁李仁，置已预热好的炒制容器内，用文火加热，炒至表面深黄色，有香气逸出，取出。用时捣碎。

【成品性状】

规格	形状	颜色	气味	质地
郁李仁	卵形，一端尖，一端钝圆	表面黄白色或浅棕色，种仁乳白色	气微，味微苦	种皮薄，种仁富油性
炒郁李仁	形如郁李仁	表面深黄色，断面浅黄色	有香气，味微苦	种皮薄，种仁富油性

【炮制作用】

（1）郁李仁　味辛、苦、甘，性平。用于肠燥便秘，水肿胀满。

（2）炒郁李仁　药性较缓，适于老人、体虚者及产后便秘患者，用法与生品相同。炒后可起到杀酶保苷的作用。

白果

【处方用名】白果、白果仁、炒白果、炒白果仁。

【来源】本品为银杏科植物银杏 *Ginkgo biloba* L. 的干燥成熟种子。秋季种子成熟时采收，除去肉质外种皮，洗净，稍蒸或略煮后，烘干。

【炮制方法】

（1）白果　取原药材，除去杂质，去壳取仁。用时捣碎。

（2）炒白果　取净白果，置已预热好的炒制容器内，用文火加热，炒至深黄色，有香气，取出，晾凉，用时捣碎。

【成品性状】

规格	形状	颜色	气味	质地
白果	扁椭圆形。断面内层中间有空隙	一端淡棕色,另一端金黄色,断面外层黄色,内层淡黄色或淡绿色	无臭,味甘,微苦	断面外层胶质样,内层粉性
炒白果	扁椭圆形。断面内层中间有空隙	表面黄色,有火色斑点	气香	断面外层胶质样,内层粉性

【炮制作用】

(1) 白果　味甘、苦、涩,性平;有毒。具有敛肺定喘、止带浊、缩小便的功能。生白果有毒,内服用量宜小。

(2) 炒白果　炒后毒性降低,常用于气逆喘咳,带下。

蒺　藜

【处方用名】蒺藜、白蒺藜、刺蒺藜、炒蒺藜。

【来源】本品为蒺藜科植物蒺藜 *Tribulus terrestris* L. 的干燥成熟果实。秋季果实成熟时采割植株,晒干,打下果实,除去杂质。

【炮制方法】

(1) 蒺藜　取原药材,除去杂质,去刺。用时捣碎。

(2) 炒蒺藜　取净蒺藜,置已预热好的炒制容器内,用文火加热,炒至微黄色,碾去刺,筛去刺屑。用时捣碎。

【成品性状】

规格	形状	颜色	气味	质地
蒺藜	放射状五棱形,背部隆起,有纵棱及多数小刺,并有对称的长刺和短刺各 1 对,两侧面粗糙,有网纹	背部黄绿色,两侧面灰白色	无臭,味辛、苦	质坚硬
炒蒺藜	形如蒺藜	微黄色	无臭,味辛、苦	质坚硬

【炮制作用】

(1) 蒺藜　味苦、辛,性微温;有小毒。具有平肝解郁、活血祛风、明目、止痒的功能。生品常用于风热目赤、风疹瘙痒、白癜风等。

(2) 炒蒺藜　炒后辛散之性减弱,长于平肝潜阳、疏肝解郁。常用于肝阳头痛,眩晕,乳汁不通。

【炮制研究】蒺藜一般需去刺,传统多用研槽或碾子,劳动强度大,效率低。现可采用碾米机操作,效果较为理想。

胡　芦　巴

【处方用名】胡芦巴、芦巴子、炒胡芦巴、盐胡芦巴。

【来源】本品为豆科植物胡芦巴 *Trigonella foenum-graecum* L. 的干燥成熟种子。夏季果实成熟时采割植株,晒干,打下种子,除去杂质。

【炮制方法】

（1）胡芦巴　取原药材，除去杂质，洗净，干燥。用时捣碎。

（2）炒胡芦巴　取净胡芦巴，置已预热好的炒制容器内，用文火加热，炒至有爆裂声，逸出香气，色泽加深，断面浅黄色时，取出。用时捣碎。

（3）盐胡芦巴　取净胡芦巴，用盐水拌匀，闷润，待盐水被吸尽，置已预热好的炒制容器内，用文火加热，炒至有爆裂声，色泽加深，断面浅黄色时，取出晾凉，用时捣碎。

每 100kg 胡芦巴，用食盐 2kg。

【成品性状】

规格	形状	颜色	气味	质地
胡芦巴	斜方形，两侧各具深斜沟一条，相交处有点状种脐	表面黄绿色或黄棕色	气香，味微苦	质坚硬，不易破碎
炒胡芦巴	微鼓起，有裂纹	表面黄棕色	气香	质坚硬，不易破碎
盐胡芦巴	微鼓起	色泽加深	气香，味微咸苦	质坚硬，不易破碎

【炮制作用】

（1）胡芦巴　味苦，性温。具有温肾阳、逐寒湿、止痛的功能。生品长于散寒逐湿，多用于寒湿脚气。

（2）炒胡芦巴　苦燥之性稍缓，温肾作用略胜于生品，常用于肾虚冷胀。

（3）盐胡芦巴　盐制可引药入肾，温补肾阳力专，常用于疝气疼痛，肾虚腰痛，阳痿遗精。

火 麻 仁

【处方用名】火麻仁、大麻仁、麻子仁、麻仁、炒火麻仁、炒麻仁。

【来源】本品为桑科植物大麻 *Cannabis sativa* L. 的干燥成熟果实。秋季果实成熟时采收，除去杂质，晒干。

【炮制方法】

（1）火麻仁　取原药材，除去杂质，筛去灰屑。用时捣碎。

（2）炒火麻仁　取净火麻仁，置已预热好的炒制容器内，用文火加热，炒至有香气，呈微黄色，取出，放凉。用时捣碎。

【成品性状】

规格	形状	颜色	气味	质地
火麻仁	卵圆形或椭圆形，表面有网纹，两侧有棱线，顶端钝尖，内有种仁	表面灰绿色或灰黄色，种仁白色	气微，味淡	果皮薄而脆，种仁富油性
炒火麻仁	形如火麻仁	表面淡黄色	微具焦香气，味淡	如火麻仁

【炮制作用】

（1）火麻仁　味甘，性平。用于润肠通便。

（2）炒火麻仁　炒后可提高煎出效果。与生品作用一致。

茺 蔚 子

【处方用名】茺蔚子、益母草子、炒茺蔚子。

【来源】本品为唇形科植物益母草 *Leonurus japonicus* Houtt. 的干燥成熟果实。秋季果实成熟时采割地上部分，晒干，打下果实，除去杂质。

【炮制方法】

（1）茺蔚子　取原药材，去净杂质，洗净，干燥。用时捣碎。

（2）炒茺蔚子　取净茺蔚子，置已预热好的炒制容器内，用文火加热，炒至有爆裂声，表面颜色加深，断面浅黄色时，取出。用时捣碎。

【成品性状】

规格	形状	颜色	气味	质地
茺蔚子	三棱形,一端稍宽,平截状,另一端渐窄而钝尖	表面灰棕色至灰褐色,有深色斑点,子叶类白色	无臭,味苦	果皮薄,子叶富油性
炒茺蔚子	表面微鼓起	色泽加深	无臭,味苦	如茺蔚子

【炮制作用】

（1）茺蔚子　味辛、苦，性微寒。具有活血调经、清肝明目的功能。生品长于清肝明目，多用于目赤肿痛或目生翳膜。

（2）炒茺蔚子　炒后寒性减弱，质地酥脆，易于煎出有效成分，长于活血调经。可用于月经不调，痛经，产后瘀血腹痛。

莲 子

【处方用名】莲子、莲子肉、炒莲子、炒莲子肉。

【来源】本品为睡莲科植物莲 *Nelumbo nucifera* Gaertn. 的干燥成熟种子。秋季果实成熟时采割莲房，取出果实，除去果皮，干燥。

【炮制方法】

（1）莲子肉　取原药材，去净杂质，用温水略浸，捞出润软，剥开去胚芽（另作药用），干燥。

（2）莲子心　即莲子的胚芽，剥取后除去杂质。

（3）炒莲子肉　取净莲子肉，置已预热好的炒制容器内，用文火加热，炒至表面颜色加深，内表面微黄色，有香气逸出，取出晾凉。

【成品性状】

规格	形状	颜色	气味	质地
莲子肉	半椭圆形,中心有凹槽	外表面红棕色或黄棕色,肉白色	味甘微涩	较硬
莲子心	略呈棒状,幼叶二,长短各一,先端向下反折,紧密互贴	顶端青绿,基部黄绿色	苦	质脆,易折断
炒莲子肉	形如莲子肉	外表面颜色加深,内表面微黄色,略有焦斑	苦	质脆,易折断

【炮制作用】

（1）莲子肉　味甘、涩，性平。具有补脾止泻、益肾涩精、养心安神的功能。生品常用于心肾不交，睡眠不宁。

（2）莲子心　味苦，性寒。具有清心去热、涩精止血的功能。莲子心与莲子肉性味不同，应分别使用。

（3）炒莲子肉　气味甘香，用于脾虚泄泻，肾虚遗精，妇女带下。

冬 瓜 子

【处方用名】冬瓜子、冬瓜仁、炒冬瓜子、炒冬瓜仁。

【来源】本品为葫芦科植物冬瓜 *Benincasa hispida*（Thunb.）Cogn. 的干燥成熟种子。秋季果实成熟时，取出种子，洗净，晒干。

【炮制方法】

（1）冬瓜子　取原药材，除去杂质，筛去灰屑。用时捣碎。

（2）炒冬瓜子　取净冬瓜子，置已预热好的炒制容器内，用文火加热，炒至表面略呈黄色，稍有焦斑为度，取出放凉，用时捣碎。

【成品性状】

规格	形状	颜色	气味	质地
冬瓜子	扁平卵圆形或长卵形，一端钝圆，另一端尖	外表黄白色	味微甜	质轻
炒冬瓜子	稍鼓起	外表微黄色，略有焦斑，断面淡黄色	气微香	质轻

【炮制作用】

（1）冬瓜子　味甘，性寒。具有清肺化痰、消痈排脓的功能。多用于肺热咳嗽，肺痈、肠痈初起。

（2）炒冬瓜子　炒后寒性缓和，产生香气，长于渗湿化浊。多用于湿热带下、白浊。

水 红 花 子

【处方用名】水红花子、蓼实子、水红子、炒水红花子。

【来源】本品为蓼科植物红蓼 *Polygonum orientale* L. 的干燥成熟果实。秋季果实成熟时采割果穗，晒干，打下果实，除去杂质。

【炮制方法】

（1）水红花子　取原药材，除去杂质及灰屑。用时捣碎。

（2）炒水红花子　取净水红花子，置已预热好的炒制容器内，用武火加热，迅速拌炒至爆花，取出晾凉。

【成品性状】

规格	形状	颜色	气味	质地
水红花子	扁圆球形，两面微凹，顶端有短突尖，基部有果梗痕	表面棕黑色或红棕色，有光泽	味淡	质硬
炒水红花子	大部分爆裂成白花	大部分白色	具香气	质疏松

【炮制作用】

（1）水红花子　味咸，性微寒。具有散瘀消癥、消积止痛、健脾利湿、化痰清热的功能。生品力较猛，长于消瘀破癥、化痰散结。用于癥瘕痞块、瘿瘤。

（2）炒水红花子　炒后药性缓和，成分易于煎出，消食止痛和健脾利湿作用较好。用于食积腹痛，慢性肝炎，肝硬化腹水。

槐　花

【处方用名】槐花、炒槐花、槐花炭。

【来源】本品为豆科植物槐 *Sophora japonica* L. 的干燥花及花蕾。夏季花开放或花蕾形成时采收，及时干燥，除去枝、梗及杂质。前者习称"槐花"，后者习称"槐米"。

【炮制方法】

（1）槐花　取原药材，除去杂质及枝梗，筛去灰屑。

（2）炒槐花　取净槐花，置已预热好的炒制容器内，用文火加热，炒至深黄色，取出晾凉。

（3）槐花炭　取净槐花，置已预热好的炒制容器内，用中火加热，炒至焦褐色，喷洒少许清水，灭净火星，炒干，取出凉透。

【成品性状】

规格	形状	颜色	气味	质地
槐花	皱缩而卷曲，花瓣多散落，完整者花萼钟状。花蕾（槐米）卵圆形或椭圆形	黄绿色，花瓣黄色或黄白色。花蕾（槐米）、花萼黄绿色，上方为未开放的黄白色花瓣，内呈黄褐色	味微苦，花蕾（槐米）味微苦涩	体轻。花蕾（槐米）质轻
炒槐花	形如槐花	外表深黄色	如槐花	如槐花
槐花炭	形如槐花	外表焦褐色	如槐花	如槐花

【炮制作用】

（1）槐花　味苦，性微寒。具有凉血止血、清肝泻火的功能。生品以清肝泻火、清热凉血见长。多用于血热妄行，肝热目赤，头痛眩晕，疮毒肿痛。

（2）炒槐花　炒后苦寒之性缓和，有杀酶保苷的作用。其清热凉血作用次于生品。

（3）槐花炭　清热凉血作用极弱，涩性增加，以凉血止血力胜。用于咯血、衄血、便血、崩漏下血、痔出血等出血证。

【炮制研究】槐花炒炭后止血作用增强，其原因在于：止血成分含量增加，抗止血成分含量降低，即鞣质、槲皮素含量增加，而异鼠李素含量降低。

九香虫

【处方用名】九香虫、炒九香虫。

【来源】本品为蝽科昆虫九香虫 *Aspongopus chinensis* Dallas 的干燥体。11 月至次年 3 月前捕捉。置适宜容器内，用酒少许将其闷死，取出阴干；或置沸水中烫死，取出干燥。

【炮制方法】

（1）九香虫　取原药材，除去杂质，筛去灰屑。

（2）炒九香虫　取净九香虫，置炒制容器内，用文火加热，炒至有香气，颜色加深，取出晾凉。

【成品性状】

规格	形状	颜色	气味	质地
九香虫	六角状扁椭圆形	表面棕褐色或棕黑色,略有光泽;腹部棕红色或棕黑色	有特异臭气,味咸	质脆
炒九香虫	形如九香虫	颜色加深	有香气	质脆

【炮制作用】

(1) 九香虫　味咸,性温。具有理气止痛、温中助阳的功能。九香虫虽有"九香"之名,但实际上具有特异的臭气,故有"打屁虫"之俗称。

(2) 炒九香虫　炒后应用,去除腥臭气味,增强行气温阳作用。

海 螵 蛸

【处方用名】海螵蛸、乌贼骨、炒海螵蛸、炒乌贼骨。

【来源】本品为乌贼科动物无针乌贼 *Sepiella maindroni* de Rochebrune 或金乌贼 *Sepia esculenta* Hoyle 的干燥内壳。收集乌贼鱼的骨状内壳,洗净,干燥。

【炮制方法】

(1) 海螵蛸　取原药材,除去杂质,用清水洗净,干燥,砸成小块。

(2) 炒海螵蛸　取净海螵蛸小块,置已预热好的炒制容器内,用文火加热,炒至表面微黄色,取出晾凉。

【成品性状】

规格	形状	颜色	气味	质地
海螵蛸	不规则小块	表面灰白色	气微腥,味微咸	体轻,易折断,断面粉质,显疏松层纹,具吸水性
炒海螵蛸	不规则小块	表面微黄色,略有焦斑	气微腥,味微咸	如海螵蛸

【炮制作用】

(1) 海螵蛸　味咸、涩,性温。具有收敛止血、涩精止带、制酸、敛疮的功能。用于崩漏出血,梦遗滑精,赤白带下,胃痛吐酸。

(2) 炒海螵蛸　炒后敛湿作用增强。可用于疮疡湿疹,创伤出血。

其他常用炒黄药物:白胡椒、红豆蔻、地肤子、亚麻子、芜菁子、枳椇子、柿蒂、急性子、浮小麦、甜瓜子、葱子、榧子、蛇床子、桑叶、枫香脂、地龙。

● 思考练习

一、单选题

1. 下列药材炒黄时应用中火的是（　　）

　　A. 芥子　　　　　　　B. 苍耳子　　　　　　C. 紫苏子　　　　　　D. 酸枣仁

2. 炒黄后便于去除药物非药用部位的药材是（　　）

　　A. 蔓荆子　　　　　　B. 王不留行　　　　　C. 海螵蛸　　　　　　D. 赤芍

3. 炒黄后可以缓和药物寒滑之性,避免伤中的药材是（　　）

　　A. 山楂　　　　　　　B. 牵牛子　　　　　　C. 牛蒡子　　　　　　D. 决明子

二、多选题

1. 经炒制后可降低毒性的药物有（　　）

    A. 苍耳子   B. 牵牛子   C. 槟榔   D. 川楝子   E. 山楂

2. 下列药物经炒制可起到"杀酶保苷"作用的是（   ）

    A. 莱菔子   B. 牵牛子   C. 酸枣仁   D. 芥子   E. 葶苈子

三、问答题

1. 经炒黄操作后能缓和药性的药材有哪些？请总结。

2. 哪些药材需用中火炒黄？

3. 经炒黄操作后能降低毒性的药材有哪些？

4. 请分析下列药材的炮制原理：芥子、酸枣仁、紫苏子、白果、槐花。

任务十六　炒　焦

- 掌握炒焦法的炮制目的、注意事项。
- 能进行炒焦操作，并根据药材质地选择合适的火候。
- 掌握判断炒焦炮制品性状的标准。
- 掌握下述品种的炮制作用：山楂、川楝子、栀子、槟榔。

知识准备

　　炒焦是将净选或切制后的药物置温度适宜的炒制容器内，用中火或武火加热，炒至药物表面呈焦黄色或焦褐色，内部颜色加深，并具有焦香气味的操作方法。

　　炒焦的目的一方面是增强药物消食健脾的功效，另一方面是减少药物的刺激性。主要适用于消食类药材增强消食健脾作用，如中药常用"焦三仙"，以及刺激性较强药材，如槟榔、川楝子，炒焦后降低刺激性。

任务引入

　　根据《中国药典》炮制通则要求，将需炒焦药材进行相应炮制，操作中应注意药材的质地、药性和炮制目的的不同要求，采用不同加热火力和加热时间。

任务分析

　　炒焦法所用火力和加热时间要比炒黄法适当延长，使药物产生焦香气味，但是又不能焦煳，程度介于炒黄操作和炒炭操作之间。

　　操作中，应注意药材分档，根据药物质地选择火力大小，对于材质轻泡，易燃、易变色的药材，出锅前应注意灭尽火星，保存药效并保证安全。

　　炒焦法重点药材：山楂、川楝子、栀子、槟榔等。

　　扫码观看数字资源 3.2　焦麦芽

任务实施

山　楂

【处方用名】山楂、炒山楂、焦山楂、焦楂、山楂炭。

【来源】本品为蔷薇科植物山里红 *Crataegus pinnatifida* Bge. var. *major* N. E. Br. 或山楂 *Crataegus pinnatifida* Bge. 的干燥成熟果实。秋季果实成熟时采收，切片，干燥。

【炮制方法】

（1）山楂　取原药材，除去杂质及脱落的核及果柄，筛去碎屑。

（2）炒山楂　取净山楂，置已预热好的炒制容器内，用中火加热，炒至颜色加深，果肉黄褐色，偶见焦斑。取出晾凉，筛去碎屑。

（3）焦山楂　取净山楂，置已预热好的炒制容器内，用中火加热，炒至外表焦褐色，内部黄褐色，取出晾凉，筛去碎屑。

（4）山楂炭　取净山楂，置已预热好的炒制容器内，用武火加热，炒至表面焦黑色，内部焦褐色，取出晾凉，筛去碎屑。

【成品性状】

规格	形状	颜色	气味	质地
山楂	圆片状,皱缩不平	外皮红色。断面黄白色,中间有浅黄色果核	气微清香,味酸微甜	质较轻
炒山楂	形如山楂	表面颜色加深,果肉黄褐色,偶见焦斑	味酸微甜	质较轻
焦山楂	形如山楂	表面焦褐色,内部黄褐色	味微酸	质较轻
山楂炭	形如山楂	表面焦黑色,内部焦褐色	味涩	质较轻

【炮制作用】

（1）山楂　味酸、甘，性微温。具有消食健胃、行气散瘀的功能。长于活血化瘀，常用于血瘀经闭，产后瘀阻，心腹刺痛，疝气疼痛，以及高脂血症、高血压病、冠心病。

（2）炒山楂　酸味减弱，可缓和对胃的刺激性，善于消食化积。用于脾虚食滞，食欲不振，神倦乏力。

（3）焦山楂　不仅酸味减弱，且增加了苦味，长于消食止泻。用于食积兼脾虚和痢疾。

（4）山楂炭　其性收涩，具有止血、止泻的功能。可用于胃肠出血或脾虚腹泻兼食滞者。

川 楝 子

【处方用名】川楝子、金铃子、炒川楝子。

【来源】本品为楝科植物川楝 *Melia toosendan* Sieb. et Zucc. 的干燥成熟果实。冬季果实成熟时采收，除去杂质，干燥。

【炮制方法】

（1）川楝子　取原药材，除去杂质。用时捣碎。

（2）焦川楝子　取净川楝子，切片或砸成小块，置已预热好的炒制容器内，用中火加热，炒至表面焦黄色或焦褐色，取出晾凉，筛去灰屑。

（3）盐川楝子　取净川楝子片或碎块，用盐水拌匀，稍闷，待盐水被吸尽后，置已预热好的炒制容器内，用文火加热，炒至深黄色，取出晾凉，筛去碎屑。

每100kg川楝子，用食盐2kg。

【成品性状】

规格	形状	颜色	气味	质地
川楝子	类球形,顶端有花柱残痕,基部凹陷,果核球形或卵圆形	表面金黄色或棕黄色,微有光泽,具深棕色小点,果肉淡黄色	气特异,味酸、苦	质坚硬,外果皮革质,果肉松软,遇水湿润有黏性
焦川楝子	厚片或不规则碎块	表面焦黄色	有焦气,味苦、涩	发泡
盐川楝子	厚片或不规则碎块	表面深黄色	味微咸	发泡

【炮制作用】

（1）川楝子　味苦，性寒。具有舒肝行气、止痛、驱虫的功能。生品有小毒，长于杀虫、疗癣、兼能止痛。用于虫积腹痛，头癣。

（2）焦川楝子　炒焦后可缓和苦寒之性，降低毒性，减少滑肠之弊，以疏肝理气止痛力胜。用于胁肋疼痛及胃脘疼痛。

（3）盐川楝子　盐炙引药下行，作用专于下焦，长于疗疝止痛。常用于疝气疼痛，睾丸坠痛。

栀　子

【处方用名】栀子、山栀、黄栀子、炒栀子、焦栀子、栀子炭。

【来源】本品为茜草科植物栀子 *Gardenia jasminoides* Ellis 的干燥成熟果实。9～11月果实成熟呈红黄色时采收，除去果梗及杂质，蒸至上汽或置沸水中略烫，取出，干燥。

【炮制方法】

（1）栀子　取原药材，除去杂质，碾碎。

（2）炒栀子　取栀子碎块，置已预热好的炒制容器内，用文火加热，炒至深黄色，取出晾凉。

（3）焦栀子　取栀子碎块，置已预热好的炒制容器内，用中火加热，炒至焦黄色，取出晾凉。

（4）栀子炭　取栀子碎块，置已预热好的炒制容器内，用武火加热，炒至黑褐色，喷淋少许清水熄灭火星，取出晾干。

【成品性状】

规格	形状	颜色	气味	质地
栀子	不规则碎块状，种子扁卵圆形	表面红黄色或棕红色，种子红黄色	味微酸而苦	果皮薄而脆
炒栀子	形如栀子	深黄色或黄褐色	味微酸而苦	果皮薄而脆
焦栀子	形如栀子	焦黄色	味微酸而苦	果皮薄而脆
栀子炭	形如栀子	黑褐色或焦黑色	味微苦	果皮薄而脆

【炮制作用】

（1）栀子　味苦，性寒。具有泻火除烦、清热利尿、凉血解毒的功能。长于泻火利湿、凉血解毒。常用于温病高热，湿热黄疸，湿热淋证，疮疡肿毒；外治扭伤跌损，但苦寒之性甚强，易伤中气，且对胃有刺激性，脾胃较弱者服后易吐。

（2）炒栀子　炒后缓和苦寒之性，可清热除烦，与焦栀子功用相似，炒栀子比焦栀子苦寒之性略强，用于热较甚者。

（3）焦栀子　苦寒之性更缓，清热除烦，用于脾胃较虚弱者。

（4）栀子炭　善于凉血止血，多用于吐血、咯血、咳血、衄血、尿血、崩漏下血等。

槟　榔

【处方用名】槟榔、大白、焦槟榔、槟榔炭。

【来源】本品为棕榈科植物槟榔 *Areca catechu* L. 的干燥成熟种子。春末至秋初采收成熟果实，用水煮后，干燥，除去果皮，取出种子，干燥。

【炮制方法】

（1）槟榔　取原药材，除去杂质，用水浸泡 3～5 天，捞出置容器内，经常淋水，润透，切薄片，干燥，筛去碎屑。

（2）炒槟榔　取槟榔片，置已预热好的炒制容器内，用文火加热，炒至微黄色，取出晾凉，筛去碎屑。

（3）焦槟榔　取槟榔片，置已预热好的炒制容器内，用中火加热，炒至焦黄色，取出晾凉，筛去碎屑。

【成品性状】

规格	形状	颜色	气味	质地
槟榔	类圆形薄片	表面呈棕、白色相间的大理石样花纹。周边淡黄棕色或淡红棕色	气微，味涩微苦	质坚脆易碎
炒槟榔	类圆形薄片	表面浅黄色	气微，味涩微苦	质坚脆易碎
焦槟榔	类圆形薄片	表面焦黄色	气微，味涩微苦	质坚脆易碎

【炮制作用】

（1）槟榔　味苦、辛，性温。具有杀虫、消积、降气、行水、截疟的功能。生品力峻，常用于治绦虫、姜片虫、蛔虫及水肿、脚气、疟疾。

（2）炒槟榔　炒后可缓和药性，以免克伐太过而耗伤正气，并能减少服后恶心、腹泻、腹痛的副作用。

（3）焦槟榔　焦槟榔与炒槟榔功用相似，长于消食导滞。用于食积不消，痢疾里急后重。但炒槟榔较槟榔作用稍强，同时克伐正气的作用也略强于焦槟榔，一般身体素质稍强者可选用炒槟榔，身体素质较差者应选用焦槟榔。

【炮制研究】

（1）槟榔经浸泡后切片，醚溶性生物碱损失很大；在水浸泡过程中，其生物碱含量，换水比不换水的方法损失大。加热对槟榔的成分也有影响，采用薄层扫描法对槟榔的生品、炒黄品、炒焦品、炒炭品中槟榔碱进行含量测定，结果是随着受热时间的增加，槟榔碱的含量逐渐降低。槟榔饮片的干燥方法对生物碱含量也有影响。切片后曝干其生物碱损失比阴干大得多，晒干也比阴干的含量低，烘干则与阴干含量接近。

（2）工艺研究

① 槟榔质地坚硬，传统方法加工饮片，浸泡时间长，有效成分流失，影响饮片质量。采用减压冷浸软化方法能提高软化效率，缩短浸泡时间，保证饮片质量。

② 正交设计法筛选的最佳软化切制工艺为：先减压后加水，25～26℃水浸泡，切0.5mm以下极薄片，阴干。

③ 微波法炮制槟榔是通过药物本身水分子间的振动产生热能而达到炮制目的，该法炮制时应用的温度低，工艺简单，操作方便，无污染，药材损失少，药材炮制程度均匀一致，饮片完整美观，有效地解决了因加热温度高引起槟榔碱大量损失的问题。

其他常用炒焦药物：石莲子。

思考练习

一、单选题

1. 炒焦可增强药物（　　）

 A. 消食止泻作用　　　B. 消食健脾的功效　　　C. 活血化瘀作用　　　D. 止血作用

2. 栀子炒后能（　　）

 A. 缓和药性　　　B. 降低毒性　　　C. 利于贮藏　　　D. 增强疗效

二、多选题

1. 山楂炒焦的目的是（　　）

    A. 破坏部分有机酸   B. 降低毒性   C. 缓和对胃的刺激性

    D. 长于活血化瘀   E. 增强消食止泻的作用

2. 中药常用的"焦三仙"包括（　　）

    A. 焦栀子   B. 焦槟榔   C. 焦神曲

    D. 焦麦芽   E. 焦山楂

三、问答题

1. 炒焦法在操作中应注意什么？其炮制目的是什么？

2. 槟榔在各个加工环节应如何操作以避免有效成分损失？

任务十七　炒　炭

知识准备

将净选或切制后的药物，置温度适宜的炒制容器内，用武火或中火加热，炒至表面焦黑色或焦褐色，内部呈棕褐色或棕黄色的操作方法，称为炒炭。

"存性"是炒炭的基本要求。"炒炭存性"是指在炒炭操作中只使其药物部分炭化，更不能使其灰化，未炭化部分仍应保存药物的固有形状和气味。花、叶、草等类质地轻泡药材炒炭后仍可清晰辨别药物原形，如槐花、侧柏叶、荆芥之类。

炒炭的目的主要是使药物增强止血作用，如地榆、大蓟、牡丹皮等，个别药物炒炭后产生止血、止泻作用，如荆芥、石榴皮等。

任务引入

根据《中国药典》炮制通则要求，将需炒炭药材进行相应炮制，操作中应注意药材的质地、药性和炮制目的的不同要求，采用不同加热火力和加热时间。炮制通则将制炭法分为炒炭、煅炭两类，本教材将煅炭法列入煅法一章学习。

任务分析

炒炭法是清炒法三种方法中所用火力最大，加热时间最长的一种方法。为使药物表面和内部达到规定程度，不一定要一味加大火力，延长加热时间，要根据临床要求和药材质地，适当选择火候，保证药效的合理变化。

炒炭应注意以下问题。

（1）掌握好火力，以达到"炒炭存性"的要求，质地坚实的药物宜用武火，质地疏松的花、花粉、叶、全草类药物可用中火，视具体药物灵活掌握。

（2）在炒炭过程中，药物炒至一定程度时，因温度很高，易出现火星，特别是质地疏松的药物如蒲黄、荆芥等，需喷淋适量清水熄灭，以免引起燃烧。

（3）药材出锅后必须摊开晾凉，经检查确无余热后再收贮，以免复燃。

炒炭法重点药材：大蓟、干姜、牡丹皮、乌梅、蒲黄、荆芥、地榆、侧柏叶等。

扫码观看数字资源 3.3　侧柏叶炭。

大 蓟

【处方用名】大蓟、大蓟炭。

【来源】本品为菊科植物蓟 *Cirsium japonicum* Fisch. ex DC. 的干燥地上部分。夏、秋二季花开时采割地上部分，除去杂质，晒干。

【炮制方法】

（1）大蓟　取原药材，除去杂质，清水洗净，润软，切段（全草）或切薄片（根部），干燥，筛去碎屑。

（2）大蓟炭　取大蓟段或片，置已预热好的炒制容器内，用武火加热，炒至表面焦黑色，内部棕褐色，喷洒少许清水，灭尽火星，取出晾干。

【成品性状】

规格	形状	颜色	气味	质地
大蓟	不规则的小段和少量圆形薄片,茎、叶、花及根的混合物。茎圆柱形,叶皱缩,多破碎,边缘有针刺,茎、叶均被有丝状毛,头状花序。根片呈类圆形薄片	茎表面绿褐色或棕褐色,总苞黄褐色,羽状冠毛灰白色。根片表面灰白色,周边暗棕色	气微,味淡。根片气微,味甘	根质硬而脆,茎断面髓部疏松或中空
大蓟炭	形如大蓟	表面焦黑色	具焦香气,味苦	质松脆

【炮制作用】

（1）大蓟　味甘、苦，性凉。具有凉血止血、祛瘀消肿的功能。生大蓟以凉血消肿力胜，常用于热淋，痈肿疮毒及热邪偏盛的出血证。

（2）大蓟炭　炒炭后凉性减弱，收敛止血作用增强。用于吐血、呕血、咯血等出血较急剧者。

干 姜

【处方用名】干姜、炮姜、姜炭。

【来源】本品为姜科植物姜 *Zingiber officinale* Rosc. 的干燥根茎。冬季采挖，除去须根及泥沙，晒干或低温干燥。

【炮制方法】

（1）干姜　取原药材，除去杂质，略泡，洗净，润透，切厚片或块，干燥，筛去碎屑。

（2）炮姜　先将净河砂置炒制容器内，用武火炒热，再加入干姜片或块，不断翻动，炒至鼓起，表面棕褐色，取出，筛去砂，晾凉。

（3）姜炭　取干姜块，置已预热好的炒制容器内，用武火加热，炒至表面焦黑色，内部棕褐色，喷淋少许清水，灭尽火星，略炒，取出晾干，筛去碎屑。

【成品性状】

规格	形状	颜色	气味	质地
干姜	不规则的厚片或丁块,表面有明显的筋脉小点	表面灰棕色或淡黄棕色。切面黄白色	有特异香气,味辛辣	粉性

规格	形状	颜色	气味	质地
炮姜	不规则的厚片或块,表面鼓起	棕黄色,内部深黄色	气香,味辛辣	质地疏松
姜炭	不规则的厚片或块	表面焦黑色,内部棕褐色	味苦微辣	质松脆

【炮制作用】

（1）干姜　味辛,性热。具有温中散寒、回阳通脉、燥湿消痰的功能。干姜能守能走,故对中焦寒邪偏盛而兼湿者以及寒饮伏肺的喘咳颇为相宜。又因为本品力速而作用较强,故用于回阳救逆,其效甚佳。常用于脘腹冷痛,呕吐泄泻,肢冷脉微,痰饮喘咳。

（2）炮姜　味苦、辛,性温。具有温中散寒、温经止血的功能。其辛燥之性较干姜弱,温里之力不如干姜迅猛,但作用缓和持久,且长于温中止痛、止泻和温经止血。

（3）姜炭　味苦、涩,性温。归脾、肝经。其辛味消失,守而不走,长于止血温经。其温经作用弱于炮姜,固涩止血作用强于炮姜,可用于各种虚寒性出血,且出血较急,出血量较多者。

小　蓟

【处方用名】小蓟、小蓟炭。

【来源】本品为菊科植物刺儿菜 *Cirsium setosum* （Willd.）MB. 的干燥地上部分。夏、秋二季花开时采割,除去杂质,晒干。

【炮制方法】

（1）小蓟　取原药材,除去杂质,稍润,切段,干燥,筛去碎屑。

（2）小蓟炭　取小蓟段,置已预热好的炒制容器内,用武火加热,炒至表面黑褐色,内部黄褐色,喷淋少许清水,熄灭火星,取出晾干。

【成品性状】

规格	形状	颜色	气味	质地
小蓟	不规则小段,叶、茎、花混合。茎圆柱形,叶多皱缩或破碎,具针刺。花球形或椭圆形,总苞钟状	茎表面绿褐色或带紫色,花紫色,总苞黄绿色	气微,味微苦	茎质较硬
小蓟炭	形如小蓟	外表黑褐色,内黄褐色	具焦香气,味苦	质松脆

【炮制作用】

（1）小蓟　味甘、苦,性凉。具有凉血、止血、祛瘀消痈的功能。

（2）小蓟炭　炒炭后凉性减弱,收敛止血作用增强。小蓟与大蓟疗效相似,二者常配伍应用。

石　榴　皮

【处方用名】石榴皮、石榴皮炭。

【来源】本品为石榴科植物石榴 *Punica granatum* L. 的干燥果皮。秋季果实成熟后收集果皮,晒干。

【炮制方法】

（1）石榴皮　取原药材，除杂质，去净残留的瓤及种子，洗净，切块，干燥。筛去碎屑。

（2）石榴皮炭　取净石榴皮块，置已预热好的炒制容器内，用武火加热，炒至表面黑褐色，内部焦黄色，喷淋少许清水灭尽火星，取出晾干。筛去碎屑。

【成品性状】

规格	形状	颜色	气味	质地
石榴皮	不规则的方块或碎块	外表面红棕色、棕黄色或紫红色,内表面黄色或红棕色,断面鲜黄色	味苦、涩	质脆
石榴皮炭	形如石榴皮	表面黑褐色,断面焦黄色	味苦、涩	质脆

【炮制作用】

（1）石榴皮　味酸、涩，性温。生品长于驱虫、涩精、止带。多用于虫积腹痛，滑精，白带，脱肛，疥癣。

（2）石榴皮炭　炒炭后收涩力增强，多用于久泻，久痢，崩漏。

白 茅 根

【处方用名】白茅根、茅根、茅根炭。

【来源】本品为禾本科植物白茅 *Imperata cylindrica* Beauv. var. *major* （Nees）C. E. Hubb. 的干燥根茎。春、秋二季采挖，除去地上部分及泥土，洗净，干燥，除去须根及膜质叶鞘，捆成小把。

【炮制方法】

（1）白茅根　取原药材，微润，切段，干燥，筛去碎屑。

（2）茅根炭　取茅根段，置已预热好的炒制容器内，用中火加热，炒至表面焦褐色，内部焦黄色，喷淋少许清水，灭尽火星，取出晾干。

【成品性状】

规格	形状	颜色	气味	质地
白茅根	圆柱状短段,具纵皱纹,节明显,切断面中心有小孔	表面黄白色或淡黄色,微有光泽,节呈浅黄棕色,断面中心小孔黄色	味微甜	体轻,质略脆
茅根炭	形如白茅根	表面呈焦褐色	味微涩	体轻,质略脆

【炮制作用】

（1）白茅根　味甘，性寒。生品长于凉血、清热利尿。常用于血热妄行的多种出血证，热淋，小便不利，水肿，湿热黄疸，热盛烦渴，胃热呕哕及肺热咳嗽。治血热偏盛的出血证可单用大剂量煎服，尤其对尿血可起到利尿与止血二者兼顾的作用。

（2）茅根炭　炒炭后味涩，寒性减弱。清热凉血作用轻微，止血作用增强，专用于出血证，并偏于收敛止血，常用于出血证较急者。

【炮制研究】采用正交试验法对茅根炭的炮制工艺进行优选，结果表明，茅根炭的最佳炮制工艺为170℃，烘制16min。

牡 丹 皮

【处方用名】牡丹皮、丹皮、牡丹皮炭。

【来源】本品为毛茛科植物牡丹 *Paeonia suffruticosa* Andr. 的干燥根皮。秋季采挖根部，除去细根，剥取根皮，晒干。

【炮制方法】

（1）牡丹皮　取原药材，除去杂质，清水洗净，润透，切薄片，干燥，筛去碎屑。

（2）牡丹皮炭　取净牡丹皮片，置已预热好的炒制容器内，用中火加热，炒至表面黑褐色，内部黄褐色，喷淋少许清水，灭尽火星，取出晾干，筛去碎屑。

【成品性状】

规格	形状	颜色	气味	质地
牡丹皮	中空的类圆形薄片	外表面灰褐色或黄褐色,栓皮脱落处呈粉红色。内表面淡灰黄色或浅棕色,常见发亮的晶点	有特殊香气,味微苦而涩	质脆,粉性
牡丹皮炭	形如牡丹皮	黑褐色	气香,味微苦而涩	质脆,粉性

【炮制作用】

（1）牡丹皮　味苦、辛，性微寒。生品长于清热凉血、活血散瘀，用于温毒发斑或发疹，阴虚发热，无汗骨蒸，肠痈，痈肿疮毒，肝火头痛，经闭，痛经，跌打损伤。

（2）牡丹皮炭　炒炭后清热凉血作用较弱，具有止血凉血作用，常用于血热出血。

【炮制研究】牡丹皮炭的最佳炮制工艺为 250℃，炒制 10min，该炮制品的多种微量元素含量明显升高。

乌　梅

【处方用名】乌梅、乌梅肉、乌梅炭、醋乌梅。

【来源】本品为蔷薇科植物梅 *Prunus mume*（Sieb.）Sieb. et Zucc. 的干燥近成熟果实。夏季果实近成熟时采收，低温烘干后闷至色变黑。

【炮制方法】

（1）乌梅　取原药材，除去杂质，洗净，干燥。

（2）乌梅肉　取净乌梅，用清水润软或蒸软后，剥取净肉，干燥，筛去碎屑。

（3）乌梅炭　取净乌梅或乌梅肉，置已预热好的炒制容器内，用武火加热，炒至皮肉发泡，黏质变枯。表面呈焦黑色，取出晾凉，筛去碎屑。

（4）醋乌梅　取净乌梅或乌梅肉，用米醋拌匀，闷润至醋被吸尽，置适宜容器内，密闭，隔水加热 2～4h，取出干燥。

每 100kg 净乌梅或乌梅肉，用米醋 10kg。

【成品性状】

规格	形状	颜色	气味	质地
乌梅	不规则的球形或扁圆形,表面皱缩不平,果核椭圆形,内含1粒种子	表面乌黑色,果核棕黄色,种子淡黄色	味极酸	果肉柔软,果核坚硬
乌梅肉	皱缩不平	乌黑色或棕黑色	气特异,味极酸	柔软
乌梅炭	皮肉鼓起发泡	表面呈焦黑色	味酸兼苦	质较脆
醋乌梅	形如乌梅或乌梅肉	乌黑色或棕黑色	略有醋气	质较柔润

【炮制作用】

（1）乌梅　味酸、涩，性平。具有敛肺、涩肠、生津安蛔的功能。生乌梅长于生津止渴、敛肺止咳、安蛔。多用于虚热消渴，肺虚久咳，蛔厥腹痛。

（2）乌梅肉　功效与乌梅相同，因去核用肉，故作用更强。

（3）乌梅炭　长于涩肠止泻，止血，常用于久泻、久痢及便血、崩漏下血等。

（4）醋乌梅　功效与生乌梅相似，但收敛固涩作用更强，尤其适用于肺气耗散之久咳不止和蛔厥腹痛。

鸡 冠 花

【处方用名】鸡冠花、鸡冠花炭。

【来源】本品为苋科植物鸡冠花 *Celosia cristata* L. 的干燥花序。秋季花盛开时采收，晒干。

【炮制方法】

（1）鸡冠花　取原药材，除去杂质及残留的茎叶，切段。

（2）鸡冠花炭　取净鸡冠花段，置已预热好的炒制容器内，用中火加热，炒至表面焦黑色，喷淋少许清水，灭净火星，取出晾干。

【成品性状】

规格	形状	颜色	气味	质地
鸡冠花	鸡冠状不规则短段,种子细小	表面紫色或红色(鸡冠花),或者黄白色(白鸡冠花)。种子黑色	味淡	质轻
鸡冠花炭	形如鸡冠花	表面焦黑色	味涩	质轻

【炮制作用】

（1）鸡冠花　味甘、涩，性凉。生品性凉，收涩之中兼有清热作用，多用于湿热带下，湿热痢疾，湿热便血和痔血等证。

（2）鸡冠花炭　炒炭后凉性减弱，收涩作用增强。常用于吐血，便血，崩漏反复不愈及带下，久痢不止。

莲 房

【处方用名】莲房、莲房炭。

【来源】本品为睡莲科植物莲 *Nelumbo nucifera* Gaertn. 的干燥花托。秋季果实成熟时采收，除去果实，晒干。

【炮制方法】

（1）莲房　取原药材，除去杂质，切成小方块。

（2）莲房炭　取净莲房碎块，置已预热好的炒制容器内，用武火加热，炒至外表焦黑色，内部棕褐色，喷淋少许清水，灭尽火星，取出晾干。

【成品性状】

规格	形状	颜色	气味	质地
莲房	不规则的方块,具细纵纹及皱纹,有的可见圆形孔洞	表面灰棕色至紫棕色	味微涩	质轻松
莲房炭	形如莲房	表面焦黑色,内部棕褐色	味微涩	质轻松

【炮制作用】

（1）莲房　味苦、涩，性温。具有化瘀止血的功能。生品化瘀之力偏胜，止血力较弱。多用于胎衣不下，痔血及产后恶露不绝。

（2）莲房炭　炒炭后收涩力增强。常用于崩漏，尿血，痔血等下部出血证。莲房也可用焖煅法制炭，功用与炒炭相同，均作莲房炭用。

蒲　黄

【处方用名】蒲黄、生蒲黄、炒蒲黄、蒲黄炭。

【来源】本品为香蒲科植物水烛香蒲 *Typha angustifolia* L.、东方香蒲 *Typha oriental-is* Presl 或同属植物的干燥花粉。夏季采收蒲棒上部的黄色雄花序，晒干后碾轧，筛取花粉。剪取雄花后，晒干，成为带有雄花的花粉，即为草蒲黄。

【炮制方法】

（1）蒲黄　取原药材，揉碎结块，除去花丝及杂质。

（2）蒲黄炭　取净蒲黄，置已预热好的炒制容器内，用中火加热，炒至棕褐色，喷淋少许清水，灭尽火星，取出晾干。

蒲黄为花粉类药物，质轻松，炒制时火力不可过大，出锅后应摊晾散热，防止复燃，检查确已凉透，方能收贮。如喷水较多，则须晾干，以免发霉。

【成品性状】

规格	形状	颜色	气味	质地
蒲黄	粉末	黄色	气微,味淡	体轻,放水中漂浮水面。手捻有滑腻感,易附着手指
蒲黄炭	粉末	棕褐色	气微,味淡	体轻,放水中漂浮水面

【炮制作用】

（1）蒲黄　味甘，性平。具有行血化瘀、利尿通淋的功能。用于瘀血阻滞的心腹疼痛，痛经，产后瘀痛，跌打损伤，血淋涩痛。

（2）蒲黄炭　性涩，止血作用增强。常用于咯血，吐血，衄血，尿血，便血，崩漏及外伤出血。

【炮制研究】以水浸出物、醇浸出物、鞣质含量、微量元素为成分指标，以小鼠凝血时间为药理指标，对蒲黄的炮制工艺进行了优选。结果表明，在 140℃烘制 4.3min 最好。而控制蒲黄杂质的理想方法是用 100 目筛振摇 10min。

荆　芥

【处方用名】荆芥、荆芥炭。

【来源】本品为唇形科植物荆芥 *Schizonepeta tenuifolia* Briq. 的干燥地上部分。夏、秋二季花开到顶、穗绿时采割，除去杂质，晒干。

【炮制方法】

（1）荆芥　取原药材，除去杂质，清水洗净，稍润，切断，干燥，筛去碎屑。

（2）炒荆芥　取荆芥段，置已预热好的炒制容器内，用文火加热，炒至微黄色，取出，放凉。

（3）荆芥炭　取荆芥段，置已预热好的炒制容器内，用武火加热，炒至表面黑褐色，内部焦褐色时，喷淋少量清水，灭尽火星。取出，晾干凉透。

【成品性状】

规格	形状	颜色	气味	质地
荆芥	荆芥为不规则的小段状,茎、叶、穗混合。茎呈方柱形,被短柔毛。叶片较小,皱缩卷曲,破碎	茎黄绿色至紫棕色,花穗淡棕色或淡黄绿色	气香特异,味微涩而辛凉	茎较硬,叶、花穗质脆
炒荆芥	形如荆芥	表面棕黄色,略有焦斑	气味稍弱,微具焦香气	茎较硬,叶、花穗质脆
荆芥炭	形如荆芥	表面棕褐色至棕黑色,内部焦黄色	味苦而稍辛香	质脆

【炮制作用】

（1）荆芥　味辛,性微温。具有解表散风的功能。一般多生用。用于感冒、头痛、麻疹、风疹、咽喉不利、疮疡初起等。

（2）炒荆芥　具有祛风理血的作用。可用于妇人产后血晕。

（3）荆芥炭　炒炭后辛散作用极弱,具有止血的功效。可用于便血、崩漏等证。

侧 柏 叶

【处方用名】侧柏叶、侧柏叶炭。

【来源】本品为柏科植物侧柏 *Platycladus orientalis*（L.）Franco 的干燥枝梢与叶。多在夏、秋二季采收,阴干。

【炮制方法】

（1）侧柏叶　取原药材,除去杂质与硬梗。

（2）侧柏叶炭　取净侧柏叶,置炒制容器内,用武火加热,炒至表面呈焦褐色,喷淋少量清水,灭尽火星,取出凉透。

【成品性状】

规格	形状	颜色	气味	质地
侧柏叶	不规则多节枝、叶片	表面青绿色或黄绿色	气微清香,味苦涩	质脆
侧柏叶炭	形如侧柏叶	表面焦褐色,微有光泽	具焦香气	质脆

【炮制作用】

（1）侧柏叶　味苦涩,性寒。具有凉血止血、生发乌发的功能,以清热凉血、止咳祛痰力胜,用于血热妄行的各种出血证,咳嗽痰多,湿热带下及脱发。

（2）侧柏叶炭　炒炭后寒凉之性趋于平和,专于收涩止血,用于热邪不盛的出血证。

卷 柏

【处方用名】卷柏、卷柏炭。

【来源】本品为卷柏科植物卷柏 *Selaginella tamariscina*（Beauv.）Spring 或垫状卷柏 *Selaginella pulvinata*（Hook. et Grev.）Maxim. 的干燥全草。全年均可采收,除去须根及泥沙,晒干。

【炮制方法】

（1）卷柏　取原药材,除去残留的须根及杂质,洗净,稍润,切段,干燥。

（2）卷柏炭　取净卷柏段,置炒药锅内,用武火加热,炒至焦黑色,喷淋清水少许,灭尽火星，取出，晾干凉透。

【成品性状】

规格	形状	颜色	气味	质地
卷柏	不规则小段,枝扁,有鳞片状小叶,叶缘有细尖的锯齿	表面绿色或黄绿色	气微,味淡	质脆,易折断
卷柏炭	形如卷柏段	外表黑色,内部黑褐色	具焦香气,味微苦	质脆,体轻

【炮制作用】

(1) 卷柏　味辛，性平，归肝经。具有活血通经作用。生用活血通经，多用于经闭痛经，癥瘕痞块，跌仆损伤。

(2) 卷柏炭　炒炭后化瘀止血，多用于吐血、崩漏、便血。

地　榆

【处方用名】地榆、地榆炭。

【来源】本品为蔷薇科植物地榆 *Sanguisorba officinalis* L. 或长叶地榆 *S. officinalis* L. var. *longifolia*（Bert.）Yü et Li. 的干燥根，后者称"绵地榆"。春季将发芽时，或秋季植株枯萎后采挖，除去须根，洗净，干燥，或趁鲜切片，干燥。

【炮制方法】

(1) 地榆　取原药材，除去杂质，未切片者，洗净，除去残基，润透，切厚片，干燥。筛去碎屑。

(2) 地榆炭　取地榆片，置炒制容器内，用武火加热，炒至表面焦黑色，内部棕褐色，喷淋少许清水，灭尽火星，取出，晾凉。

【成品性状】

规格	形状	颜色	气味	质地
地榆	不规则圆形厚片。粗糙,有纵皱纹	表面有排列成环状的小白点,或间有黄白色条纹,周边暗紫红色或灰褐色	气微,味微苦、涩	质坚
地榆炭	形如地榆	表面焦黑色,内部棕褐色	味焦、苦、涩	质脆

【炮制作用】

(1) 地榆　味苦、酸、涩，性微寒。归肝、大肠经。具有凉血止血、解毒敛疮的功能，以凉血解毒为主。用于便血、痔血、血痢、崩漏、水火烫伤、痈肿疮毒等证。

(2) 地榆炭　炒炭后，以收敛止血力胜，用于便血、痔血、崩漏下血等，各种出血证均可选用。

茜　草

【处方用名】茜草、茜草炭。

【来源】本品为茜草科植物茜草 *Rubia cordifolia* L. 的干燥根和根茎。春、秋二季采挖，除去泥沙及细须根，干燥。

【炮制方法】

(1) 茜草　取原药材，除去残茎及杂质，洗净，润软，切厚片或段，干燥，筛去碎屑。

(2) 茜草炭　取茜草片或段，置炒制容器内，用武火加热，炒至表面呈焦黑色，喷淋少许清水，灭尽火星，取出，晾凉。

规格	形状	颜色	气味	质地
茜草	不规则厚片或段,片面平坦,皮部狭窄,木部宽广,具细纵皱纹及少数细根痕	周边红棕色或暗棕色,皮部紫红色,木部浅黄红色	味微苦,久嚼刺舌	体轻,质脆,易折断
茜草炭	形如茜草段	表面焦黑色,内部棕褐色	味涩	质轻松

【炮制作用】

（1）茜草　味苦，性寒，归肝经。具有凉血、止血、祛瘀、通经的功效，生品以活血祛瘀、清热凉血为主，亦能止血，用于吐血、衄血、崩漏下血、外伤出血、经闭瘀阻、关节痹痛、跌仆肿痛等。

（2）茜草炭　炒炭后性变收涩，寒性减弱，以止血为主。用于各种出血证，如吐血、咯血、血痢、尿血、崩漏下血等出血证。

藕　节

【处方用名】藕节、藕节炭。

【来源】本品为睡莲科植物莲 *Nelumbo nucifera* Gaertn. 的干燥根茎节部。秋、冬二季采挖根茎（藕），切取节部，洗净，晒干，除去须根。

【炮制方法】

（1）藕节　取原药材，除去节两端的藕梢，洗净，取出，干燥，擦去残留毛须，筛去灰屑。

（2）藕节炭　取净藕节置炒药锅内，用武火加热，炒至外面呈焦黑色，内部呈黄褐色，喷淋少许清水，灭尽火星，取出干燥。

【成品性状】

规格	形状	颜色	气味	质地
藕节	短圆柱形,中间稍膨大,有残存的须根及须根痕,中央有一小孔,周围有 7～9 个较大的小孔	表面黄棕色或暗棕色,断面灰黄色至灰淡棕色	气微,味微甘、涩	质硬
藕节炭	形如藕节	表面焦黑色,内部黄褐色	具焦香气,味苦	质坚脆

【炮制作用】

（1）藕节　味甘、涩，性平。归肝、肺、肾经。具止血消瘀的功能，以凉血止血化瘀为主，多用于卒暴出血。

（2）藕节炭　炒炭后涩性增强，收敛止血，多用于慢性出血证。

其他常用炒炭药物：陈皮、槐角、马齿苋、瓦松、木贼、益母草、辛夷、鸡冠花、金银花、荷花、菊花、苦楝皮、椿皮、皂角刺、桂枝、海螵蛸。

● **思考练习**

一、单选题

1. 荆芥炒炭后（　　）

　　A.增强解表散风作用　　B.增强凉血止血作用　　C.增强收敛止血作用　　D.增强凉血清热作用

2. 炒炭后辛散作用减弱，产生止血作用的药材是（　　）

    A. 干姜　　　　　　　　B. 石榴皮　　　　　　　C. 荆芥　　　　　　　　D. 大蓟

3.炒炭的目的主要是（　　　）

    A. 增强解表散风作用　　B. 缓和药性　　　　　　C. 降低毒性　　　　　　D. 增强止血作用

二、多选题

1.具有止血作用的炮制品是（　　　）

    A. 侧柏叶　　　　　　　B. 荆芥炭　　　　　　　C. 乌梅炭

    D. 干姜　　　　　　　　E. 山楂

2.宜用中火炒炭的药物是（　　　）

    A. 蒲黄　　　　　　　　B. 地榆　　　　　　　　C. 藕节

    D. 干姜　　　　　　　　E. 白茅根

三、问答题

1.炒炭法在操作中应注意什么？

2.炒炭存性有何目的？

3.需用较小火力炒炭的药材有哪些？

4.总结炒炭后止血作用有所变化的药材。

模块四　加固体辅料炒法

任务十八　麸　炒

知识准备

（一）麸炒法知识概述

麸炒法是固体辅料炒法的一种。固体辅料炒法，是以麦麸、稻米、土为辅料，与药物共同加热的操作方法。操作中借助辅料受热产生的烟气对药物进行熏炒，发挥辅料协同作用，以达到相应的炮制目的。

将净制或切制后的药物用麦麸熏炒的方法，称为麸炒。

麸炒又称为"麦麸炒"或"麸皮炒"。炒制药物时所用的麦麸如不经处理称净麸炒或清麸炒；麦麸经用蜂蜜或红糖制过者则称为蜜麸炒或糖麸炒。

麦麸味甘性平，具有和中作用。明代《本草蒙筌》有"麦麸皮制，抑酷性勿伤上膈"的记载。麸炒常用麦麸炒制补脾胃或作用强烈及有腥味的药物。

（二）麸炒法的目的

（1）增强疗效　具有补脾作用的药物，如山药、白术等，经麦麸炒制后，可增强其疗效，麦麸起辅料协同作用。

（2）缓和药性　某些药效峻烈的药物，如枳实具有强烈的破气作用，苍术药性燥烈，经麸炒后药性缓和，不致耗气伤阴，麦麸起中和作用。

（3）矫臭矫味　某些动物药物如僵蚕，生品气味腥臭，经麸炒后，矫正其气味，便于服用。

任务引入

根据《中国药典》炮制通则要求，将需麸炒药材进行相应炮制，操作中应注意药材的质地、药性和炮制目的的不同要求，选择合适的辅料用量，采用适当加热火力和加热时间。

任务分析

麸炒法所用辅料为麦麸，在加辅料炒法中辅料最为轻泡，烟气产生最为浓密，是符合"熏炒"炮制原始意图的一种炮制方法。操作中，应注意将辅料用量、火候大小、加热时间、药物和辅料入锅的先后次序做好充分协调配合。

（一）麸炒的操作方法

先用中火或武火将锅烧热，再将麦麸均匀撒入热锅中，至起烟时投入药物，快速均匀翻动并适当控制火力，炒至药物表面呈黄色或深黄色时取出，筛去麦麸，放凉。

每 100kg 药物，用麦麸 10～15kg。

（二）麸炒法的注意事项

（1）辅料用量要适当　麦麸量少则烟气不足，达不到熏炒要求；麦麸量多则造成浪费，同时，因烟气较多，药物上色较早，造成实际受热程度不足。

（2）注意火力适当　麸炒一般用中火或武火，并要求火力均匀；锅要预热好，可先取少量麦麸投锅预试，以"麸下烟起"为度。

（3）麦麸要均匀地撒布热锅中，待起烟投药。

（4）麸炒药物要求干燥，以免药物黏附焦化麦麸。

（5）麸炒药物达到标准时要求迅速出锅，以免造成炮制品发黑、火斑过重等现象。

（三）麸炒法的重点药材

苍术、僵蚕、枳实、枳壳等。

扫码观看数字资源 4.1　麸炒法。

任务实施

<h1 style="text-align:center">苍　术</h1>

【处方用名】苍术、茅苍术、炒苍术、焦苍术。

【来源】本品为菊科植物茅苍术 *Atractylodes lancea*（Thunb.）DC. 或北苍术 *Atractylodes chinensis*（DC.）Koidz. 的干燥根茎。春、秋季采挖，除去泥沙，晒干，撞去须根。

【炮制方法】

（1）苍术　取原药材，除去杂质，用水浸泡，洗净，润透，切厚片，干燥，筛去碎屑。

（2）麸炒苍术　先将锅烧热，撒入麦麸，用中火加热，待冒烟时投入苍术片，不断翻炒，炒至深黄色时，取出，筛去麦麸，放凉。

每 100kg 苍术片，用麦麸 10kg。

（3）焦苍术　取苍术片置热锅内，用中火加热，炒至焦褐色时，喷淋少许清水，再用文火炒干，取出放凉，筛去碎屑。

【成品性状】

规格	形状	颜色	气味	质地
苍术	不规则的厚片,边缘不整齐,有皱纹、横曲纹,散有多数的油点(俗称朱砂点),并析出白毛状结晶(习称起霜)	周边灰棕色,片面黄白色或灰白色,油点橙黄色或棕红色	气香特异,味微甘、辛、苦	质坚实
麸炒苍术	形如苍术	表面深黄色	香气较生品浓	质坚实
焦苍术	形如苍术	表面焦褐色	焦香气	质坚实

【炮制作用】

(1)苍术 味辛、苦,性温。生苍术温燥而辛烈,燥湿、祛风、散寒力强。用于风湿痹痛,肌肤麻木不仁,脚膝疼痛,风寒感冒,肢体疼痛,湿温发热,肢节酸痛。

(2)麸炒苍术 麸炒后辛性减弱,燥性缓和,气变芳香,增强了健脾和胃的作用,用于脾胃不和,痰饮停滞,脘腹痞满,雀目。

(3)焦苍术 辛燥之性大减,以固肠止泻为主。用于脾虚泄泻,久痢,或妇女的淋带白浊。

【炮制研究】苍术主含挥发油,其中主要成分为苍术醇、苍术酮。

(1)对化学成分的影响 对苍术不同炮制品(清炒、麸炒、米泔水炙)进行挥发油含量测定,结果表明经炮制后挥发油含量均明显减少,并以麸炒和米泔水制效果为佳,而起到了缓和燥性的作用。

(2)对药理作用的影响 据实验研究报道,苍术挥发油对青蛙有镇静作用,并略使脊髓反射亢进。大剂量使中枢神经抑制,终致呼吸麻痹而死亡,可见过量的苍术挥发油引起的副作用是非常明显的。苍术各炮制品(麸炒、米泔水炙)能明显增强脾虚小鼠体重,延长游泳时间,改善小鼠脾虚症状,抑制脾虚小鼠的小肠推进运动,减轻泄泻程度,而生品作用不明显。可见炮制后的苍术能增强健脾燥湿和固肠止泻的作用。

(3)工艺研究 实验比较苍术的麸炒、米炒和烘制三种方法,结果表明各种方法均可使挥发油含量减少,而挥发油的组分无明显差异。其中烘制工艺改善了加工条件,易于控制温度,饮片受热均匀,便于掌握药物的质量,且此法操作简便。实验结果:烘制最佳条件为温度70℃,烘制30min。

僵 蚕

【处方用名】僵蚕、白僵蚕、炒僵蚕。

【来源】本品为蚕蛾科昆虫家蚕 *Bombyx mori* Linnaeus 4～5 龄的幼虫感染(或人工接种)白僵菌 *Beauveria bassiana*(Bals.) Vuillant 而致死的干燥体。多于春、秋季生产,将感染白僵菌病死的蚕干燥。

【炮制方法】

(1)僵蚕 取原药材,除去杂质及残丝,洗净,晒干。

(2)麸炒僵蚕 先用中火将锅烧热,均匀撒入定量麦麸,待起烟时加入净僵蚕,迅速翻炒至表面呈黄色时出锅,筛去麦麸,放凉。

每 100kg 僵蚕,用麦麸 10kg。

【成品性状】

规格	形状	颜色	气味	质地
僵蚕	圆柱形,多弯曲皱缩	表面灰黄色,被有白色粉霜,断面棕黄色,有光泽	气微腥,味微咸	质硬而脆,易折断
麸炒僵蚕	圆柱形,多弯曲皱缩	表面黄色,偶有焦黄斑	腥气减弱	质硬而脆,易折断

【炮制作用】

（1）僵蚕　味咸、辛，性平。具有祛风定惊、化痰散结的功能。生品辛散之力较强，药力较猛。用于惊痫抽搐，风疹瘙痒，肝风头痛。

（2）麸炒僵蚕　麸炒后疏风解表之力稍减，长于化痰散结。用于瘰疬痰核，中风失喑。同时，麸炒有助于除去生僵蚕虫体上的菌丝和分泌物，矫正气味，便于粉碎和服用。

枳　壳

【处方用名】枳壳、炒枳壳。

【来源】本品为芸香科植物酸橙 *Citrus aurantium* L. 及其栽培变种的干燥未成熟果实。7 月果皮尚绿时采收，自中部横切为两半，晒干或低温干燥。

【炮制方法】

（1）枳壳　取原药材，除去杂质，洗净，捞出润透，去瓤，切薄片，干燥，筛去碎落的瓤核。

（2）麸炒枳壳　先将锅烧热，均匀撒入定量麦麸，用中火加热，待烟起投入枳壳片，不断翻动，炒至淡黄色时取出，筛去麦麸，放凉。

每 100kg 枳壳片，用麦麸 10kg。

【成品性状】

规格	形状	颜色	气味	质地
枳壳	不规则弧形条状薄片，长达 5cm，宽达 1.3cm，近外缘有 1～2 列点状油室，内侧具瓤囊脱落后的凹窝，周边粗糙	表面黄白色，周边绿褐色或棕褐色	气清香，味苦、微酸	质脆
麸炒枳壳	形如枳壳	表面淡黄色，偶有焦斑	气香，味较弱	质脆

【炮制作用】

（1）枳壳　味苦、辛、酸，性温。具有理气宽中、消滞除胀功效。生品辛燥，作用较强，偏于行气宽中除胀。用于气实壅满所致之脘腹胀痛或胁肋胀痛，瘀滞疼痛；子宫下垂，脱肛，胃下垂。

（2）麸炒枳壳　麸炒后可缓和其峻烈之性，偏于理气健胃消食。用于宿食停滞，呕逆，嗳气，风疹瘙痒。因其作用缓和，适宜于年老体弱而气滞者。

【炮制研究】枳壳主含挥发油，其中主要成分为 d-柠檬烯、枸橼醛、d-芳樟醇和邻氨基苯甲酸甲酯等。另含黄酮类成分，主要为酸橙素、苦橙苷、橙皮苷、新橙皮苷、柚皮苷（异橙苷）、苦橙丁等，还含升压成分辛弗林和 N-甲基酪胺。

（1）枳壳主要含挥发油及黄酮类成分，历代以去瓤后麸炒居多。实验对枳壳及其果瓤和中心柱等不同药用部位进行成分比较表明，三者均含挥发油、柚皮苷及具有升压作用的物质。但果瓤和中心柱中挥发油含量甚少，柚皮苷含量也低于枳壳。枳壳瓤约占整个药材重量的 20%，并极易发霉变质和被虫蛀，水煎液味极苦、酸、涩，不堪入口，因此传统炮制中将枳壳瓤作为质次部分和非药用部位除去是有科学道理的。

（2）枳壳和麸炒枳壳水煎液对兔离体肠管、兔离体子宫及小白鼠胃肠运动均有影响，但麸炒品水煎液作用强度低于生品，从而减缓了枳壳对肠道平滑肌的刺激，这点符合古人"麸皮制其燥性而和胃"及有关文献对枳壳生用峻烈，麸炒略缓的记载。

（3）针对传统麸炒烟气大，污染环境，且不易控制质量的缺点，有人对其炮制工艺进行了研究，介绍如下。

① 采用中药炮制控温炉加工麸炒枳壳，其优选工艺参数为：炒制温度 420℃，炒制时间 50s，加麸量 10%，投料量 150g，翻拌速度为每分钟 40 次。

② 采用 CY340-460 电热炒药机加工麸炒枳壳，其优选工艺参数为：炒制温度 490℃，炒制时间 20s，加麸量 10%，投料量 1500g。

③ 用烘法代替传统麸炒法加工枳壳的工艺为：枳壳喷湿后，润 30min，用 170℃ 温度烘 20min。此法炮制的枳壳挥发油降低程度与麸炒法近似，均能减少枳壳对肠道平滑肌的刺激，黄酮类成分薄层层析结果一致，其中橙皮苷含量高于麸炒法。

枳　实

【处方用名】枳实、麸炒枳实。

【来源】本品为芸香科植物酸橙 *Citrus aurantium* L. 及其栽培变种或甜橙 *Citrus sinensis* Osbbeck 的干燥幼果。5～6 月收集自落的果实，除去杂质，自中部横切为两半，晒干或低温干燥，较小者直接晒干或低温干燥。

【炮制方法】

（1）枳实　取原药材，除去杂质，用清水洗净，润透，切薄片，干燥，筛去碎屑。

（2）麸炒枳实　先将锅烧热，均匀撒入定量的麦麸，用中火加热，待冒烟时投入枳实片，急速翻炒至淡黄色时取出，筛去麦麸，晾凉。

每 100kg 枳实片，用麦麸 10kg。

【成品性状】

规格	形状	颜色	气味	质地
枳实	不规则弧状条形或圆形薄片，条片长达 2.5cm，宽达 1.2cm，圆片直径 0.3～1.5cm，近外缘有 1～2 列点状油室，片内侧或圆片中央具瓤	切面外果皮黑绿色至暗棕色，中果皮部分黄白色至黄棕色条，瓤棕褐色	气清香,味苦微酸	质脆
麸炒枳实	形如枳实	切面黄色,略有焦斑	气焦香,味较弱	质脆易折断

【炮制作用】

（1）枳实　味苦、辛、酸，性微温。具有破气消积、化痰散痞的功能。生品性较峻烈，以破气化痰为主，但破气作用强烈，易损伤正气，适宜气壮邪实者。用于胸痹、痰饮。近年亦用于胃下垂。

（2）麸炒枳实　麸炒可缓和其峻烈之性，以免损伤正气，以散结消痞力胜。用于食积胃脘痞满，积滞便秘，湿热泻痢。

其他常用麸炒药物：青皮。

思考练习

一、单选题

1. 麸炒苍术的作用是（　　）
  A. 缓和燥性，增强健脾止泻作用　　　B. 缓和燥性，增强健脾燥湿作用
  C. 缓和辛燥之性，用于固肠止泻　　　D. 缓和辛燥之性，用于健胃消胀
  E. 缓和温燥之性，增强化湿和胃作用

2. 苍术中哪种成分过量，会使人体表现明显的副作用，中医称之为"燥性"（　　）
  A. 苷类　　　　　　B. 挥发油　　　　　C. 生物碱

D. 鞣质　　　　　　E. 有机酸

二、多选题

1. 麸炒法适用于炮制（　　）
   A. 补脾胃药物　　B. 作用强烈的药物　　C. 有腥味的药物
   D. 有毒性的药物　　E. 质地疏松的药物
2. 常用麸炒法炮制的药物有（　　）
   A. 僵蚕　　　　　B. 枳壳　　　　　C. 苍术　　　　　D. 山药　　　　　E. 白术

三、问答题

1. 麸炒法在操作中应注意什么？
2. 总结麸炒法常用药材的炮制作用。

任务十九　米　炒

知识准备

（一）米炒法知识概述

米炒是将净制或切制后的药物与米同炒的方法。

米炒药物所用的米，现通常多用大米，或以糯米为佳，有些地区用"陈仓米"。

大米甘平，健脾和中，除烦止渴。《修事指南》载："米制润燥而泽。"米炒后产生焦香味，按照中医理论，脾喜燥恶湿，焦香气为脾脏所喜，故能增强药物的健脾和中作用；同时，米能吸附某些药物的毒性成分，能降低药物的毒性。因此，米炒多用于炮制某些补脾益胃药和某些昆虫类有毒药物。

（二）米炒法的目的

（1）增强药物的健脾止泻作用，如党参。
（2）降低药物的毒性，如红娘子、斑蝥。
（3）矫正不良气味，如昆虫类药物有腥臭味，经米炒后能矫臭矫味。

任务引入

参照相关中药炮制规范的要求，将需要米炒药材进行相应炮制，操作中应注意药材的质地、药性和炮制目的的不同要求，采用不同加热火力和加热时间。

任务分析

米炒法在加辅料炒法中所用辅料也是有机物，受热时易产生烟气，但浓度不如麦麸，故在实际操作中多使用固定米炒。其用意为：既将大米作为熏炒原料，又起到隔热层的作用，防止昆虫类药物在炒制中焦煳。

（一）米炒的操作方法

（1）米拌炒　先将锅烧热，加入定量的米，用中火翻炒至冒烟时，投入药物，拌炒至一定程度，取出，筛去米，放晾。

（2）固定米炒　先将锅烧热，撒上浸湿的米，使其平贴锅上，用中火加热炒至米冒烟时投入药物，轻轻翻动米上的药物，至所需程度取出，筛去米，放凉。

每 100kg 药物，用米 20kg。

（二）米炒法的注意事项

炮制昆虫类药物时，一般以米的色泽观察火候，以炒至米变焦黄或焦褐色为度。炮制植物类药物时，观察药物色泽变化，以炒至黄色为度。

（三）米炒法的重点药材

党参、红娘子、斑蝥等。

任务实施

党　参

【处方用名】党参、米炒党参、蜜炙党参。

【来源】本品为桔梗科植物党参 *Codonopsis pilosula*（Franch.）Nannf.、素花党参 *Codonopsis pilosula* Nannf. var. *modesta*（Nannf.）L. T. Shen 或川党参 *Codonopsis tangshen* Oliv. 的干燥根。秋季采挖，洗净，晒干。

【炮制方法】

（1）党参　取原药材，除去杂质，洗净，润透，切厚片，干燥。

（2）米炒党参　将大米置热的炒药锅内，用中火加热至米冒烟时，投入党参片拌炒，至党参呈黄色时取出，筛去米，放凉。

每 100kg 党参片，用米 20kg。

（3）蜜炙党参　取炼蜜，用适量开水稀释后，与党参片拌匀，闷透，置热炒药锅内，用文火加热，不断翻炒至黄棕色，不粘手时取出，放凉。

每 100kg 党参片，用炼蜜 5kg。

【成品性状】

规格	形状	颜色	气味	质地
党参	椭圆形或类圆形的厚片,有裂隙或菊花纹,中央有圆心,表面有纵皱纹	表面黄棕色,切面黄白色或黄棕色,圆心淡黄色	特殊香气,味微甜	质坚韧
米炒党参	形如党参	表面深黄色,偶有焦斑	具香气,味微甜	质坚韧
蜜炙党参	形如党参	表面黄棕色,显光泽	味甜	质坚韧

【炮制作用】

（1）党参　味甘，性平。具有补中益气、健脾益肺的功能。生品擅长益气生津。常用于气津两伤或气血两亏。

（2）米炒党参　米炒后气变清香，能增强和胃、健脾止泻作用。多用于脾胃虚弱，食少，便溏。

（3）蜜炙党参　蜜炙后增强了补中益气、润燥养阴的作用。用于气血两虚之证。

【炮制研究】现代研究表明，党参饮片水溶性成分的煎出效果与其饮片规格（厚薄、长短等）有关，其结果是：党参厚片（厚度 0.8～1.0cm）、颗粒（粒度 0.1cm）煎出率最高，其余依次为短段（长度 1.5～2.0cm）＞长段（长度 3～4cm）＞薄片（长度 0.3～0.5cm）。在厚片的横切与斜切饮片比较中发现，党参斜切片的水溶性浸出物的含量又比其横切片明显增加，因此认为党参入药的片型规格以厚片的斜切片（厚度 0.8～1.0cm）为宜，有利于药效成分煎出。

红 娘 子

【处方用名】红娘子、红娘、红娘虫、炒红娘、米炒红娘子。

【来源】本品为蝉科昆虫黑翅红娘 *Huechys sanguinea* De Geer 的干燥虫体。夏季，清晨露水未干时，戴好手套及口罩，进行捕捉。捉后投入沸水中烫死，捞出，干燥。

【炮制方法】

（1）红娘子　取原药材，除去头、足、翅等杂质。

（2）米炒红娘子　将米置热锅内，用文火加热炒至冒烟时，投入净红娘子拌炒，至米呈焦黄色为度，取出，筛去米，摊晾。

每 100kg 红娘子，用米 20kg。

注意事项：红娘子能分泌毒液，刺激皮肤发泡，故在捕捉或炮制时宜戴防护用品；同时炮制后的米宜妥善处理，避免人畜中毒。

【成品性状】

规格	形状	颜色	气味	质地
红娘子	去除头、足、翅的干燥躯体，形似蝉而较小。前胸背板前狭后宽；中胸背板左右两侧有 2 个大形斑块；可见鞘翅残痕	前胸背板、中胸背板黑色，大形斑块呈朱红色	特殊臭气，味辛	体轻，质脆
米炒红娘子	形如红娘子	老黄色	臭气轻微	体轻，质脆

【炮制作用】

（1）红娘子　味苦、辛，性平；有毒。具有攻毒、通瘀破积的功能。生品毒性较大，有腥臭味，多作外用，可解毒蚀疮。用于瘰疬结核，疥癣恶疮。

（2）米炒红娘子　米炒后毒性降低，除去了腥臭气味，可供内服，以破瘀通经为主。用于月经闭塞，狂犬咬伤。红娘子在《中华人民共和国药品管理法》中收载为二类毒性中药，故要用米炒降低毒性，一般不生用。

斑 蝥

【处方用名】斑蝥、炒斑蝥、米炒斑蝥。

【来源】本品为芫青科昆虫南方大斑蝥 *Mylabris phalerata* Pallas 或黄黑小斑蝥 *Mylabris cichorii* Linnaeus 的干燥体。夏、秋二季晨露未干时捕捉，放入容器内闷死或烫死，干燥。

【炮制方法】

（1）斑蝥　取原药材，除去杂质，或取原药材，除去头、足、翅及杂质。

（2）米炒斑蝥

① 固定米炒：将浸湿的大米置热锅中，用中火加热至冒烟，投入斑蝥拌炒，至米呈黄棕色，取出，筛去米，除去头、足、翅，摊开放凉。

② 米拌炒：将适量大米置热锅中，中火加热至冒烟，投入去头、足、翅的斑蝥拌炒，至米呈黄棕色，取出，筛去米，摊开放凉。

每 100kg 斑蝥，用米 20kg。

注意事项：斑蝥在炮制和研粉加工时，操作人员宜戴眼罩或防毒面具进行操作，以保护眼、鼻黏膜免受其损伤，炒制后的米要妥善处理，以免伤害人畜，发生意外事故。

【成品性状】

规格	形状	颜色	气味	质地
斑蝥	为干燥虫体(或为去除头、足、翅的干燥躯体),略呈长圆形,背部具革质鞘翅1对,有3条横纹;鞘翅下面有内翅2片,胸部有足3对	鞘翅黑色,横纹黄色或棕黄色,内翅棕褐色、薄膜状、透明,胸腹部乌黑色	特殊的臭气	体轻,质脆
米炒斑蝥	形如斑蝥	微挂火色,显光泽	臭味轻微	体轻,质脆

【炮制作用】

(1) 斑蝥　味辛,性热;有大毒。具有破血消癥、攻毒蚀疮的功能。生品多外用,毒性较大,以攻毒蚀疮为主。用于瘰疬瘘疮,痈疽肿毒,顽癣瘙痒。

(2) 米炒斑蝥　米炒后毒性降低,矫正气味,可内服。以通经、破癥散结为主。用于经闭癥瘕,狂犬咬伤,瘰疬,肝癌,胃癌。

【炮制研究】

(1) 斑蝥中的有毒物质为斑蝥素,对皮肤、黏膜有强烈的刺激性,能引起皮肤充血、发赤和起疱。口服毒性很大,可引起口咽部灼烧感、恶心、呕吐、腹部绞痛、血尿及中毒性肾炎等症。往往引起肾衰竭或循环衰竭而致死亡。故斑蝥生品不内服,只能作外用,口服必须经过炮制。

(2) 从斑蝥素理化特性来说,以米炒为宜。由于斑蝥素在84℃开始升华,其升华点为110℃,米炒时锅温为128℃,正适合于斑蝥素的升华,又不至于温度太高致使斑蝥焦化。当斑蝥与糯米同炒时,由于斑蝥均匀受热,使斑蝥素部分升华而含量降低,从而使其毒性降低。其次,斑蝥呈乌黑色,单炒难以判断炮制火候,而米炒既能很好地控制温度,又能准确地指示炮制程度,说明用米炒的方法炮制斑蝥是科学的。

(3) 采用低浓度的药用氢氧化钠溶液炮制斑蝥,可以使斑蝥素在虫体内转化成斑蝥酸钠以达到降低毒性,保留和提高斑蝥抗癌活性的目的,其作用优于米炒法。

其他常用米炒药物:蜈蚣。

思考练习

一、单选题

1. 米炒斑蝥降低毒性的原理是 (　　)
　A. 斑蝥素氧化　　　　B. 斑蝥素分解　　　　C. 斑蝥素溶解
　D. 斑蝥素还原　　　　E. 斑蝥素升华

2. 党参米炒后能 (　　)
　A. 增强益气生津作用　　B. 增强补中益气作用　　C. 增强健脾止泻作用
　D. 增强健脾益胃作用　　E. 增强补肾生精作用

3. 米炒法的辅料用量,一般是每100kg药物用米 (　　)
　A. 10kg　　　　　B. 20kg　　　　　C. 30kg　　　　　D. 40kg

二、多选题

经米炒后可降低毒性的药物有 (　　)
　A. 斑蝥　　　　B. 红娘子　　　　C. 马钱子　　　　D. 党参　　E. 麦冬

三、问答题

1. 米炒的操作方法是什么?
2. 解释斑蝥用米炒的原因。

任务二十　土　炒

能力目标

- 掌握土炒法的炮制目的、注意事项。
- 能正确选择辅料用量及种类，选择适合的火候。
- 掌握判断土炒炮制品性状的标准。
- 掌握下述品种的炮制作用：山药、白术。

知识准备

　　将净选或切制后的药物与灶心土（伏龙肝）拌炒的方法，称为土炒。也可使用黄土、赤石脂为土炒辅料。

　　土炒的目的：灶心土味辛性温，能温中燥湿、止呕、止泻。《本草蒙筌》有"陈壁土制，窃真气骤补中焦"的记载。土炒常用来炮制补脾止泻的药物。经土炒后，能增强补脾止泻的功能，如山药，白术。

任务引入

　　参照相关中药炮制规范的要求，将需土炒药材进行相应炮制，操作中应注意药材的质地、药性和炮制目的的不同要求，选择合适的辅料用量，采用不同加热火力和加热时间。

任务分析

　　土炒法所用辅料接近无机物，和加辅料炒"熏炒"的原始意图略有不同，将其归入加辅料炒法而不是烫法，主要原因为：土炒法辅料用量较少，辅料起到疗效协同的作用，介质的传热功能不是主要功能，烫法中辅料用量较多，以焖烫作用为主，而不是辅料协同。操作中，应注意药物的含水量，如含水量过低，加热时液汁不易渗出，达不到挂土粉的目的。

（一）土炒法的操作方法

将灶心土研成细粉，置于锅内，用中火加热，炒至土呈灵活状态时投入净药物，翻炒，至药物表面均匀挂上一层土粉并透出香气时，取出，筛去土粉，放凉。

每 100kg 药物，用土粉 25～30kg。

（二）土炒法的注意事项

（1）灶心土呈灵活状态时投入药物后，要适当调节火力，一般用中火，防止药物烫焦。

（2）用土炒制同种药物时，土可连续使用，若土色变深时，应及时更换新土。

（3）土炒所用辅料以灶心土为好，但近年灶心土不易收集，可以黄土和赤石脂代替。

（三）土炒法的重点药材

山药、白术等。

扫码观看数字资源 4.2　土炒法。

山 药

【处方用名】山药、怀山药、土炒山药、麸炒山药。

【来源】本品为薯蓣科植物薯蓣 *Dioscorea opposita* Thunb. 的干燥根茎。冬季茎叶枯萎后采挖,切去根头,洗净,除去外皮及须根,用硫黄熏蒸后,干燥;也有选择肥大顺直的干燥山药,置清水中,浸至无干心,闷透,用硫黄熏后,切齐两端,用木板搓成圆柱状,晒干,打光,习称"光山药"。

【炮制方法】

(1) 山药 取原药材,除去杂质,大小分开,洗净,润透,切厚片,干燥,筛去碎屑。

(2) 土炒山药 先将土粉置锅内,用中火加热至灵活状态,再投入山药片拌炒,至表面均匀挂土粉时,取出,筛去土粉,放凉。

每 100kg 山药片,用灶心土 30kg。

(3) 麸炒山药 将锅烧热,撒入麦麸,待其冒烟时,投入山药片,用中火加热,不断翻动至黄色时,取出,筛去麦麸,晾凉。

每 100kg 山药片,用麦麸 10kg。

【成品性状】

规格	形状	颜色	气味	质地
山药	类圆形厚片	表面白色或淡黄色,周边浅黄白色	无臭,味淡、微酸	质地坚硬,粉性
土炒山药	形如山药	表面土红色,黏有土粉	略具焦香气	质地坚硬,粉性
麸炒山药	形如山药	表面黄白色或微黄色,偶有焦斑	略具焦香气	质地坚硬,粉性

【炮制作用】

(1) 山药 味甘,性平。具有补脾益胃,生津益肺,补肾涩精功效。生品以补肾生精,益肺阴为主。用于肾虚遗精、尿频,肺虚喘咳,阴虚消渴。

(2) 土炒山药 土炒后增强补脾止泻作用,用于脾虚久泻,或大便泄泻。

(3) 麸炒山药 麸炒以补脾健胃为主。用于脾虚食少,泄泻便溏,白带过多。

白 术

【处方用名】白术、土炒白术、麸炒白术。

【来源】本品为菊科植物白术 *Atractylodes macrocephala* Koidz. 的干燥根茎。冬季下部叶枯黄,上部叶变脆时采挖,除去泥沙,烘干或晒干,再除去须根。

【炮制方法】

(1) 白术 取原药材,除去杂质,用水洗净,润透,切厚片,干燥,筛去碎屑。

(2) 土炒白术 先将土置锅内,用中火加热,炒至土呈灵活状态时,投入白术片,炒至白术表面均匀挂上土粉时,取出,筛去土粉,放凉。

每 100 kg 白术片,用灶心土 25kg。

(3) 麸炒白术 先将锅用中火烧热,撒入蜜炙麦麸,待冒烟时,投入白术片,不断翻炒,至白术呈黄棕色,逸出焦香气,取出,筛去麦麸,放凉。

每 100kg 白术片,用蜜炙麦麸 10kg。

【成品性状】

规格	形状	颜色	气味	质地
白术	不规则厚片,表面粗糙不平,有放射状纹理和点状油室散在,周边有皱纹和瘤状突起	表面黄白色或淡黄棕色,中间色较深,周边灰棕色或灰黄色,点状油室棕黄色	气清香,味甘、微辛	质坚实,嚼之略带黏性
土炒白术	形如白术	黄土色	有土香气,味甘、微辛	质坚实,嚼之略带黏性
麸炒白术	形如白术	表面焦黄色或黄棕色,偶见焦斑	有焦香气,味甘、微辛	质坚实,嚼之略带黏性

【炮制作用】

（1）白术 味苦、甘，性温。具有健脾益气、燥湿利水、止汗、安胎的功效。生品以健脾燥湿，利水消肿为主，用于痰饮，水肿以及风湿痹痛。

（2）土炒白术 土炒后借土气助脾，补脾止泻力胜，用于脾虚食少，泄泻便溏，胎动不安。

（3）麸炒白术 麸炒能缓和燥性，增强健脾、消胀作用。用于脾胃不和，运化失常，食少胀满，倦怠乏力，表虚自汗。

● 思考练习

一、单选题

1. 药物土炒的主要目的是（　　）

　A. 增强补中益气作用　　　　　　　　B. 增强健脾补胃作用

　C. 增强补脾止泻作用　　　　　　　　D. 增强滋阴生津作用

　E. 增强温肾壮阳作用

2. 土炒白术的作用是（　　）

　A. 健脾和胃　　　B. 健脾止泻　　　C. 补脾益气　　　D. 健脾燥湿　　　E. 利水消肿

3. 既可以用麸炒又可以用土炒法炮制的药物是（　　）

　A. 苍术　　　B. 白术　　　C. 枳壳　　　D. 僵蚕　　　E. 枳实

二、多选题

山药炮制时可采用炮制方法有（　　）

　A. 土炒　　　B. 米炒　　　C. 麸炒　　　D. 砂炒　　　E. 蛤粉炒

三、问答题

1. 土炒常用的辅料有哪些？请查阅相关资料分析其成分。

2. 总结土炒法常用药材的炮制作用。

模块五 烫 法

任务二十一 砂 烫 法

能力目标

- 掌握砂烫法的炮制目的、注意事项。
- 能对适宜药材进行砂烫操作，并根据药材质地选择合适的火候和辅料用量。
- 掌握判断砂烫炮制品性状的标准。
- 掌握下述品种的炮制作用：鳖甲、骨碎补、马钱子。

知识准备

（一）烫法知识概述

烫法，是以河砂、蛤粉、滑石粉为辅料，与药物共同加热的操作方法。操作中借助辅料对药物进行焖烫，使药物性质改变，以达到相应的炮制目的。《中国药典》炮制通则也将烫法称为砂炒、蛤粉炒、滑石粉炒。

烫法与加辅料炒法的主要区别：辅料主要起到加热介质的作用，用量较大，加热温度较高，加热时间较长，翻炒频率比较低。

将净选或切制后的药物与热砂共同拌炒的方法，称为砂烫。有些动物骨甲类药物砂烫后还需置醋液中趁热淬制，称为砂烫醋淬法。

砂作为中间传热体，由于质地坚硬，传热较快，与药材接触面积较大，所以用砂烫药物可使其受热均匀，又因砂烫火力强，温度高，故适用于炮制质地坚硬的药材。传统操作中，为使砂烫药物光亮美观，常将河砂净制后，以少量植物油（2%左右）炒制，炒制后的河砂称为油砂。

（二）砂烫法的目的

（1）增强疗效　质地坚硬的药物，经高温砂烫，质地变酥脆，易于粉碎，便于煎出有效成分，可以提高疗效。如狗脊、龟甲等。

（2）降低毒性　砂烫温度较高，使某些药物的毒性成分结构改变或破坏，可降低其毒性。如马钱子等。

（3）便于去毛　有些药物表面长有绒毛，属非药用部分，经砂烫后，容易除去，可以提高药物的纯度。如骨碎补、狗脊、马钱子等。

（4）矫臭矫味　某些动物类药物有腥臭气味，经砂烫后可矫正其腥臭味。如鸡内金、脐带等。

根据《中国药典》炮制通则要求，将需砂烫药材进行相应炮制，操作中应注意药材的质地、药性和炮制目的的不同要求，采用不同加热火力和加热时间。

任务分析

砂烫法适用于质地坚硬的植物类药物，动物类药物中的骨甲类，并适合烫制有毒药物马钱子，这些药材的共同特点为质地坚硬，适合砂烫过程中比较高的温度。

（一）砂烫的操作方法

取适量河砂置锅内，用武火加热至灵活状态，容易翻动时，投入药物，用砂掩埋少许时间，翻动，至质地酥脆或鼓起，外表呈黄色或较原色加深时，取出，筛去砂，放凉。或趁热投入醋中略浸，取出，干燥即得。

砂的用量以能掩盖所炮制药物为度。

河砂的处理：将河砂筛去石子，筛去细粉，选取颗粒均匀者，用清水洗净泥土，干燥；或将净砂置锅内加热，并加入1%～2%的食用植物油，拌炒至油尽烟散，砂的色泽均匀变深时，取出，放凉，作"油砂"用。

（二）砂烫法的注意事项

（1）用过的河砂可反复使用，但需将残留在其中的杂质除去。炒过毒性药物的砂应单独存放，不可再烫制其他药物。

（2）若反复使用油砂时，每次用前均需添加适量植物油拌炒后再用。

（3）砂烫温度要适中。温度过高时可采用添加冷砂或减小火力等方法调节。砂量也应适中，量过大易产生积热使砂温过高；反之，砂量过少，药物受热不均匀，易烫焦，也会影响炮制品质量。

（4）砂烫时一般都用武火，温度较高，因此操作时翻动要勤，成品出锅要快，并立即将砂筛去。

（5）有需醋淬的药物，砂烫后应趁热浸淬后干燥。淬制一次完成，区别于煅淬法。

（三）砂烫法的重点药材

鳖甲、龟甲、骨碎补、狗脊、马钱子、鸡内金等。

扫码观看数字资源5.1　烫鳖甲的炮制。

任务实施

鳖　甲

【处方用名】鳖甲、炙鳖甲、制鳖甲、酥鳖甲。

【来源】本品为鳖科动物鳖 *Trionyx sinensis* Wiegmann 的背甲。全年均可捕捉，以秋、冬二季为多。捕捉后杀死，置沸水中烫至背甲上的硬皮能剥落时，取出，剥取背甲，除去残肉，晒干。

【炮制方法】

（1）**鳖甲**　取原药材，置蒸锅内，沸水蒸45min，取出，放入热水中，立即用硬刷除去皮肉，洗净，晒干。或取原药材用清水浸泡，不换水，至皮肉筋膜与甲骨容易分离时取出背甲，洗净，日晒夜露至无臭味，干燥。

（2）醋鳖甲　先将砂置锅内，武火加热，炒至灵活状态时，投入大小分档的净鳖甲，炒至酥脆，外表呈深黄色，取出，筛去砂，趁热投入醋液中稍浸，捞出，干燥，捣碎。

每 100kg 鳖甲，用醋 20kg。

【成品性状】

规格	形状	颜色	气味	质地
鳖甲	不规则的碎片	外表面黑褐色或墨绿色,略有光泽,内表面类白色	气腥,味淡	质坚硬
醋鳖甲	形如鳖甲	深黄色	略具醋气	质酥脆

【炮制作用】

（1）鳖甲　味咸，性微寒。具有滋阴潜阳、软坚散结、退热除蒸的功能。鳖甲质地坚硬，有腥臭气。养阴清热、潜阳息风之力较强，多用于热病伤阴或内伤虚热，虚风内动。

（2）醋鳖甲　砂烫醋淬后，质变酥脆，易于粉碎及煎出有效成分，并能矫臭矫味。醋制还能增强药物入肝消积、软坚散结的作用。常用于癥瘕积聚，月经停闭。

【炮制研究】

（1）实验证明，鳖甲炮制前后蛋白质含量基本相近，但炮制后煎出率显著增高，煎煮 3h 后，蛋白质煎出量、钙的煎出率均大大地高于生品。另外，鳖甲炮制前后锌、铁、铯、钙的含量明显增高。

（2）采用远红外烤箱炮制鳖甲能控制温度同样达到药物受热均匀的目的，且容易掌握。同时，在密闭条件下操作，不污染环境，清洁卫生。净制时采用食用菌法操作，净制品中游离氨基酸、醇溶性浸出物均高于传统炮制品。微量元素铬、铜、铁、钙含量也均高于传统炮制品，而有毒的砷、铅含量低于传统炮制品。

龟　甲

【处方用名】龟甲、龟板、炙龟甲、制龟甲、酥龟甲。

【来源】本品为龟科动物乌龟 *Chinemys reevesii*（Gray）的背甲及腹甲。全年均可捕捉，以秋、冬二季为多，捕捉后杀死，或用沸水烫死，剥取背甲及腹甲，除去残肉，晒干。

【炮制方法】

（1）龟甲　取原药材，置蒸锅内，沸水蒸 45min，取出，放入热水中，立即用硬刷除净皮肉，洗净，晒干。或取原药材用清水浸泡，不换水，使皮肉筋膜腐烂，与甲骨容易分离时取出，用清水洗净，日晒夜露至无臭味，晒干。

（2）醋龟甲　将砂置锅内，武火加热至灵活状态，投入大小分档的净龟甲，炒至质酥表面黄色时，取出，筛去砂，立即投入醋中淬之，捞出，干燥。

每 100kg 龟甲，用醋 20kg。

【成品性状】

规格	形状	颜色	气味	质地
龟甲	不规则的小碎块,边缘呈锯齿状	表面淡黄色或黄白色,有放射状纹理,内面黄白色	气微腥	质坚硬,可自骨板缝处断裂
醋龟甲	形如龟甲	表面黄色	略有醋气,味微咸	质松脆

【炮制作用】

（1）龟甲　味咸、甘，性微寒。具有滋阴潜阳、益肾强骨、养血补心、固经止崩的功能。生品质地坚硬，有腥气，功善滋阴潜阳，用于肝风内动，肝阳上亢。

（2）醋龟甲　砂烫醋淬后质变酥脆，易于粉碎，利于煎出有效成分，并能矫臭矫味。醋龟甲以补肾健骨、滋阴止血力胜，常用于劳热咯血，脚膝痿弱，潮热盗汗。

【炮制研究】

（1）实验结果表明，龟背甲的砂烫品、砂烫醋淬品的有效成分煎出量高于生品，总氨基酸含量、总含氮量顺序均是砂烫醋淬品＞砂炒品＞生品，说明砂烫醋淬龟甲有助于其成分的溶出。

（2）龟背甲和龟腹甲的化学成分基本相同，仅含量上有所差异。例如微量元素锌和锰的含量，龟腹甲明显高于龟背甲，而砂烫醋淬品的煎出物含量也是龟腹甲高。

（3）净制工艺，各地进行了许多改进研究，主要分为热解法和酶解法两大类。热解法主要是用蒸法、高压蒸法、水煮法、水煮焖法和砂炒法处理；酶解法则采用蛋白酶法、酵母菌法和猪胰脏法处理。改进后的净制工艺具有缩短加工时间，制法简便，操作过程易掌握，不受季节、气候、场地所限，清洁卫生，不污染环境等优点，同时也不影响药物的功效。

鸡内金

【处方用名】鸡内金、内金、鸡肫皮、炒鸡内金、焦鸡内金、醋鸡内金。

【来源】本品为雉科动物家鸡 *Callus gallus domesticus* Brisson 的干燥沙囊内壁。杀鸡后，取出鸡肫，立即剥下内壁，洗净，干燥。

【炮制方法】

（1）鸡内金　取原药材，除去杂质，洗净，干燥。

（2）炒鸡内金　将净鸡内金置热锅内，用中火加热，炒至表面焦黄色，取出，放凉。

（3）砂烫鸡内金　取砂置锅内，用中火加热至灵活状态，投入大小一致的鸡内金，不断翻动，炒至鼓起卷曲、酥脆、呈深黄色时取出，筛去砂，放凉。

（4）醋鸡内金　将鸡内金压碎，置锅内用文火加热，炒至鼓起，喷醋，取出，干燥。

每 100kg 鸡内金，用醋 15kg。

注意事项：砂烫鸡内金宜用中火，选用中粗河砂进行炒制，否则成品会出现黏沙现象。

【成品性状】

规格	形状	颜色	气味	质地
鸡内金	不规则的卷状片，具明显的条状皱纹	表面黄色、黄褐色或黄绿色	气微腥，味微苦	片薄而半透明，质脆，易碎，断面角质样
炒鸡内金 砂烫鸡内金	形如鸡内金	表面暗黄褐色至焦黄色	气微腥，味微苦	质松脆，轻折即断，断面有光泽
醋鸡内金	形如鸡内金	褐黄色	略有醋气	质松脆，轻折即断

【炮制作用】

（1）鸡内金　味甘，性平。具有健胃消食、涩精止遗、通淋化石的功能。生品长于攻积，通淋化石。用于泌尿系结石和胆管结石。

（2）炒鸡内金　炒制后质地酥脆，便于粉碎，并能增强健脾消积作用。用于消化不良，食积不化，肝虚泄泻及小儿疳积。

（3）砂烫鸡内金　砂烫后质地酥脆，便于粉碎，增强健脾作用。用于食积不化，肝虚泄泻及小儿疳积。

（4）醋鸡内金　质酥易碎，且矫正了不良气味。有疏肝助脾的作用，用于脾胃虚弱，脘腹胀满。

狗　脊

【处方用名】狗脊、砂炒狗脊、蒸狗脊、酒狗脊。

【来源】本品为蚌壳蕨科植物金毛狗脊 *Cibotium barometz*（L.）J. Sm. 的干燥根茎。秋、冬二季采挖，除去泥沙，干燥；或去硬根、叶柄及金黄色绒毛，切厚片，干燥，为"生狗脊片"；蒸后，晒至六七成干，切厚片，干燥，为"熟狗脊片"。

【炮制方法】

（1）狗脊　取原药材，除去杂质，未切片者，除去绒毛，浸泡，洗净，润透，切厚片（或蒸软后切片），干燥，筛去碎屑。

（2）砂烫（炒）狗脊　将砂置热锅内，用武火加热至灵活状态时，投入狗脊片，不断翻动，炒至鼓起，鳞片呈焦褐色时，取出，筛去砂，放凉，除去残存绒毛。

（3）蒸狗脊　取净狗脊片，加定量黄酒拌匀，润透后，置蒸制容器内，用武火加热，蒸4～6h，停火，闷6～8h，取出，干燥。

（4）酒狗脊　取净狗脊片，加定量黄酒拌匀，润透后，置蒸制容器内，用武火加热，蒸4～6h，停火，闷6～8h，取出，干燥。

每100kg狗脊片，用黄酒15kg。

【成品性状】

规格	形状	颜色	气味	质地
狗脊	不规则的椭圆形或圆形厚片，平滑细腻，近边缘有明显隆起环纹，满布小点，周边不整齐，偶有金黄色绒毛残留	切面浅棕色或黄白色，环纹棕黄色，绒毛金黄色	味微涩	质脆，易折断，有粉性
砂烫（炒）狗脊	形如狗脊，微鼓起，无绒毛	表面棕褐色	气微	质松脆
蒸狗脊	形如狗脊	表面暗褐色	微有香气，味微甘	质坚，角质
酒狗脊	形如狗脊	表面暗褐色	微有酒香气	质坚，角质

【炮制作用】

（1）狗脊　味苦、甘，性温。归肝、肾经。具有补肝肾、强腰脊、祛风湿的功能。用于腰脊酸软、下肢无力、风湿痹痛、手足麻木、遗精、遗尿及女子带下等症。生品质地坚硬，以祛风湿、利关节为主。

（2）砂烫（炒）狗脊　烫后质地松脆，便于粉碎和煎出有效成分，也便于除去残存绒毛。以补肝肾、强筋骨为主。

（3）蒸狗脊　蒸后，增强补肝肾、强腰脊的作用。

（4）酒狗脊　酒蒸后，增强补肝肾、强腰脊的作用。

骨 碎 补

【处方用名】骨碎补、申姜、制骨碎补。

【来源】本品为水龙骨科植物槲蕨 *Drynaria fortunei*（Kunze）J. Sm. 的干燥根茎。全年均可采挖，除去泥沙，干燥，或再燎去茸毛（鳞片）。

【炮制方法】

（1）骨碎补　取原药材，除去非药用部位及杂质，洗净，润透，切厚片，干燥。筛去碎屑。

（2）砂烫骨碎补　先将砂置热锅内，用武火加热，至灵活状态时，投入骨碎补片，不断翻动，炒至鼓起，取出，筛去砂，放凉，撞去毛。

【成品性状】

规格	形状	颜色	气味	质地
骨碎补	不规则的厚片，周边密被小鳞片，柔软如毛，有小黄点呈圆圈状排列	小鳞片深棕色至暗棕色，经火燎者呈棕褐色或暗棕色，片面红棕色或淡红棕色	味微涩	质坚硬
砂烫骨碎补	扁圆状鼓起，无鳞叶	表面棕褐色或焦黄色。断面淡棕褐色或淡棕色	味微涩，气香	质轻脆

【炮制作用】

（1）骨碎补　味苦，性温。具有疗伤止痛、补肾强骨的功能。外用消风祛斑。生品密被鳞片，不易除净，且质地坚硬而韧，不利于粉碎和煎煮出有效成分，故临床多用其炮制品。

（2）砂烫骨碎补　砂烫后质地松脆，易于除去鳞片，便于调剂和制剂，有利于煎出有效成分，以补肾强骨、续伤止痛为主。

【炮制研究】将骨碎补的传统砂烫法改为180℃烘箱烘烤10min至全部鼓起，撞去毛或将经砂烫后的骨碎补放入糖衣锅或滚筒式炒药机中转动，以摩擦撞断绒毛，再取出筛净。新法均可提高饮片质量及工作效率。

马 钱 子

【处方用名】马钱子、制马钱子。

【来源】本品为马钱子科植物马钱 *Strychnos nux-vomica* L. 的干燥成熟种子。冬季采收成熟果实，取出种子，晒干。

【炮制方法】

（1）马钱子　取原药材，除去杂质，筛去灰屑。

（2）制马钱子

① 砂烫　将砂置热锅内，用武火加热至灵活状态时，投入大小一致的马钱子，不断翻动，至棕褐色，鼓起，内部红褐色，并起小泡时，取出，筛去砂，放凉。亦可供制马钱子粉用。

② 油炸　取麻油适量置锅内，加热至230℃左右，投入马钱子，炸至老黄色时，立即取出，沥去油，放凉。用时研粉。

③ 马钱子粉　取砂烫马钱子，粉碎成细粉，测定士的宁的含量后，加适量淀粉，使含量符合规定，混匀，即得。

【成品性状】

规格	形状	颜色	气味	质地
马钱子	纽扣状圆板形，常一面隆起，一面稍凹下，直径 1.5～3cm，厚0.3～0.6cm，表面密被绢状绒毛	表面灰绿色或灰黄色，绒毛灰棕色或灰绿色	无臭，味极苦	质坚硬
砂烫马钱子	两面均膨胀鼓起	表面棕褐色，断面红褐色	无臭，味极苦	质坚脆
油炸马钱子	中间略鼓	表面老黄色	有油香气，味苦	质坚脆
马钱子粉	粉末	黄褐色	气焦香，味极苦	质松软

【炮制作用】

（1）马钱子　味苦，性温；有大毒。具有通络止痛、散结消肿的功能。生品毒性剧烈，而且质地坚硬，仅供外用。常用于局部肿痛或痈疽初起。

（2）制马钱子　制后毒性降低，质地酥脆，易于粉碎，可供内服，常制成丸、散应用。多用于风湿痹痛，跌打损伤，骨折瘀痛，痈疽疮毒，瘰疬，痰核，麻木瘫痪。

（3）马钱子粉　作用与马钱子相同。

其他常用砂烫药物：炮姜、刺猬皮、木鳖子、猪牙皂、石斛、海马、海龙、坎炁。

思考练习

一、单选题

1.炮制后色黄且鼓起成卷曲状的药物是（　　）

    A.醋鳖甲　　　　　B.鸡内金　　　　　C.醋龟甲　　　　　D.烫骨碎补

2.砂烫后能降低毒性，可供内服的药物是（　　）

    A.鳖甲　　　　　B.鸡内金　　　　　C.龟甲　　　　　D.马钱子

3.生品密被绒毛，且质地坚硬而韧，临床多砂烫后入药的药物是（　　）

    A.鳖甲　　　　　B.骨碎补　　　　　C.知母　　　　　D.鸡内金

二、多选题

1.砂烫法的炮制目的是（　　）

    A.增强疗效　　　　B.改变药性　　　　C.降低毒性　　　　D.矫味矫臭　　　　E.洁净药物

2.可用砂烫醋淬法炮制的药物是（　　）

    A.鳖甲　　　　　B.鸡内金　　　　　C.龟甲　　　　　D.杜仲　　　　　E.狗脊

三、问答题

1.砂烫法在操作中应注意什么？

2.砂烫法适用于炮制哪些药材，这些药材有什么共同点？

3.请叙述马钱子的炮制原理。

任务二十二　蛤　粉　烫

- 掌握蛤粉烫法的炮制目的、注意事项。
- 能对适宜药材进行蛤粉烫制操作，并根据药材质地选择合适的火候和辅料用量。
- 掌握判断蛤粉烫炮制品性状的标准。
- 掌握下述品种的炮制作用：阿胶、鹿角胶。

知识准备

（一）蛤粉烫知识概述

蛤粉烫是将净制或切制后的药物与蛤粉共同拌炒的方法。

蛤粉是软体动物文蛤或青蛤的贝壳，经洗净晒干研粉或煅后研粉而成。其味咸性寒，有清热利湿、软坚化痰的功效。

蛤粉烫由于火力较弱，而且蛤粉颗粒细小，传热作用较砂稍慢，故能使药物缓慢受热，适于炒制胶类药物，如阿胶、鹿角胶。

（二）蛤粉烫的目的

（1）使药物质地酥脆，便于制剂和调剂。

（2）降低药物的滋腻之性，矫正不良气味。

（3）可增强药物的疗效。

任务引入

根据《中国药典》炮制通则要求，将需烫制的药材进行相应炮制，操作中应注意药材的质地、药性和炮制目的的不同要求，采用不同加热火力和加热时间，并选择适当用量的辅料。

任务分析

蛤粉烫法在烫法中属于小品种炮制方法，适用药物主要为胶类药材，烫制时，应选择大量辅料以埋没药材，以达到"焖烫"的炮制意图。

（一）蛤粉烫的操作方法

将研细过筛后的蛤粉置热锅内，中火加热至蛤粉滑利易翻动时减小火力，投入经加工处理后的药物，不断沿锅底轻翻烫炒，至药物膨胀鼓起，内部疏松时取出，筛去蛤粉，放凉。

每100kg药物，用蛤粉30～50kg。

（二）蛤粉烫法的注意事项

（1）胶块切成立方丁，再大小分档，分别炒制，切制时，尽量使胶块形状规则，以使胶块鼓起时较圆整。

（2）炒制时火力不宜过大，以防药物黏结、焦煳或"烫僵"。如温度过高可酌加冷蛤粉调节温度。

（3）胶丁下锅翻炒要速度快而均匀，否则会引起粘连、内部溏心等异常现象。

（4）蛤粉烫炒同种药物可连续使用，但颜色加深后需及时更换。

（5）贵重、细料药物如阿胶之类，在大批炒制前最好先采取试投的方法，以便掌握火力，保证炒制品的质量。

（三）蛤粉烫法的重点药材

阿胶、鹿角胶等。

任务实施

阿　胶

【处方用名】阿胶、阿胶珠、胶珠、炒阿胶。

【来源】本品为马科动物驴 *Equus asinus* Linnaeus. 的皮经煎煮、浓缩制成的固体胶。

【炮制方法】

（1）阿胶　取阿胶块，置文火上烘软，切成小丁块。

（2）阿胶珠　取蛤粉适量置热锅内，用中火加热炒至灵活状态时，投入阿胶丁，不断翻动，炒至鼓起呈圆球形，内无溏心时取出，筛去蛤粉，放凉。

每100kg阿胶丁，用蛤粉30～50kg。

（3）蒲黄炒阿胶　将蒲黄置热锅内，用中火加热炒至稍微变色，投入阿胶丁，不断翻动，炒至鼓起呈圆球形，内无溏心时取出，筛去蒲黄，放凉。

【成品性状】

规格	形状	颜色	气味	质地
阿胶	长方块或小方块	黑褐色,具光泽,断面光亮,对光照视呈棕色	气微腥,味微甘	半透明,质硬脆
阿胶珠	圆球形	外表灰白色或灰褐色	气微香,味微甘	质松泡,内部呈蜂窝状
蒲黄炒阿胶	圆球形	外表棕褐色	气微香,味微甘	如蛤粉烫阿胶

【炮制作用】

（1）阿胶　味甘，性平。具有补血滋阴、润燥、止血的功能。用于血虚萎黄，眩晕心悸，心烦失眠，虚风内动，温燥伤肺，干咳无痰。

（2）阿胶珠　烫制后降低了滋腻之性，同时也矫正了不良气味。善于益肺润燥。用于阴虚咳嗽，久咳少痰或痰中带血。

（3）蒲黄炒阿胶　止血安络力强。多用于阴虚咯血，崩漏，便血。

【炮制研究】

（1）通过对阿胶及其炮制品中氨基酸和微量元素的分析表明，阿胶含甘氨酸最多，其次为脯氨酸，不同产地的阿胶其含量不一。炮制后某些氨基酸含量稍有减少，某些氨基酸含量略有增加，对大多数氨基酸而言含量基本不受影响，微量元素含量因产地不同而有明显差异。

（2）实验证明，阿胶的烫制条件与蛤粉温度和烫制时间呈函数关系。蛤粉温度在145～160℃，时间在3～5min时，炮制品质量较好。

（3）将阿胶块在80℃烘箱内烘10min，取出切成阿胶丁，在专用烤盘内装适量蛤粉（或滑石粉）铺平（约5cm厚），放入烤箱内预热，待预热到150℃，取出烤盘，放入阿胶丁，再置烘箱内烤制10min，取出，筛去蛤粉（或滑石粉）。

鹿 角 胶

【处方用名】鹿角胶、鹿角胶珠。

【来源】本品为鹿科动物马鹿 Cervus elaphus Linnaeus 或梅花鹿 Cervus nippon Temminck 已骨化的角或锯茸后翌年春季脱落的角基（即鹿角盘）经水煎煮，浓缩制成的固体胶块。

【炮制方法】

（1）鹿角胶　去净杂质，擦去灰尘，捣成碎块，或烘软后，切成小方块。

（2）鹿角胶珠　将蛤粉置热锅内，中火加热炒至灵活状态，投入鹿角胶块，不断翻动，炒至鼓起成圆球形，内无溏心时取出，筛去蛤粉，放凉。

每100kg鹿角胶块，用蛤粉30～50kg。

【成品性状】

规格	形状	颜色	气味	质地
鹿角胶	立方块或不规则的碎块	黄棕色或红棕色,半透明	气微,味微甜	质脆易碎,断面光亮
鹿角胶珠	类圆形	表面黄白色或淡黄色	气微,味微甜	光滑,附有蛤粉。质松泡而易碎

【炮制作用】

（1）鹿角胶　味甘、咸，性温。具有温补肝肾、益精养血的功能。用于阳痿滑精，腰膝酸冷，虚劳羸瘦，崩漏下血，便血尿血，阴疽肿痛。

（2）鹿角胶珠　蛤粉炒后可降低其黏腻之性，矫正其不良气味，使之质地酥脆，便于服用，并利于粉碎，可入丸、散剂。

● 思考练习

一、单选题

1. 蛤粉烫法的辅料用量，一般是每100kg药物用蛤粉（　　）

　　A. 10kg　　　　　　B. 20kg　　　　　　C. 30～50kg　　　　　D. 70kg

2. 下列蛤粉烫阿胶的目的，叙述不正确的是（　　）

　　A. 减少滋腻性　　B. 矫正不良气味　　C. 易于粉碎　　　D. 长于补肾阳，益精血

3. 为了增强阿胶的止血作用，需用（　　）

　　A. 蛤粉烫　　　　B. 炒炭　　　　　　C. 砂烫　　　　　D. 蒲黄炒

二、多选题

1. 蛤粉烫阿胶的程度为（　　）

　　A. 表面灰白色或灰褐色　　　　　　B. 表面黑褐色

　　C. 鼓起成圆球形　　　　　　　　　D. 内部无溏心（胶茬）

　　E. 内部可有少量胶茬

2. 关于蛤粉烫的操作，叙述正确的是 （　　　）

    A. 烫炒前应将胶块切成小方块

    B. 烫炒时用中火加热

    C. 撒入胶丁要均匀，以防粘连

    D. 烫炒至灰白或黄白色、鼓起成珠，内无溏心时为程度适中

    E. 蛤粉可连续使用

三、问答题

1. 蛤粉烫法在操作中应注意什么？

2. 阿胶经不同辅料炮制有何不同的炮制作用？

任务二十三 滑石粉烫

- 掌握滑石粉烫法的炮制目的、注意事项。
- 能对相应药材进行烫制操作，并根据药材质地选择合适的火候和适宜的辅料用量。
- 掌握判断滑石粉烫制炮制品性状的标准。
- 掌握下述品种的炮制作用：鱼鳔胶、黄狗肾、刺猬皮、水蛭。

知识准备

（一）滑石粉烫知识概述

滑石粉烫是将净制或切制后的药物与滑石粉共同拌炒的方法。

滑石粉味甘性寒，具清热利尿作用。滑石粉质地细腻滑利，传热较缓慢，用滑石粉炒制药物，由于颗粒滑腻，与药物接触面积大，中间加热介质作用可充分发挥，因此药物受热均匀。滑石粉烫法适用于韧性较大的动物类药物。

（二）滑石粉烫的目的

（1）使药物质地酥脆，便于粉碎和煎煮。

（2）降低毒性及矫正不良气味，以利于用药安全和服用方便。如刺猬皮、水蛭等。

任务引入

根据《中国药典》炮制通则要求，将需烫制药材进行相应炮制，操作中应注意药材的质地、药性和炮制目的的不同要求，选择合适的辅料用量，采用不同加热火力和加热时间。

任务分析

滑石粉是三种烫法中辅料质地最细腻的一种，与药物接触面积大，使药物受热均匀，是观察烫制辅料出现"滑利流动"状态的最适宜辅料，用于烫制质地比较柔韧的动物类药材。操作时，应注意控制火力，防止药材因温度过高出现焦糊现象。

（一）滑石粉烫的操作方法

将滑石粉置热锅内，用中火加热至灵活状态时，投入经加工处理后的药物，不断翻动，至药物质酥或鼓起或颜色加深时取出，筛去滑石粉，放凉。

每100kg药物，用滑石粉40～50kg。

（二）滑石粉烫的注意事项

滑石粉烫一般用中火，操作时适当调节火力，防止药物生熟不均或焦化。如温度过高时，可酌加冷滑石粉调节。

（三）滑石粉烫的重点药材

鱼鳔胶、黄狗肾、刺猬皮、水蛭等。

鱼 鳔 胶

【处方用名】鱼鳔、鱼胶、炒鱼鳔胶、鱼鳔珠。

【来源】本品为石首鱼科动物大黄鱼 *Pseudosciaena crocea*（Richardson）、小黄鱼 *Pseudosciaena polyactis* Bleeker 或鲟科动物中华鲟 *Acipenser sinensis* Gray、鳇鱼 *Huso dauricus*（Georgi）等的干燥鱼鳔。取得鱼鳔后，剖开，压扁或制成一定形状，干燥。

【炮制方法】

（1）鱼鳔胶　取鱼鳔胶，除去杂质，微火烘软，切成小方块或丝。

（2）滑石粉烫鱼鳔胶　将滑石粉置热锅内，用中火加热炒至灵活状态时，投入净鱼鳔，不断翻动，至发泡，鼓起，颜色加深时，取出，筛去滑石粉，放凉。

每 100kg 鱼鳔胶，用滑石粉 40kg。

【成品性状】

规格	形状	颜色	气味	质地
鱼鳔胶	小方块状或不规则条状	黄白色或淡黄色	气微腥，味淡	半透明角质样，质坚韧
滑石粉烫鱼鳔胶	小方块状或不规则条状，表面鼓胀发泡	黄色	气微香	质地酥脆

【炮制作用】

（1）鱼鳔胶　味甘、咸，性平。具有补肾益精、滋养筋脉、止血、散瘀的功能。

（2）滑石粉烫鱼鳔胶　炒制后滋腻之性降低，腥臭味得以矫正；还能使其质地酥脆，利于粉碎。临床多用其制品，用于肾虚滑精，吐血，血崩。

【炮制研究】有报道认为，185℃恒温箱内烘烤至鱼鳔形体鼓起，松泡，呈黄色时，取出放凉。此法简便易行，制品受热均匀，色泽一致，且无焦化现象。

黄 狗 肾

【处方用名】狗肾、制狗肾。

【来源】本品为犬科动物黄狗 *Canis familiaris* Linnaeus. 的干燥阴茎和睾丸。捕获后，割取生殖器（阴茎及睾丸），置阴凉处风干。

【炮制方法】

（1）狗肾　取原药材，用碱水洗净，再用清水洗涤，润软或蒸软，切成小段或片，干燥。

（2）滑石粉烫狗肾　将滑石粉置热锅中，用中火加热至呈灵活状态，投入狗肾段或片，炒至松泡，呈黄褐色时取出，筛去滑石粉，放凉。

每 100kg 黄狗肾，用滑石粉 40kg。

【成品性状】

规格	形状	颜色	气味	质地
狗肾	圆柱状小段或圆形片状，有少许毛黏附	黄棕色	有腥臭味	质地坚韧
滑石粉烫狗肾	形如黄狗肾	黄褐色	腥臭味减弱	质地松泡

【炮制作用】

（1）狗肾　味咸，性温。具有暖肾、壮阳、益精的功能。因气腥、质坚韧，一般不生用。

（2）滑石粉烫狗肾　烫后质地松泡酥脆，便于粉碎和煎煮，同时矫正其腥臭味，便于服用。临床多用其制品。主要用于肾虚阳衰所致的阳痿、阴冷，以及畏寒肢冷，腰酸尿频。

刺猬皮

【处方用名】刺猬皮、猬皮、炒刺猬皮。

【来源】本品为刺猬科动物刺猬 *Erinaceus europaeus* Linnaeus. 或短刺猬 *Hemiechinus daurricus* Sundevall 的干燥外皮。捕获后，将皮剥下，除去肉脂，撒上一层石灰，于通风处阴干。

【炮制方法】

（1）刺猬皮　取原药材，用碱水浸泡，将污垢洗刷干净，再用清水洗净，润透，剁成小方块，干燥。

（2）滑石粉烫刺猬皮　取滑石粉置热锅中，用中火加热炒至灵活状态，投入净刺猬皮块，拌炒至黄色、鼓起、皮卷曲；刺尖秃时，取出，筛去滑石粉，放凉。

每 100kg 刺猬皮，用滑石粉 40kg。

（3）砂烫刺猬皮　取砂置锅内，用武火加热炒至灵活状态时，投入净刺猬皮块，不断翻埋，至刺尖卷曲焦黄，质地发泡时，取出，筛去砂，放凉。另有用砂炒至上述规格时，取出，筛去砂，趁热投入醋液中稍浸，捞出，干燥。

每 100kg 刺猬皮，用醋 10kg。

【成品性状】

规格	形状	颜色	气味	质地
刺猬皮	密生硬刺的不规则小块，边缘有毛	外表面灰白色、黄色或灰褐色，皮内面灰白色	特殊腥臭气	质坚韧
滑石粉烫刺猬皮	鼓起，边缘皮毛脱落，皮部边缘向内卷曲	黄色	微有腥臭味	质地发泡，刺尖秃，易折断
砂烫刺猬皮	形如滑石粉烫刺猬皮	黄色	微有腥臭味或略有醋气（醋淬）	质地发泡，刺尖秃，易折断

【炮制作用】

（1）刺猬皮　味苦，性平。具有止血行瘀、固精缩尿、止痛的功能。因腥臭气味较浓，很少生用。

（2）滑石粉烫刺猬皮　烫制后质地松泡酥脆，便于煎煮和粉碎，并能矫臭矫味。

（3）砂烫刺猬皮　醋淬后矫味矫臭效果更佳，并能增强行瘀止痛的作用。用于胃痛吐食，痔瘘下血，遗精，遗尿。

水 蛭

【处方用名】水蛭、烫水蛭、制水蛭。

【来源】本品为水蛭科动物蚂蟥 *Whitmania pigra* Whitman、水蛭 *Hirudo nipponica* Whitman 或柳叶蚂蟥 *Whitmania acranulata* Whitman 的干燥全体，均系野生，夏秋二季捕捉，用沸水烫死，晒干或低温干燥。以条整齐，色黑褐，无杂质者为佳。

【炮制方法】

（1）水蛭 取原药材，去除杂质，洗净，闷软，切 2～3mm 的丝，干燥。

（2）烫水蛭 取滑石粉置锅内，中火加热炒至灵活状态时，投入水蛭段，勤加翻动，拌炒至微鼓起，呈黄棕色时取出，筛去滑石粉，放凉。

每 100kg 水蛭，用滑石粉 40kg。

【成品性状】

规格	形状	颜色	气味	质地
水蛭	不规则扁平丝状，由多数环节组成	背部黑褐色，腹部棕黄色	气微腥	质脆，切断面呈胶质状
烫水蛭	形如水蛭，形体鼓起	微黄色	气微腥	质酥脆，断面松泡

【炮制作用】

（1）水蛭 味咸、苦，性平，有毒。具有破血通经、逐瘀消癥的功能。生品有毒，多入煎剂，以破血逐瘀为主，用于瘀滞癥瘕、经闭及跌打损伤、瘀滞疼痛等症。

（2）烫水蛭 滑石粉炒后能降低毒性，使质地酥脆，利于粉碎，多入丸、散剂，用于跌打损伤、内损瘀血、心腹疼痛、大便不通等症。

其他常用滑石粉烫法药物：玳瑁、鹿鞭。

● 思考练习

一、单选题

1. 滑石粉烫后用于补肾益精，止血的药物是（　　）

　　A. 鱼鳔胶　　　　B. 刺猬皮　　　　C. 水蛭　　　　D. 黄狗肾

2. 滑石粉烫后能降低毒性，用于破血，逐瘀，通经的药物是（　　）

　　A. 鱼鳔胶　　　　B. 刺猬皮　　　　C. 水蛭　　　　D. 黄狗肾

3. 滑石粉烫后质地酥脆，用于温肾壮阳，补益精髓的药物是（　　）

　　A. 鱼鳔胶　　　　B. 刺猬皮　　　　C. 水蛭　　　　D. 黄狗肾

二、多选题

1. 滑石粉烫的目的是（　　）

　　A. 使药物质地酥脆，利于粉碎和煎煮　　　B. 降低药物的滋腻性

　　C. 矫正不良气味　　　D. 增强某些药物清热化痰作用

　　E. 降低毒性

2. 生品有大毒，炮制后能降低毒性的药物是（　　）

　　A. 斑蝥　　　　B. 马钱子　　　　C. 水蛭　　　　D. 白果　　　　E. 苍耳子

三、问答题

1. 滑石粉烫法在操作中应注意什么？

2. 总结滑石粉烫法常用药材的炮制作用。

模块六　炙　法

任务二十四　酒　炙　法

能力目标

- 掌握酒炙法的炮制目的、适用酒炙的饮片、注意事项。
- 熟练进行酒炙操作（手工炙和机械炙），并能根据药材性质及质地准确掌握酒的用量及加入方法（即先加酒后炒药物还是先炒药物后加酒）。
- 经验鉴别酒炙品质量的优劣，根据饮片外观的变化在炮制过程中准确掌控质量标准。
- 掌握下述品种的炮制方法及炮制作用：黄连、大黄、常山、乌梢蛇、蕲蛇、蛇蜕、桑枝、蟾酥、龙胆、丹参、川芎、白芍、续断、当归、牛膝、威灵仙。

知识准备

（一）炙法知识概述

将净选或切制后的干燥饮片，加入一定量的液体辅料拌炒，使液体辅料逐渐渗入药材组织内部的操作方法，称为炙法，亦称为加液体辅料炒法。

根据所用辅料的种类不同，炙法分为酒炙法、醋炙法、盐炙法、姜炙法、蜜炙法、油炙法等。根据加入辅料的顺序，炙法分为先加辅料后炒药物法和先炒药物后加辅料法。

炙法一般用文火，炒制时间稍长，以药物炒干或微干为宜，目的在于使液体辅料能够均匀地渗入药材组织内部。

酒炙是加液体辅料的操作方法之一，将净选或切制后的干燥饮片，加入一定量的黄酒拌炒的方法，称为酒炙法。

药用的酒有黄酒、白酒之分，黄酒为米、麦、黍等用曲酿制而成，含乙醇15％～20％，一般为棕黄色透明液体，气味醇香特异。白酒为米、麦、黍、薯类、高粱等用曲酿制并经蒸馏而成，含乙醇35％～60％，一般为无色澄明液体，气味醇香特异，且有较强的刺激性。一般炙药多用黄酒，浸药多用白酒。

酒味甘、辛，性大热，气味芳香，能升能散。具有宣行药势、活血通络、祛风散寒、矫味、防腐作用。酒炙有利于有效成分的浸出而增强疗效。多适用于活血散瘀、祛风通络、性味苦寒的药物及有腥臭气味的动物类药物。除有特殊规定外，一般炙药多用黄酒，每100kg净药物，用黄酒10～20kg。

（二）酒炙法的目的

（1）引药上行，缓和药性，增强药物升散之性，如酒炙大黄、黄连、黄柏等。

（2）增强活血通络的作用，如酒炙当归、川芎、丹参等。

（3）动物类药材用酒炮制还可起到矫臭矫味的作用，如酒炙乌梢蛇、蕲蛇、紫河车等。

任务引入

根据中药炮制后入药的临床用药特点及《中国药典》炮制通则要求，在应用临床或制剂之前将一些需要加入黄酒进行炮制的药材进行相应炮制，操作中根据药材的质地、药性和炮制目的的不同要求，选择适量黄酒，采用正确的辅料加入方法，掌握火候，达到规定的标准，满足制剂和中医辨证施治用药的需求。

任务分析

（一）酒炙的操作方法

（1）按照辅料加入顺序，将酒炙法分为先拌黄酒后炒药物和先炒药物后加黄酒两种操作方法。

① 先拌黄酒后炒药物：取净制后的饮片与一定量的黄酒拌匀，闷润，待黄酒被饮片吸尽后，将饮片置炒制容器内，用文火加热，炒至规定程度时，取出，摊晾。此法适用于大多数需酒炙的药物，尤其是质地坚实的根及根茎类药物。如黄连、大黄、川芎、当归等。

② 先炒药物后加黄酒：取净制后的饮片，置炒制容器内，用文火加热，炒至一定程度时（传统称为挂火色），均匀喷洒一定量的黄酒，再用文火炒制规定程度，取出，摊晾。此法适用于少数质地疏松且需酒炙或加黄酒后发黏容易粘连的药物。

（2）按照炮制设备的不同，将酒炙法分为手工操作法和机械操作法。手工操作法可以参见清炒法和加辅料炒法。机械操作法是利用炙药锅，实现高效批量炮制。如图 24-1～图 24-4。

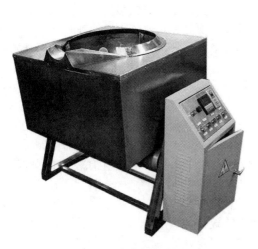

图 24-1　炙药锅外形图

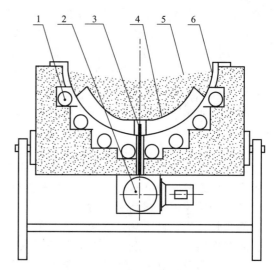

图 24-2　炙药锅结构示意图（一）

1—加热管；2—传动装置；3—温控元件；
4—搅拌机构；5—物料；6—锅体

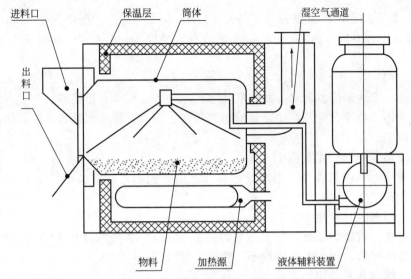

图 24-3　炙药机结构示意图（二）

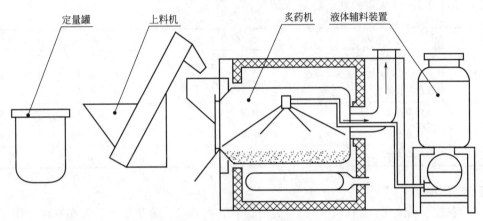

图 24-4　自动化炙制机组结构示意图

（二）酒炙法的注意事项

（1）加入黄酒拌润过程中，容器上面应加盖，以免黄酒迅速挥发。

（2）若黄酒的用量较少，不易与药物拌匀时，可先将黄酒加适量水稀释后，（加水量根据药物质地和季节温度灵活掌握）再与药物拌润。

（3）药物在加热炒制时，火力不宜过大，一般用文火，勤加翻动，炒至近干，颜色加深时，即可取出，晾凉。

（三）酒炙法的重点药材

黄连、大黄、常山、乌梢蛇、蕲蛇、蛇蜕、桑枝、蟾酥、龙胆、丹参、川芎、白芍、续断、当归、牛膝、威灵仙等。

扫码观看数字资源 6.1　酒炙大黄。

任务实施

黄　连

【处方用名】黄连、川连、酒黄连、姜黄连、吴茱连、萸黄连。

【来源】本品为毛茛科植物黄连 *Coptis chinensis* Franch. 三角叶黄连 *Coptis deltoidea* C. Y. Cheng et Hsiao 或云连 *Coptis teeta* Wall 的干燥根茎。以上三种分别习称"味连""雅连""云连"。

【炮制方法】

（1）黄连　取净制后的药材，润透后切薄片晾干，或用时直接捣碎。

（2）酒黄连　取净黄连片，用定量的黄酒拌匀，闷润。待黄酒被吸尽后，用文火加热炒干，取出，晾凉。

每 100kg 净黄连片，用黄酒 12.5kg。

（3）姜黄连　取净黄连片，用定量的姜汁拌匀，闷润，待酒被吸尽后，用文火加热炒干，取出，晾凉。

每 100kg 净黄连片，用生姜 12.5kg。

（4）萸黄连　取净吴茱萸，加水适量，煎煮 30min，去渣取汁拌入净黄连片中，闷润，待吴茱萸汁被吸尽后，用文火加热炒干，取出，晾凉。

每 100kg 净黄连片，用吴茱萸 10kg。

【成品性状】（以味连的性状特征为例）

规格	形状	颜色	气味	质地
黄连	呈不规则的薄片。外表皮粗糙，有细小的须根。切面或碎断面具放射状纹理	表面灰黄色或黄褐色，切面或碎断面鲜黄色或红黄色	气微，味极苦	质硬
酒黄连	形如黄连片	色泽加深	略有酒香气	质硬
姜黄连	形如黄连片	表面棕黄色	有姜的辛辣味	质硬
萸黄连	形如黄连片	表面棕黄色	有吴茱萸的辛辣香气	质硬

【炮制作用】

（1）黄连　苦，寒。归心、脾、胃、肝、胆、大肠经。清热燥湿，泻火解毒。用于湿热痞满，呕吐吞酸，泻痢，黄疸，高热神昏，心火亢盛，心烦不寐，心悸不宁，血热吐衄，目赤，牙痛，消渴，痈肿疔疮；外治湿疹，湿疮，耳道流脓。

（2）酒黄连　善清上焦火热。用于目赤，口疮。

（3）姜黄连　清胃和胃止呕。用于寒热互结，湿热中阻，痞满呕吐。

（4）萸黄连　舒肝和胃止呕。用于肝胃不和，呕吐吞酸。

【炮制研究】黄连中 5 种主要生物碱成分均为季铵型生物碱，易溶于水，炮制时不够稳定，水制易随水丢失，酒制后小檗碱含量均有所下降。有报道酒黄连饮片最佳工艺为：取黄连饮片加 12.5%，黄酒闷润，待黄酒被吸尽后，置烘箱中烘制，120℃，30min，取出，放凉。

大　黄

【处方用名】大黄、川军、酒大黄、熟大黄、大黄炭、醋大黄。

【来源】本品为蓼科植物掌叶大黄 *Rheum palmatum* L.、唐古特大黄 *Rheum tanguticum* Maxim. ex Balf. 或药用大黄 *Rheum officinale* Baill. 的干燥根及根茎。

【炮制方法】

（1）大黄　取原药材，除去杂质，大小分开，洗净，捞出润透后切厚片或小段，晾干，或低温干燥。

（2）酒大黄　取净大黄片，用定量的黄酒喷淋拌匀，闷润，待酒被吸尽后，用文火加热炒干，色泽加深时，取出，晾凉。

每 100kg 净大黄片，用黄酒 10kg。

（3）熟大黄　（熟大黄的炮制，理论上应归入蒸法、煮法，为了便于学习掌握大黄炮制方法的全面性、完整性，并入炙法一同讲述。以后炙法其他章节里面同一饮片项下炙法以外的炮制方法，本应分属在其他章节里面讲述，一起并入炙法该饮片项下，用意同大黄，不再逐一标注。）

1）清蒸　取净大黄块，置木甑、笼屉内，水蒸气蒸至大黄内外均呈黑色时，取出，干燥。

2）酒炖、酒蒸　取净大黄块与定量的酒拌匀，闷润 1～2h。待酒被药物吸尽后，装入蒸罐内或适宜容器内，密闭，隔水炖 24～32h，或置笼屉内或适宜容器内，蒸透。炖或蒸至大黄内外均呈黑色时，取出，干燥。

每 100kg 净药物，用黄酒 30kg。

（4）大黄炭　取净大黄片或块，用武火炒至外表呈焦黑色时，取出，晾凉。

此外，大黄的炮制品还有清宁片，是加黄酒、蜂蜜反复炮制而成。

【成品性状】

规格	形状	颜色	气味	质地
大黄	不规则的厚片或碎块，显颗粒性	淡红棕色或黄棕色	气清香,味苦而微涩	质坚实,有的中心稍松软
酒大黄	形状同大黄	深棕色或棕褐色,偶有焦斑,折断面呈浅棕色	略有酒香气	质坚实
熟大黄	形状同大黄	表面黑褐色	有特异芳香气,味微苦	质坚实
大黄炭	形状同大黄	表面焦黑色,断面焦褐色	有焦香气,味微苦	质轻而脆

【炮制作用】

（1）大黄　苦，寒。归脾、胃、大肠、肝、心包经。泻下攻积，清热泻火，凉血解毒，逐瘀通经，利湿退黄。用于实热积滞便秘，血热吐衄，目赤咽肿，痈肿疔疮，肠痈腹痛，瘀血经闭，产后瘀阻，跌打损伤，湿热痢疾，黄疸尿赤，淋证，水肿；外治烧烫伤。

（2）酒大黄　善清上焦血分热毒。用于目赤咽肿，齿龈肿痛。

（3）熟大黄　泻下力缓，泻火解毒。用于火毒疮疡。

（4）大黄炭　凉血化瘀止血。用于血热有瘀出血症。

【炮制研究】大黄中结合型蒽醌衍生物为泻下成分，水制、酒炙含量下降，泻下作用减弱。

常　山

【处方用名】常山、生常山、鸡骨常山、黄常山、炒常山、炙常山、酒常山。

【来源】本品为虎耳草科植物常山 *Dichroa febrifuga* Lour. 的干燥根。

【炮制方法】

（1）常山　除去杂质，分开大小，浸泡，润透，切薄片，晒干。

（2）炒常山　取净常山片，置锅内，用文火炒至色变深为度，取出，放凉。

（3）酒常山　取净常山片，加黄酒拌匀，稍焖，置锅内用文火炒干至微黄色，取出，放凉。

每100kg常山片，用黄酒10～15kg。

【成品性状】

规格	形状	颜色	气味	质地
常山	呈不规则的薄片	外表皮淡黄色，切面黄白色，有放射状纹理	气微，味苦	质硬
炒常山	同常山	表面黄色	气微，味苦	质硬
酒常山	同常山	颜色加深	略具酒气	质硬

【炮制作用】

（1）常山　苦、辛，寒；有毒。归肺、肝、心经。涌吐痰涎，截疟。用于痰饮停聚，胸膈痞塞，疟疾。生品有致呕吐的副作用。

（2）酒常山、炒常山　可消除呕吐的副作用，用于截疟。

乌 梢 蛇

【处方用名】乌梢蛇、乌蛇、乌梢蛇肉、酒乌梢蛇。

【来源】本品为游蛇科动物乌梢蛇 *Zaocys dhumnades*（Cantor）的干燥体。

【炮制方法】

（1）乌梢蛇　取原药材，除去头及鳞片，切寸段。

（2）乌梢蛇肉　取净乌梢蛇，用黄酒闷透后，取出，除去皮骨，干燥。

每100kg净乌梢蛇肉，用黄酒20kg。

（3）酒乌梢蛇　取净乌梢蛇段，用定量黄酒拌匀，稍闷，待酒被吸尽后，用文火炒至棕褐色或黑色，略有酒气，取出，晾凉。

每100kg净乌梢蛇段，用黄酒20kg。

【成品性状】

规格	形状	颜色	气味	质地
乌梢蛇	饮片呈段状，背鳞行数成双，背中央强烈起棱，有两条纵贯全体的黑线	黑褐色或绿褐色，无光泽，切面黄白色或淡棕色	气腥，味淡	质坚硬
乌梢蛇肉	呈段片状，无皮、骨，肉厚柔软	黄白色或灰黑色	气微腥，略有酒气	质韧
酒乌梢蛇	呈段片状，无皮、骨，肉厚柔软	色泽加深	略有酒气	质韧

【炮制作用】

（1）乌梢蛇　性味甘、平，归肝经。祛风，通络，止痉。用于风湿顽痹，麻木拘挛，中风口眼㖞斜，半身不遂，抽搐痉挛，破伤风，麻风，疥癣。生品长于祛风止痒，解痉，但有腥气。

（2）酒乌梢蛇　祛风通络作用增强，并能矫臭，防腐，利于服用和贮藏。

蕲 蛇

【处方用名】蕲蛇、大白花蛇、蕲蛇肉、酒蕲蛇。

【来源】本品为蝰科动物五步蛇 *Agkistrodon acutus*（Guenther）的干燥体。

【炮制方法】

（1）蕲蛇 取原药材，除去头、鳞片，切成寸段。

（2）蕲蛇肉 取蕲蛇，去头，用黄酒闷透后，取出，除去鳞、骨，干燥。

每 100kg 净蕲蛇，用黄酒 20kg。

（3）酒蕲蛇 取净蕲蛇段，用定量黄酒拌匀，稍闷。待酒被吸尽后，用文火炒干，呈棕褐色或黑色，略有酒气，取出，晾凉。

每 100kg 净蕲蛇段，用黄酒 20kg。

【成品性状】

规格	形状	颜色	气味	质地
蕲蛇	呈小段状，有"方胜纹""连珠斑"	背部表面黑褐色或浅棕色，有鳞片痕	气腥，味微咸	质软
蕲蛇肉	呈小段片状	断面黄白色	略有酒气	质较柔软
酒蕲蛇	呈小段状	颜色加深	略有酒气	质软

【炮制作用】

（1）蕲蛇 甘、咸，温；有毒。归肝经。祛风，通络，止痉。用于风湿顽痹，麻木拘挛，中风口眼㖞斜，半身不遂，抽搐痉挛，破伤风，麻风，疥癣。生品头有毒，除去头能消除毒性。生蕲蛇气腥，不利于服用，临床较少使用。

（2）酒蕲蛇 能增强祛风除湿，通络止痛作用，并减少腥气。

【炮制研究】蕲蛇头有毒，除去头部能消除毒性。其主要毒性成分为强烈的出血性毒素。内服中毒后，内脏广泛出血，极为危险。

蛇 蜕

【处方用名】龙子衣、龙皮、蛇皮、蛇蜕皮、蛇壳、蛇退、龙衣、青龙衣、长虫皮。

【来源】本品游蛇科动物黑眉锦蛇 *Elaphe taeniura* Cope、锦蛇 *Elphe carinata*（Guenther）或乌梢蛇 *Zaocys dhumnades*（Cantor）等蜕下的干燥表皮膜。

【炮制方法】

（1）蛇蜕 除去杂质，切段。

（2）酒蛇蜕

① 取蛇蜕段，加酒拌匀，润透，用文火炒干，取出，放凉。

每 100kg 蛇蜕，用黄酒 15kg。

② 刷净，剪 3cm 长段，用白酒喷匀，闷润，取出，文火炒至微干即得。

每 100kg 蛇蜕，用白酒 20kg。

【成品性状】

规格	形状	颜色	气味	质地
蛇蜕	呈圆筒形，多压扁而皱缩，完整者形似蛇	背部银灰色或淡灰棕色，有光泽，腹部乳白色或略显黄色	气微腥，味淡或微咸	体轻，质微韧，手捏有润滑感和弹性，轻轻搓揉，沙沙作响
酒蛇蜕	形同蛇蜕	微显黄色	味淡或微咸，具酒气	质同蛇蜕

【炮制作用】

（1）蛇蜕 咸、甘，平。归肝经。祛风，定惊，退翳，解毒。用于小儿惊风，抽搐痉挛，翳障，喉痹，囊肿，皮肤瘙痒。

（2）酒蛇蜕　增强祛风作用，减少腥气，矫正不良气味。

桑 枝

【处方用名】桑枝、炒桑枝、麸炒桑枝、酒桑枝、桑条、嫩桑枝、炙桑枝。

【来源】本品为桑科植物桑 *Morus alba* L. 的干燥嫩枝。

【炮制方法】

（1）桑枝　拣去杂质，洗净，润透，切厚片、段或斜薄片，晒干。

（2）炒桑枝　取桑枝片，置锅内，用文火炒至微黄色，取出，放凉。

（3）酒桑枝　取净桑枝片，用酒喷洒均匀，待酒被吸尽，文火炒至微干为度。

每100kg净桑枝片，用黄酒15kg。

【成品性状】

规格	形状	颜色	气味	质地
桑枝	类圆形或椭圆形的厚片	外表皮灰黄色或黄褐色，有点状皮孔。切面皮部较薄，木部黄白色，射线放射状，髓部白色或黄白色	气微，味淡	略硬
炒桑枝	形如桑枝	色加深	微有香气	略硬
酒桑枝	形如桑枝	色加深	微有酒气	略硬

【炮制作用】

（1）桑枝　微苦，平，归肝经。祛风湿，利关节。用于风湿痹病，肩臂、关节酸痛麻木。

（2）炒桑枝、酒桑枝　增强祛风通络之功。

【炮制研究】桑枝炒后总黄酮的含量降低。

蟾 酥

【处方用名】蟾酥、蟾酥粉。

【来源】本品为蟾蜍科动物中华大蟾蜍 *Bufo bufo gargarizans* Cantor 或黑眶蟾蜍 *Bufo melanostictus* Schneider 的干燥分泌物。

【炮制方法】

（1）蟾酥　蒸软，切薄片，烤脆后，研为细粉。

（2）酒蟾酥　取蟾酥，捣碎，用定量白酒浸渍，不断搅动至呈稠膏状，干燥，粉碎。

每10kg蟾酥，用白酒20kg。

（3）乳蟾酥　取蟾酥，捣碎，用定量牛奶浸渍，不断搅动至呈稠膏状，干燥，粉碎。

每10kg蟾酥，用鲜牛乳20kg。

【成品性状】

规格	形状	颜色	气味	质地
蟾酥	呈扁圆形团块状或片状	表面棕褐色或红棕色，断面棕褐色，角质状，微有光泽	气微腥，味初甜而后有持久的麻辣感，粉末嗅之作嚏	团块状者质坚，不易折断；片状者质脆，易碎，半透明
酒蟾酥	粉末状	棕褐色	同蟾酥	同蟾酥
乳蟾酥	粉末状	灰棕色	同蟾酥	同蟾酥

【炮制作用】

(1) 蟾酥　辛，温；有毒。归心经。解毒，止痛，开窍醒神。用于痈疽疔疮，咽喉肿痛，中暑神昏，痧胀，腹痛吐泻。生品有毒，作用峻烈，多用于丸散剂或外用。

(2) 酒、乳蟾酥　白酒或牛乳浸渍后，便于粉碎，降低毒性，并能减少对操作者的刺激性。用于痈疽疔疮，咽喉肿痛，中暑神昏，腹痛吐泻。

龙　胆

【处方用名】龙胆、酒龙胆。

【来源】本品为龙胆科植物龙胆 *Gentiana scabra* Bge.、条叶龙胆 *Gentiana manshurica* Kitag.、三花龙胆 *Gentiana triflora* Pall. 或坚龙胆 *Gentiana rigescens* Franch. 的根和根茎。

【炮制方法】

(1) 龙胆　取原药材，除去杂质及残茎，洗净润透，切段，干燥。

(2) 酒龙胆　取净龙胆段，用定量的黄酒拌匀，闷润。待酒被吸尽后，用文火加热炒干，取出，晾凉。

每100kg净龙胆段，用黄酒10kg。

【成品性状】

规格	形状	颜色	气味	质地
龙胆	呈不规则形的段。根茎呈不规则块片，根圆柱形，有的有横皱纹，有的具纵皱纹	根茎表面暗灰棕色或深棕色，根表面淡黄色至黄棕色，切面皮部黄白色至棕黄色，木部色较浅	气微，味甚苦	质脆，易折断
酒龙胆	形同龙胆	略加深	微有酒气	质脆，易折断

【炮制作用】

(1) 龙胆　苦，寒。归肝、胆经。清热燥湿，泻肝胆火。用于湿热黄疸，阴肿阴痒，带下，湿疹瘙痒，肝火目赤，耳鸣耳聋，胁痛口苦，强中，惊风抽搐。生品偏于泻火燥湿清热。

(2) 酒龙胆　降低龙胆的苦寒之性，引药上行。

【炮制研究】酒炙品中水浸出物及龙胆苦苷的含量明显高于生品。

丹　参

【处方用名】丹参、酒丹参。

【来源】本品为唇形科植物丹参 *Salvia miltiorrhiza* Bge. 的干燥根和根茎。

【炮制方法】

(1) 丹参　取原药材，除去杂质及残茎，洗净润透，切厚片干燥。

(2) 酒丹参　取净丹参片，用定量的黄酒拌匀，闷润。待酒被吸尽后，用文火加热炒干，取出，晾凉。

每100kg净丹参片，用黄酒10kg。

【成品性状】

规格	形状	颜色	气味	质地
丹参	呈类圆形或椭圆形的厚片。粗糙，具纵皱纹。切面有裂隙或略平整而致密，有的呈角质样，有黄白色放射状纹理	外表皮棕红色或暗棕红色，切面皮部棕红色，木部灰黄色或紫褐色	气微，味微苦涩	质硬而脆
酒丹参	形如丹参	表面红褐色	略具酒香气	质硬而脆

【炮制作用】

（1）丹参　苦，微寒。归心、肝经。活血祛瘀，通经止痛，清心除烦，凉血消痈。用于胸痹心痛，脘腹胁痛，癥瘕积聚，热痹疼痛，心烦不眠，月经不调，痛经经闭，疮疡肿痛。

（2）酒丹参　可缓和寒凉之性，增强活血祛瘀，调经作用。

【炮制研究】丹参所含生物碱性质不稳定，水制切片后水溶性成分有所下降。酒炙可提高丹参酮ⅡA（$C_{19}H_{18}O_3$）及总丹参酮的煎出率。

川　芎

【处方用名】川芎、酒川芎。

【来源】本品为伞形科植物川芎 *Ligusticum chuanxiong* Hort. 的干燥根茎。

【炮制方法】

（1）川芎　取原药材除去杂质，分档略泡，洗净润透，切薄片干燥。

（2）酒川芎　取净川芎片，用定量的黄酒拌匀，闷润，待酒被吸尽后，用文火加热炒至近干，呈棕黄色时，取出，晾凉。

每 100kg 净川芎片，用黄酒 10kg。

【成品性状】

规格	形状	颜色	气味	质地
川芎	为不规则厚片，外表皮有皱缩纹。切面具有明显波状环纹或多角形纹理，散生黄棕色油点	外表皮黄褐色，切面黄白色或灰黄色	气浓香，味苦、辛，微甜	质坚实
酒川芎	形同川芎	色泽加深，偶有焦斑	略有酒气	质坚脆

【炮制作用】

（1）川芎　辛，温。归肝、胆、心包经。活血行气，祛风止痛。用于胸痹心痛，胸胁刺痛，跌仆肿痛，月经不调，经闭痛经，癥瘕腹痛，头痛，风湿痹痛。生品气厚，辛香走串力强。

（2）酒川芎　借酒力引药上行，增强活血、行气、止痛作用。

【炮制研究】酒炙后生物碱的溶解度增大，可提高临床疗效。

白　芍

【处方用名】白芍、酒白芍、醋白芍、炒白芍、土炒白芍。

【来源】本品为毛茛科植物芍药 *Paeonia lactiflora* Pall. 的干燥根。

【炮制方法】

（1）白芍　取原药材，除去杂质，大小分开。用水浸泡至八成透，捞出，晒晾，润至内外湿度均匀，切薄片，干燥。

（2）酒白芍　取净白芍片，用定量的黄酒拌匀，闷润。待酒被吸尽后，用文火加热炒干，取出，晾凉。

每 100kg 净白芍片，用黄酒 10kg。

（3）醋白芍　取净白芍片，用定量的米醋拌匀，闷润。待醋被吸尽后，用文火加热炒干，色泽加深时，取出，晾凉。

每 100kg 净白芍片，用米醋 15kg。

（4）炒白芍　取净白芍片，置温度适宜的热锅内，用文火炒至表面微黄色，取出，晾凉。

（5）土炒白芍　取定量灶心土细粉，置锅内，用中火加热，至土呈灵活态时，投入净白芍片，不断翻炒，炒至表面挂土色时，取出，筛去土粉，摊晾。

每100kg净白芍片，用灶心土20kg。

【成品性状】

规格	形状	颜色	气味	质地
白芍	呈类圆形的薄片。表面平滑。切面形成层环明显，可见稍隆起的筋脉纹呈放射状排列	表面淡棕红色或类白色，切面类白色或微带棕红色	气微，味微苦、酸	质坚实，不易折断
酒白芍	形同白芍	表面微黄色或淡棕黄色，有的可见焦斑	略有酒气	质同白芍
醋白芍	形同白芍	微黄色	略有醋香气	质同白芍
炒白芍	形同白芍	表面微黄色，偶有焦斑	有焦香气	质同白芍
土炒白芍	形同白芍	呈土黄色	略有焦土气	质同白芍

【炮制作用】

（1）白芍　苦、酸，微寒。归肝、脾经。养血调经，敛阴止汗，柔肝止痛，平抑肝阳。用于血虚萎黄，月经不调，自汗，盗汗，胁痛，腹痛，四肢挛痛，头痛眩晕。生品善于养血敛阴，平抑肝阳。

（2）酒白芍　酸寒之性降低，长于和中缓急，止痛。用于胁痛，腹痛。

（3）醋白芍　引药入肝，增强敛血、止血、疏肝解郁作用。

（4）炒白芍　寒性缓和，长于养血敛阴。

（5）土炒白芍　借土气入脾，增强柔肝和脾、止泻作用。

【炮制研究】芍药所含芍药苷、丹皮酚性质不稳定，炮制后含量有所下降。

续　断

【处方用名】续断、川断、酒续断、盐续断。

【来源】本品为川续断科植物川续断 *Dipsacus asper* Wall. ex Henry 的干燥根。

【炮制方法】

（1）续断　取原药材，除去芦头等杂质，洗净，润透，切薄片，干燥。

（2）酒续断　取净续断片，用定量的黄酒拌匀，闷润。待酒被吸尽后，用文火加热炒至微带黑色时，取出，晾凉。

每100kg净续断片，用黄酒10kg。

（3）盐续断　取净续断片，用定量的食盐水拌匀，闷润，待食盐水被吸尽后，用文火炒干，取出，晾凉。

每100kg净续断片，用食盐2kg。

【成品性状】

规格	形状	颜色	气味	质地
续断	呈类圆形或椭圆形的厚片。外表皮有纵皱。切面可见放射状排列的导管束纹，形成层部位多有深色环	外表皮灰褐色至黄褐色，切面皮部墨绿色或棕褐色，木部灰黄色或黄褐色	气微，味苦、微甜而涩	质软，久置后变硬，易折断
酒续断	形如续断	表面浅黑色或灰褐色	略有酒香气	质如续断
盐续断	形如续断	表面黑褐色	味微咸	质如续断

【炮制作用】

（1）续断　苦、辛，微温。归肝、肾经。补肝肾，强筋骨，续折伤，止崩漏。用于肝肾不足，腰膝酸软，风湿痹痛，跌仆损伤，筋伤骨折，崩漏，胎漏。

（2）酒续断　通血脉，强筋骨增强，多用于风湿痹痛，跌仆损伤，筋伤骨折。

（3）盐续断　能引药下行，增强补肝肾、强腰膝的作用，多用于腰膝酸软。

【炮制研究】实验表明生品、酒续断、盐续断均有镇痛、抗炎、抗凝血作用，以酒续断作用最强。

当　归

【处方用名】当归、秦归、酒当归、土炒当归、当归炭。

【来源】本品为伞形科植物当归 *Angelica sinensis*（Oliv.）Diels 的干燥根。

【炮制方法】

（1）当归　取原药材除杂质，洗净稍润，切薄片晒干或低温干燥。

（2）酒当归　取净当归片，用定量的黄酒拌匀，闷润，待酒被吸尽后，用文火加热炒至深黄色时，取出，晾凉。

每100kg净当归片，用黄酒10kg。

（3）土炒当归　取定量灶心土细粉，置锅内，用中火加热，至土呈灵活态时，投入净当归片。不断翻炒，炒至片面挂满细土粉时，取出，筛去土粉，摊晾。

每100kg净当归片，用灶心土30kg。

（4）当归炭　取净当归片，用武火炒至外表呈微黑色时，喷淋清水少许，灭尽火星，取出，晾凉。

【成品性状】

规格	形状	颜色	气味	质地
当归	呈类圆形、椭圆形或不规则薄片。外表皮黄棕色至棕褐色。切面平坦，有裂隙，中间有浅棕色的形成层环，并有多数棕色的油点	外表皮黄棕色至棕褐色，切面黄白色或淡棕黄色	香气浓郁，味甘、辛、微苦	质柔韧
酒当归	形如当归	切面深黄色或浅棕黄色，略有焦斑	香气浓郁，并略有酒香气	质如当归
土炒当归	形如当归	表面挂土粉，呈土黄色	具土香气	质脆
当归炭	形如当归	表面黑褐色，断面灰棕色	气味减弱，并带涩味	质枯脆

【炮制作用】

（1）当归　甘、辛，温。归肝、心、脾经。补血活血，调经止痛，润肠通便。用于血虚萎黄，眩晕心悸，月经不调，经闭痛经，虚寒腹痛，风湿痹痛，跌扑损伤，痈疽疮疡，肠燥便秘。

（2）酒当归　长于活血通经。用于经闭痛经，风湿痹痛，跌仆损伤。

（4）土炒当归　既能补血，又不会导致滑肠。

（4）当归炭　以止血和血为主。

牛　膝

【处方用名】牛膝、酒牛膝、盐牛膝。

【来源】本品为苋科植物牛膝 *Achyranthes bidentata* Bl. 的干燥根。

【炮制方法】

（1）牛膝　取原药材，除去芦头等杂质，洗净，润透，切段，干燥。

（2）酒牛膝　取净牛膝段，用定量的黄酒拌匀，闷润。待酒被吸尽后，用文火加热炒至色略深时，取出，晾凉。

每100kg净牛膝段，用黄酒10kg。

（3）盐牛膝　取净牛膝段，用定量的食盐水拌匀，闷润，待食盐水被吸尽后，用文火炒干，取出，晾凉。

每100kg净牛膝段，用食盐2kg。

【成品性状】

规格	形状	颜色	气味	质地
牛膝	呈圆柱形的段。外表皮有微细的纵皱纹及横长皮孔。切面平坦,略呈角质样而油润,中心维管束木部较大,其外围散在多数黄白色点状维管束,断续排列成2～4轮	外表皮灰黄色或淡棕色,切面淡棕色或棕色,中心维管束木部黄白色	气微,味微甜而稍苦、涩	质硬脆,易折断,受潮变软
酒牛膝	形如牛膝	表面色略深,偶见焦斑	微有酒香气	质硬脆
盐牛膝	形如牛膝	多有焦斑	味咸	质硬脆

【炮制作用】

（1）牛膝　苦、甘、酸，平。归肝、肾经。逐瘀通经，补肝肾，强筋骨，利尿通淋，引血下行。用于经闭，痛经，腰膝酸痛，筋骨无力，淋证，水肿，头痛，眩晕，牙痛，吐血，衄血。

（2）酒牛膝　增强逐瘀通经作用，用于血瘀腹痛、风寒湿痹。

（3）盐牛膝　引血下行，用于腰膝酸痛，筋骨无力，淋证等。

威 灵 仙

【处方用名】威灵仙、酒威灵仙。

【来源】本品为毛茛科植物威灵仙 *Clematis chinensis* Osbeck、棉团铁线莲 *Clematis hexapetala* Pall. 或东北铁线莲 *Clematis manshurica* Rupr. 的干燥根和根茎。

【炮制方法】

（1）威灵仙　取原药材，除去杂质，洗净，润透，切厚片段，干燥。

（2）酒威灵仙　取净威灵仙段或片，用定量的黄酒拌匀，闷润。待酒被吸尽后，用文火加热炒干，取出，晾凉。

每100kg净威灵仙段，用黄酒10kg。

【成品性状】

规格	形状	颜色	气味	质地
威灵仙	呈不规则的片、段。表面有细纵纹,有的皮部脱落,露出黄白色木部。切面皮部较广,木部略呈方形或近圆形,皮部与木部间常有裂隙	表面黑褐色、棕褐色或棕黑色,切面木部淡黄色	气微,味淡	质硬脆,易折断
酒威灵仙	形同威灵仙	略加深	略有酒气	质同威灵仙

【炮制作用】

（1）威灵仙　辛、咸，温。归膀胱经。祛风湿，通经络。用于风湿痹痛，肢体麻木，筋脉拘挛，屈伸不利。生品以祛痰利湿，消除骨鲠为主。

（2）酒威灵仙　增强活血祛风作用，用于风湿痹痛，筋脉拘挛。

其他常用酒炙的药物：狗脊、赤芍、黄芩、益母草、豨莶草、五灵脂（醋炙）、九香虫、地龙。

● 思考练习

一、单选题

1. 用于活血通经宜选择哪种炮制规格（　　　）

　　A. 土炒当归　　　　B. 醋当归　　　　C. 酒当归　　　　D. 当归炭　　　　E. 当归

2. 能引药上行的炮制方法是（　　　）

　　A. 蜜制　　　　B. 酒制　　　　C. 盐制　　　　D. 醋制　　　　E. 制霜

3. 酒炙的辅料一般选用（　　　）

　　A. 白酒　　　　B. 黄酒　　　　C. 米酒　　　　D. 苦酒　　　　E. 调和酒

4. 下列可提高丹参酮煎出率的炮制方法是（　　　）

　　A. 清炒　　　　B. 清蒸　　　　C. 酒炙　　　　D. 醋炙　　　　E. 盐炙

5. 善治胃热呕吐的是（　　　）

　　A. 味连　　　　B. 雅连　　　　C. 吴茱连　　　　D. 酒黄连　　　　E. 姜黄连

二、多选题

1. 大黄的炮制方法包括（　　　）

　　A. 姜大黄　　　　B. 酒大黄　　　　C. 熟大黄　　　　D. 大黄炭　　　　E. 蜜大黄

2. 下列属于酒炙法的药物是（　　　）

　　A. 乌梢蛇　　　　B. 龙胆　　　　C. 川芎　　　　D. 威灵仙　　　　E. 延胡索

三、问答题

1. 为什么酒炙法多采用"先拌酒后炒药"炮制方法？操作时应注意哪些问题？

2. 举例说明黄酒在不同性质中药炮制过程中所起的作用。

3. 比较加固体辅料炒法和炙法的区别。

任务二十五　醋 炙 法

- 掌握醋炙法的炮制目的、适用醋炙的饮片、注意事项。
- 能熟练进行醋炙操作（手工炙和机械炙），并能根据药材性质及质地准确掌握醋的用量及醋加入方法（即先加醋后炒药物还是先炒药物后加醋）。
- 经验鉴别醋炙品质量的优劣，根据饮片外观的变化在炮制过程中准确掌控质量标准。
- 掌握下述品种的炮制方法及炮制作用：甘遂、商陆、芫花、京大戟、狼毒、莪术、柴胡、延胡索、香附、三棱、青皮、艾叶、乳香、没药、五灵脂、郁金。

知识准备

（一）醋炙法知识概述

将净选或切制后的饮片，加入定量的米醋拌炒的方法，称为醋炙法。

醋是以米、麦、高粱以及酒糟等酿制而成的棕色透明液体，主要成分为乙酸，占 $4\% \sim 6\%$。古称苦酒，习称米醋。醋长时间存放者，称为陈醋，陈醋用于药物炮制更佳。

醋味酸、苦，性温。主入肝经血分，具有收敛、解毒、散瘀止痛、矫味的作用。醋炙能增强药物活血散瘀，疏肝止痛的作用。故醋炙多用于疏肝解郁、散瘀止痛、攻下逐水的药物。另外，醋还参与某些化学反应起到降低毒性，矫臭矫味的作用。

（二）醋炙法的目的

（1）引药归肝经，增强活血散瘀、疏肝止痛作用。主要用于化瘀止痛药和疏肝行气药，如乳香、没药、三棱、莪术等，经醋炙后可增强活血散瘀止痛的作用；又如柴胡、香附、青皮、延胡索等，经醋炙后能增强疏肝止痛的作用。

（2）降低毒性，缓和药性。主要用于峻下逐水药，如大戟、甘遂、芫花、商陆等。

（3）矫臭矫味。主要用于具特殊气味的药物，如五灵脂、乳香、没药等。

任务引入

根据中医炮制后入药的临床用药特点及《中国药典》附录炮制通则要求，将一些需要加入米醋进行炮制的药材进行相应炮制，操作中根据药材的质地、药性和炮制目的的不同要求，选择适量米醋，采用正确的辅料加入方法，掌握火候，达到规定的标准，满足制剂和中医辨证施治用药的需求。

任务分析

（一）醋炙的操作方法

（1）按照辅料加入顺序，将醋炙法分为先拌醋后炒药物和先炒药物后加醋两种操作方法。

1）先拌醋后炒药物　取净药物与一定量的米醋拌匀，闷润，待米醋被药物吸尽后，用文火加热，炒至规定程度时，取出，晾凉。此法适用于大多数需醋炒的药物。如延胡索、甘遂等。

2）先炒药物后加醋　取净制后的药物，用文火加热，炒至表面熔化发亮（树脂类），或表面颜色改变、有腥气逸出（动物粪便类）时，均匀喷洒一定量的米醋，再用文火炒至规定程度，取出，晾凉。此法适用于树脂类、动物粪便类药物。如乳香、没药、五灵脂等。

除另有规定外，每100kg净药物，用醋20kg。

（2）按照炮制设备的不同，将醋炙法分为手工操作法和机械操作法。醋炙设备同酒炙法。

（二）醋炙法的注意事项

（1）醋炙前药材应大小分档。

（2）若醋的用量较少，不能与药物拌匀时，可加适量水稀释后，再与药拌匀。闷润时加盖，防止米醋挥发。

（3）树脂类、动物粪便类药材必须用先炒药物后加醋法，宜边炒边喷醋，使之均匀；且出锅要快，防熔化粘锅，摊晾时宜勤加翻动，以免相互成团块。

（4）火力不宜大，一般用文火，勤加翻动，使之受热均匀，炒至规定的程度。

（三）醋炙法的重点药材

甘遂、商陆、芫花、京大戟、狼毒、莪术、柴胡、延胡索、香附、三棱、青皮、艾叶、乳香、没药、郁金、五灵脂等。

任务实施

甘　遂

【处方用名】甘遂、炙甘遂、醋甘遂。

【来源】本品为大戟科植物甘遂 *Euphorbia kansui* T. N. Liou ex T. P. Wang 的干燥块根。

【炮制方法】

（1）甘遂　取原药材，除去杂质，洗净，晒干。

（2）醋甘遂　取净甘遂，用定量的米醋拌匀，闷润，待醋被药物吸尽后，用文火炒干，取出，晾凉。

每100kg净甘遂，用米醋30kg。

【成品性状】

规格	形状	颜色	气味	质地
甘遂	呈椭圆形、长圆柱形或连珠形，表面凹陷处有棕色外皮残留。断面木部微显放射状纹理；长圆柱状者纤维性较强	表面类白色或黄白色，断面白色	气微，味微甘而辣	质脆，易折断
醋甘遂	形如甘遂	表面黄色至棕黄色，有的可见焦斑	微有醋香气，味微酸而辣	质脆，易折断

【炮制作用】

（1）甘遂　苦，寒；有毒。归肺、肾、大肠经。泻水逐饮，消肿散结。用于水肿胀满，胸腹积水，痰饮积聚，气逆咳喘，二便不利，风痰癫痫，痈肿疮毒。生品有毒，药性峻烈，多入丸散。

（2）醋甘遂　毒性降低，缓和峻泻作用。

商　陆

【处方用名】商陆、醋商陆。

【来源】本品为商陆科植物商陆 *Phytolacca acinosa* Roxb. 或垂序商陆 *Phytolacca americana* L. 的干燥根。

【炮制方法】

（1）商陆　取原药材，除去杂质，洗净，润透，切厚片或块，干燥。

（2）醋商陆　取净商陆片或块，用定量的米醋拌匀，闷润。待醋被药物吸尽后，用文火炒干，取出，晾凉。

每 100kg 净商陆，用米醋 30kg。

【成品性状】

规格	形状	颜色	气味	质地
商陆	为横切或纵切的不规则厚片或块，厚薄不等。横切片弯曲不平，边缘皱缩，切面木部隆起，形成数个突起的同心环轮。纵切片弯曲或卷曲，木部呈平行条状突起	外皮灰黄色或灰棕色，切面浅黄棕色或黄白色	气微，味稍甜，久嚼麻舌	质硬
醋商陆	形同商陆	黄棕色	略有醋气	质同商陆

【炮制作用】

（1）商陆　苦，寒；有毒。归肺、脾、肾、大肠经。逐水消肿，通利二便，解毒散结。用于水肿胀满，二便不通；外治痈肿疮毒。生品有毒，长于消肿解毒，多外用。

（2）醋商陆　降低毒性，缓和峻泻作用，长于逐水消肿。

【炮制研究】醋炙后，商陆毒素的含量降低，从而降低毒性。

芫　花

【处方用名】芫花、醋芫花。

【来源】本品为瑞香科植物芫花 *Daphne genkwa* Sieb. et Zucc. 的干燥花蕾。

【炮制方法】

（1）芫花　取原药材，除去杂质及梗、叶，筛去灰屑。

（2）醋芫花　取净芫花，用定量的米醋拌匀，闷润。待醋被药物吸尽后，用文火炒至微干，取出，晾凉。

每 100kg 净芫花，用米醋 30kg。

【成品性状】

规格	形状	颜色	气味	质地
芫花	单朵呈棒槌形，多弯曲。花被筒密被短柔毛	花被筒表面淡紫色或灰绿色	气微，味甘、微辛	质软
醋芫花	形如芫花	表面灰褐色	微有醋气，味微酸而麻辣	质软

【炮制作用】

（1）芫花　苦、辛，寒；有毒。归肺、脾、肾经。泻水逐饮，解毒杀虫。用于水肿胀满，胸腹积水，痰饮积聚，气逆喘咳，二便不利；外治疥癣秃疮，冻疮。

（2）醋芫花　能降低毒性，缓和峻泻作用和腹痛症状。

京 大 戟

【处方用名】大戟，醋大戟。

【来源】本品为大戟科植物大戟 *Euphorbia pekinensis* Rupr. 的干燥根。

【炮制方法】

（1）大戟　取原药材，除去杂质，洗净润透，切厚片，干燥。

（2）醋大戟　取净大戟，用定量的米醋浸泡 1～2h，文火加热煮至醋被药物吸尽，取出，晾六七成干，切厚片，干燥。

每 100kg 净大戟，用米醋 30kg。

【成品性状】

规格	形状	颜色	气味	质地
大戟	不规则厚片，表面粗糙，有纵皱纹、横向皮孔样突起及支根痕。断面纤维样。气微，味微苦、涩	表面灰棕色或棕褐色，断面类白色或淡黄色	气微，味微苦、涩	质坚硬，不易折断
醋大戟	形如大戟	色泽加深	略有醋气	质如大戟

【炮制作用】

（1）大戟　苦，寒；有毒。归肺、脾、肾经。泻水逐饮，消肿散结。用于水肿胀满，胸腹积水，痰饮积聚，气逆咳喘，二便不利，痈肿疮毒，瘰疬痰核。

（2）醋大戟　醋制后可消减毒性，缓和其毒性与峻下作用。

狼 毒

【处方用名】生狼毒、炙狼毒、醋狼毒。

【来源】本品为大戟科植物月腺大戟 *Euphorbia ebracteolata* Hayata 或狼毒大戟 *Euphorbia fischeriana* Steud. 的干燥根。

【炮制方法】

（1）狼毒　取原药材，除去杂质，洗净，润透。切厚片，干燥。

（2）醋狼毒　取净狼毒片，用定量的米醋拌匀，闷润。待醋被药物吸尽后，用文火炒干，取出，晾凉。

每 100kg 净狼毒片，用米醋 30kg。

【成品性状】

规格	形状	颜色	气味	质地
狼毒	为类圆形厚片，外皮薄，有菊花心	周边棕褐色，表面黄棕色或灰棕色，易剥落而露出黄色皮部，片面黄白色	气微，味微辛，有刺激性麻辣味	质坚韧，体轻松
醋狼毒	形同狼毒	片面黄色	略有醋气	质同狼毒

【炮制作用】

（1）狼毒　辛，平；有毒。归肝、脾经。散结，杀虫。外用于淋巴结结核、皮癣；生活中可以灭蛆。生狼毒毒性剧烈，少有内服，多外用杀虫。

（2）醋狼毒　毒性降低，可供内服。

莪　术

【处方用名】莪术、醋莪术。

【来源】本品为姜科植物蓬莪术 *Curcuma phaeocaulis* Val. 或温郁金（又称温莪术）*C. wenyujin* Y. H. Chen et C. Ling、广西莪术（又称桂莪术）*C. kwangsiensis* S. lee et C. F. Liang 的干燥根茎。

【炮制方法】

（1）莪术　除去杂质，略泡，洗净，蒸软，切厚片，干燥。

（2）醋莪术　取净莪术置于煮制容器内，加米醋与适量水浸没，煮至醋液被吸尽，切开无白心时，取出亮晾凉，切厚片，干燥。

每100kg净莪术，用米醋20kg。

【成品性状】

规格	形状	颜色	气味	质地
莪术	呈类圆形或椭圆形的厚片。外表皮有时可见环节或须根痕。切面内皮层环纹明显，散在"筋脉"小点	外表皮灰黄色或灰棕色，切面黄绿色、黄棕色或棕褐色	气微香，味微苦而辛	体重，质坚实
醋莪术	形如莪术	色泽较暗，微黄，偶有焦斑	略有醋气	体重，坚脆，角质样，蜡样光泽

【炮制作用】

（1）莪术　辛、苦，温。归肝、脾经。行气破血，消积止痛。用于癥瘕痞块，瘀血经闭，胸痹心痛，食积胀痛。

（2）醋莪术　破血消积，用于癥瘕痞块，瘀血经闭。

柴　胡

【处方用名】柴胡、醋柴胡、鳖血柴胡、酒柴胡。

【来源】本品为伞形科植物柴胡 *Bupleurum chinense* DC. 或狭叶柴胡 *B. scorzonerifolium* Willd. 的干燥根。前者习称"北柴胡"（硬柴胡），后者习称"南柴胡"（红柴胡）。

【炮制方法】

（1）柴胡　取原药材，除去杂质及残茎，洗净，润透。切厚片，干燥。

（2）醋柴胡　取净柴胡片，用定量的米醋拌匀，闷润。待醋被药物吸尽后，用文火炒干，取出，晾凉。

每100kg净柴胡片，用米醋20kg。

（3）酒柴胡　取净柴胡片，用定量的黄酒拌匀，闷润。待酒被药物吸尽后，用文火炒干，取出，晾凉。

每100kg净柴胡片，用黄酒10kg。

（4）鳖血柴胡　取净柴胡片，用定量洁净的新鲜鳖血及适量清水拌匀，闷润。待鳖血液被药物吸尽后，用文火炒干，取出，晾凉。（目前在临床上此法极少用，供参考）

每100kg净柴胡片，用鳖血12.5kg。

【成品性状】

规格	形状	颜色	气味	质地
柴胡	北柴胡为不规则厚片，北柴胡片面显纤维性	表皮黑褐色或浅棕色。片面皮部浅棕色，木部黄白色	气微香，味微苦	质硬而韧
	南柴胡为不规则厚片，南柴胡片面略平坦，不显纤维性	表皮红棕色或黑棕色	具败油气	质稍软
醋柴胡	形同柴胡	醋柴胡色泽加深	有醋气	质同柴胡
酒柴胡	形同柴胡	酒柴胡色泽加深	有酒气	质同柴胡
鳖血柴胡	形同柴胡	色泽加深	有血腥气	质同柴胡

【炮制作用】

（1）柴胡　辛、苦，微寒。归肝、胆、肺经。疏散退热，疏肝解郁，升举阳气。用于感冒发热，寒热往来，胸胁胀痛，月经不调，子宫脱垂，脱肛等。

（2）醋柴胡　缓和升散之性，疏肝解郁止痛作用增强。

（3）酒柴胡　活血，升举阳气作用增强。

（4）鳖血柴胡　能抑制升浮之性，清退肝热作用增强。

延 胡 索

【处方用名】延胡索、醋延胡索、酒延胡索。

【来源】本品为罂粟科植物延胡索 *Corydalis yanhusuo* W. T. Wang 的干燥块茎。

【炮制方法】

（1）延胡索　除去杂质，润透切薄片干燥或用时捣碎。

（2）醋延胡索

① 取净延胡索，加醋拌匀，润透，置锅内炒干，或取净延胡索，加醋共煮，煮至醋被吸尽，取出，干燥，切厚片或用时捣碎。

每100kg延胡索，用醋20kg，必要时可加适量水稀释。

② 取净延胡索，加醋拌匀，置适宜的容器内，加热蒸透，取出，干燥。用时捣碎。

每100kg延胡索，用醋20～30kg。

③ 除去杂质，洗净泥沙，用醋拌匀，润透，切薄片，烘干即得。

每100kg延胡索，用醋20kg。

（3）酒延胡索　取净延胡索片或碎块，加黄酒拌匀，润透，置锅内用文火加热，炒干，取出放凉。

每100kg延胡索片或碎块，用黄酒20kg。

【成品性状】

规格	形状	颜色	气味	质地
延胡索	为圆形薄片或不规则颗粒，质滋润，有不规则网状皱纹	周边黄色，片面金黄	气微味苦	质硬脆，角质样
醋延胡索	形如延胡索	表面和切面黄褐色	味苦，略有醋气	质如延胡索
酒延胡索	形如延胡索	深黄色或黄褐色	味苦，略有酒气	质如延胡索

【炮制作用】

（1）延胡索　辛、苦，温。归肝、脾经。活血，行气，止痛。用于胸胁、脘腹疼痛，胸痹心痛，经闭痛经，产后瘀阻，跌仆肿痛。

（2）醋延胡索　增强行气止痛作用，用于身体各部分疼痛。

（3）酒延胡索　活血、祛瘀、止痛，用于跌打损伤、心血瘀滞。

【炮制研究】醋炒品水煎液中总生物碱含量比生品水煎液含量显著提高，是因为醋炒后生物碱在水中溶解度增大所致。延胡索生品、盐制、酒制、醋制中，以醋制为好。

香　附

【处方用名】香附、醋香附、酒香附。

【来源】本品为莎草科植物莎草 *Cyperus rotundus* L. 的干燥根茎。

【炮制方法】

（1）香附　取原药材，除去毛须及杂质碾碎，或润透切薄片干燥。

（2）醋香附

① 醋炙　取净香附颗粒或片，用定量的米醋拌匀，闷润。待醋被吸尽后，用文火炒干，取出，晾凉。

② 醋煮蒸　取净香附，置煮制容器内，加入定量的米醋和适量清水（以平药面为宜）。用文火煮至醋液被吸尽后，再蒸5h，闷片刻，取出。稍晾，切薄片，干燥。或干燥后捣成绿豆大颗粒。

每100kg净香附，用米醋20kg。

（3）酒香附　取净香附颗粒或片，用定量的黄酒拌匀，闷润，待酒被吸尽后，用文火炒干，取出，晾凉。

每100kg净香附，用黄酒20kg。

【成品性状】

规格	形状	颜色	气味	质地
香附	为不规则厚片或颗粒状。外表皮有时可见环节。切面内皮层环纹明显	外表皮棕褐色或黑褐色，切面色白或黄棕色	气香,味微苦	质硬
醋香附	形如香附片（粒）	表面黑褐色	微有醋香气,味微苦	质如香附片（粒）
酒香附	形如香附片（粒）	表面红紫色	略有酒气	质如香附片（粒）

【炮制作用】

（1）香附　辛、微苦、微甘，平。归肝、脾、三焦经。疏肝解郁，理气宽中，调经止痛。用于肝郁气滞，胸胁胀痛，疝气疼痛，乳房胀痛，脾胃气滞，脘腹痞闷，胀满疼痛，月经不调，经闭痛经。

（2）醋香附　专入肝经，增强疏肝止痛作用，并能消积化滞。

（3）酒香附　通经脉，散结滞。

【炮制研究】醋炙香附的解痉、镇痛作用明显优于生品，且醋蒸法优于醋炙法。

【附注】传统香附的炮制还有四制香附。

炮制方法：取净香附粒块或片，加入定量的生姜汁、米醋、黄酒、盐水拌匀，稍闷润，待汁液被吸尽后，置炒制容器内，用文火加热，炒干，取出，晾凉，筛去碎屑。香附粒块或片每100kg用生姜5kg（取汁），米醋、黄酒各10kg，食盐2kg（清水溶化）。炮制作用以行气解郁，调经散结为主。多用于胁痛，痛经，月经不调，妊娠伤寒，恶寒发热，中虚气滞的胃痛等症。

三　棱

【处方用名】三棱、醋三棱。

【来源】本品为黑三棱科植物黑三棱 *Sparganium stoloniferum* Buch.-Ham. 的干燥块茎。

【炮制方法】

（1）三棱　除去杂质，浸泡，润透，切薄片，干燥。

（2）醋三棱　取净三棱颗粒或片，用定量的米醋拌匀，闷润。待醋被吸尽后，用文火炒干，取出，晾凉。

每100kg三棱，用米醋15kg。

【成品性状】

规格	形状	颜色	气味	质地
三棱	呈类圆形的薄片。切面粗糙，有多数明显的细筋脉点	外表皮灰棕色。切面灰白色或黄白色	气微，味淡，嚼之微有麻辣感	体重，质坚实
醋三棱	形如三棱	切面黄色至黄棕色，偶见焦黄斑	微有醋香气	质如三棱

【炮制作用】

（1）三棱　辛、苦，平。归肝、脾经。破血行气，消积止痛。用于癥瘕痞块，痛经，瘀血经闭，胸痹心痛，食积胀痛。生品为血中气药，破血行气消积力强。

（2）醋三棱　入血分，增强活血散瘀止痛作用。

青　皮

【处方用名】青皮、醋青皮、麸炒青皮。

【来源】本品为芸香科植物橘 *Citrus reticulata* Blanco 及其栽培变种的干燥幼果或未成熟果实的果皮。

【炮制方法】

（1）青皮　取原药材除去杂质，洗净闷润，切丝或厚片，晒干。

（2）醋青皮　取净青皮丝或片，用定量米醋拌匀，闷润。待醋被吸尽后，用文火加热炒至微黄色，取出，晾凉。

每100kg净青皮片，用米醋15kg。

（3）麸炒青皮　称取定量麦麸撒于温度适宜的热锅内，用中火加热，待起烟时，投入净青皮丝或片，不断翻炒至黄色时，取出，筛去麦麸，晾凉。

每100kg净青皮片，用麦麸10kg。

【成品性状】

规格	形状	颜色	气味	质地
青皮	呈类圆形厚片或不规则丝状。表面密生多数油室，切面有时可见瓤囊8～10瓣，淡棕色	表面灰绿色或黑绿色，切面黄白色或淡黄棕色	气香，味苦、辛	质硬
醋青皮	形如青皮片或丝	色泽加深	略有醋香气，味苦、辛	质如青皮片或丝
麸炒青皮	形如青皮片或丝，色泽加深	切面黄色	有焦香气	质如青皮片或丝

【炮制作用】

（1）青皮　苦、辛，温。归肝、胆、胃经。疏肝破气，消积化滞。用于胸胁胀痛，疝气疼痛，乳癖，乳痛，食积气滞，脘腹胀痛。生青皮性烈，辛散破气力强，长于破气消积。

（2）醋青皮　可缓和辛烈之性，以免克伐正气，并引药入肝，增强疏肝止痛、消积化滞作用。

（3）麸炒青皮　缓和辛散燥烈之性，有化积和中作用。

艾　叶

【处方用名】艾叶、醋艾叶、艾叶炭、醋艾叶炭。

【来源】本品为菊科植物艾 *Artemisia argyi* Levl. et Vant. 的干燥叶。

【炮制方法】

（1）艾叶　取原药材，除去杂质及梗。

（2）醋艾叶　取净艾叶，用定量米醋拌匀，闷润。待醋被吸尽后，用文火加热炒干，取出，晾凉。

每100kg净艾叶，用米醋15kg。

（3）艾叶炭　取净艾叶，用中火炒至表面呈焦黑色，喷淋清水少许，灭尽火星，炒至微干，取出，摊开晾干。

（4）醋艾叶炭　取净艾叶，用中火炒至外表呈焦黑色，喷淋定量米醋，灭尽火星，炒干，取出，及时摊晾。

每100kg净艾叶，用米醋15kg。

【成品性状】

规格	形状	颜色	气味	质地
艾叶	多皱缩、破碎，有短柄。完整叶片展平后呈卵状椭圆形，羽状深裂，裂片椭圆状披针形，边缘有不规则的粗锯齿；上表面有稀疏的柔毛和腺点；下表面密生灰白色绒毛	上表面灰绿色或深黄绿色	气清香，味苦	质柔软
醋艾叶	形如艾叶	微黑色	清香气淡，略有醋气	质如艾叶
艾叶炭	形如艾叶，多卷曲，破碎	焦黑色	气微	质如艾叶
醋艾叶炭	形如艾叶炭	焦黑色	略有醋气	质如艾叶

【炮制作用】

（1）艾叶　辛、苦，温；有小毒。归肝、脾、肾经。温经止血，散寒止痛；外用祛湿止痒。用于吐血，衄血，崩漏，月经过多，胎漏下血，少腹冷痛，经寒不调，宫冷不孕；外治皮肤瘙痒。

（2）醋艾叶　温而不燥，可缓和对胃的刺激性，增强逐寒止痛作用。

（3）艾叶炭和醋艾叶炭　温经止血，用于虚寒性出血。

乳　香

【处方用名】乳香、炒乳香、炙乳香、醋乳香。

【来源】本品为橄榄科植物乳香树 *Boswellia carterii* Birdw. 及同属植物 *Boswellia bhawdajiana* Birdw. 树皮渗出的树脂。

【炮制方法】

（1）乳香　取原药材，除去杂质，捣碎。

（2）醋乳香　取净乳香，用文火炒至冒烟，表面微溶时，喷淋定量的米醋，再炒至表面发亮，迅即取出，摊开放凉。

每100kg净乳香，用米醋5kg。

（3）炒乳香　取净乳香，用文火炒至表面溶化显光亮时，立即取出，摊开晾凉。

【成品性状】

规格	形状	颜色	气味	质地
乳香	呈长卵形滴乳状、类圆形颗粒或黏合成大小不等的不规则块状物。破碎面有玻璃样或蜡样光泽	表面黄白色，半透明，被有黄白色粉末，久存则颜色加深	具特异香气，味微苦	质脆，遇热软化
醋乳香	形如乳香，表面显油亮光泽	表面深黄色，略透明	微有醋气	质坚脆，有特异香气
炒乳香	形如乳香，表面显油亮光泽	表面油黄色，略透明	具特异香气	质坚脆，有特异香气

【炮制作用】

（1）乳香　味辛、苦，性温。归心、肝、脾经。活血定痛，消肿生肌。用于胸痹心痛，胃脘疼痛，痛经经闭，产后瘀阻，癥瘕腹痛，风湿痹痛，筋脉拘挛，跌打损伤，痈肿疮疡。

（2）醋乳香　引药入肝，增强活血止痛、收敛生肌作用，并能矫臭矫味，减少刺激性，利于粉碎。

（3）炒乳香　可缓和刺激性，利于粉碎，作用与醋乳香基本相同。

【炮制研究】乳香主要含有树脂、树胶、挥发油，其挥发油有毒，对胃有刺激性而致呕吐，通过炮制除去部分挥发油，缓和刺激性，减少不良反应。

没　药

【处方用名】没药、炒没药、炙没药、醋没药。

【来源】本品为橄榄科植物地丁树 *Commiphora myrrha* Engl. 或哈地丁树 *Commiphora molmol* Engl. 的干燥树脂。

【炮制方法】

（1）没药　取原药材，除去杂质捣碎。

（2）醋没药　取净没药，用文火炒至冒烟，表面微溶时，喷淋定量的米醋，再炒至表面发亮，迅即取出，摊开放凉。

每100kg净没药，用米醋5kg。

（3）炒没药　取净没药，用文火炒至表面熔化显光亮时，立即取出，摊开晾凉。

【成品性状】

规格	形状	颜色	气味	质地
没药	呈不规则颗粒性团块，大小不等。破碎面不整齐，无光泽	表面黄棕色或红棕色，近半透明部分呈棕黑色	有特异香气，味苦而微辛	质坚脆或疏松
醋没药	呈不规则小块状或类圆形颗粒状	表面棕褐色或黑褐色，有光泽	有特异香气，略有醋香气，味苦而微辛	质同没药
炒没药	为小碎块或圆颗粒状	表面黑褐色或棕褐色，显油亮光泽	气微香	质同没药

【炮制作用】

(1) 没药　味辛、苦，性平。归心、肝、脾经。散瘀定痛，消肿生肌。用于胸痹心痛，胃脘疼痛，痛经经闭，产后瘀阻，癥瘕腹痛，风湿痹痛，跌打损伤，痈肿疮疡。生品有刺激性，易引起呕吐。

(2) 醋没药　活血止痛、收敛生肌作用增强，并能矫臭矫味，缓和对胃的刺激性，利于粉碎。

(3) 炒没药　可缓和刺激性，利于粉碎。

【炮制研究】有研究报道没药炒黑，挥发油被除去，而树脂含量最高。

五 灵 脂

【处方用名】五灵脂、醋五灵脂、酒五灵脂。

【来源】本品为鼯鼠科动物复齿鼯鼠 *Trogopterus xanthipes* Milne-Edwards 的干燥粪便。全年均可采收，除去杂质，干燥。

【炮制方法】

(1) 五灵脂　取原药材，除去杂质及灰屑，五灵脂块捣碎。

(2) 醋五灵脂　取净五灵脂置锅内，用文火加热，微炒后喷淋米醋，炒至微干，有光泽，取出晾干。

每 100kg 五灵脂，用米醋 10kg。

(3) 酒五灵脂　取净五灵脂置锅内，用文火加热，炒至有腥气溢出，色黄黑时，立即取出，趁热均匀喷淋定量黄酒，摊开晾干。

每 100kg 五灵脂，用黄酒 15kg。

【成品性状】

规格	形状	颜色	气味	质地
五灵脂	长椭圆形颗粒或不规则块状，大小不一，表面凹凸不平，断面不平坦	表面黑棕色、红棕色或灰棕色，有油润性光泽，断面黄棕色或棕褐色	气腥臭	质地疏松或略有黏性，断面纤维性
醋五灵脂	形如五灵脂	表面灰褐色或焦褐色，稍有光泽，内面黄褐色或棕褐色	略有醋气	质较松
酒五灵脂	形如五灵脂	黄黑色	略有酒气	质地松

【炮制作用】

(1) 五灵脂　味咸、甘，性温；归肝经。具有活血止痛、化瘀止血的功能。生品有腥臭气，不利于服用，多外用，具有止痛止血的作用。用于虫蛇咬伤等症。

(2) 醋五灵脂　醋炙后能引药入肝，增强散瘀止痛的作用，并可矫臭矫味。用于产后恶露不尽，吐血、妇女月经过多等症。

(3) 酒五灵脂　酒炙后增强活血止痛的作用，并可矫臭矫味，用于经闭腹痛、痛经、产后瘀阻腹痛等症。

郁 金

【处方用名】郁金、醋郁金。

【来源】本品为姜科植物温郁金 *Curcuma rcenyujin* Y. H. Chenet C. Ling、姜黄 *Curcuma longaL.*、广西莪术 *Curcumakwangsiensis* S. G. Lee et C. F. Liang 或蓬莪术 *Curcuma pha eocaulis* Val. 的干燥块根。

【炮制方法】

（1）郁金　取原药材，除去杂质，洗净，润透，切薄片，干燥；或洗净，干燥打碎。

（2）醋郁金　取净郁金片或颗粒，用定量的米醋拌匀，闷润，待米醋被药物吸尽后，用文火炒干，取出，晾凉。

每100kg郁金片，用米醋10kg。

【成品性状】

规格	形状	颜色	气味	质地
郁金	呈椭圆形或长条形薄片。外表具不规则的纵皱纹，切面内皮层环纹显	外表皮灰黄色、灰褐色至灰棕色，切面灰棕色、橙黄色至灰黑色	气微香，味微辛、苦	角质样
醋郁金	形同郁金	色泽加深	略有醋气	质同郁金

【炮制作用】

（1）郁金　味辛、苦，性寒。归肝、心、肺经。活血止痛，行气解郁，清心凉血，利胆退黄。用于胸胁刺痛，胸痹心痛，经闭痛经，乳房胀痛，热病神昏，癫痫发狂，血热吐衄，黄疸尿赤。

（2）醋郁金　引药入血分，增强疏肝止痛作用。

其他常用醋炙的药物：红大戟、川楝子（盐炙）、椿皮、鸡内金。

● 思考练习

一、单选题

1. 醋作为辅料，其在炮制过程中起的作用（　　）

 A. 引药入肝，散瘀止痛　　　　　　　B. 祛风除湿，散瘀止痛

 C. 引药上行，矫味矫臭　　　　　　　D. 润肠通便，解毒消肿

 E. 引药入肾，强筋壮骨

2. 醋炙柴胡的目的（　　）

 A. 助其发散，增强解表作用　　　　　B. 助其升浮，增强升阳作用

 C. 缓其升散，增强疏肝作用　　　　　D. 抑制浮阳，增强清肝作用

 E. 引药入肝，增强滋阴作用

3. 醋炙延胡索时，药物与醋的比例是（　　）

 A. 100：30　　　　B. 100：20　　　　C. 100：15　　　　D. 100：25　　　　E. 100：10

4. 下列哪种药材的炮制需要先炒药物后加辅料（　　）

 A. 柴胡　　　　B. 牛膝　　　　C. 五灵脂　　　　D. 黄连　　　　E. 甘草

5. 醋炙乳香的主要目的是（　　）

 A. 增强活血补血作用　　　　　　　　B. 缓和刺激性

 C. 便于粉碎　　　　　　　　　　　　D. 增强活血止痛作用

 E. 增强疏肝止痛作用

二、多选题

1. 宜用醋炙法炮制的药物有（　　）

 A. 甘遂　　　　B. 乳香　　　　C. 五灵脂　　　　D. 白术　　　　E. 柴胡

2. 香附常见的炮制方法有（　　）

 A. 光香附　　　　B. 醋炙香附　　　　C. 醋蒸煮　　　　D. 酒炙香附　　　　E. 香附炭

3. 传统炮制柴胡可以用下列哪些辅料（　　）

 A. 醋　　　　B. 蜜　　　　C. 鳖血　　　　D. 酒　　　　E. 人乳

三、问答题

1. 为什么有些药物采用先炒药物后加米醋的方法炮制？举例说明。

2. 醋炙的目的有哪些？怎样通过药物的质地或药性选择醋炙法？

任务二十六　蜜 炙 法

- 掌握蜜炙法的炮制目的、适用醋炙的饮片、注意事项。
- 能熟练进行蜜炙操作，并能根据药材性质及质地准确掌握蜜的用量及加入方法（即先加蜜后炒药物还是先炒药物后加蜜）。
- 经验鉴别蜜炙品质量的优劣，根据饮片外观的变化在炮制过程中准确掌控质量标准。
- 掌握下述品种的炮制方法及炮制作用：甘草、黄芪、紫菀、马兜铃、百部、白前、枇杷叶、款冬花、旋覆花、桑白皮、百合、麻黄、金樱子、桑叶。

知识准备

（一）蜂蜜简介

1. 蜂蜜

蜂蜜是昆虫蜜蜂从开花植物的花中采得的花蜜在蜂巢中酿制的蜜，以稠如凝脂、味甜纯正、清洁无杂质、不发酵者为佳。

2. 炼蜜

中药炮制常用的是炼蜜，即经过加热炼制的蜂蜜，也就是通常所称的炼蜜或熟蜜。蜜能和药物起协同作用，增强药物疗效，或具解毒、缓和药性、矫味矫臭等作用。炼蜜的用量视药物的性质而定。一般质地疏松、纤维多的药物用蜜量宜大，质地坚实，黏性较强，油分较重的药物用蜜量宜小。通常用量为每100kg药物，用炼蜜25kg。

3. 炼蜜的目的

除去其中的杂质，蒸发部分水分，控制含水量，破坏酵素，杀死微生物，增强黏合力。

4. 炼蜜的方法

炼蜜前应选取无浮沫、死蜂等杂质的优质蜂蜜，若含有上述杂质，需将蜂蜜置锅内，加少量清水（蜜水总量不超过锅的1/3，以防加热时外溢）加热煮沸，趁热用4号筛滤过，除去浮沫、死蜂等杂质，再入锅内加热，不断搅拌，炼至需要的程度即可。

5. 炼蜜的规格及炼制程度的判断方法

根据水分含量分为嫩蜜、中蜜、老蜜，炮制药材一般用中蜜。

（1）嫩蜜　是指蜂蜜加热至105～115℃而得的制品。嫩蜜含水量在20％以上，色泽无明显变化，稍有黏性。

（2）中蜜　是指蜂蜜加热至116～118℃，满锅内出现均匀淡黄色细气泡的制品。炼蜜含水量为10％～13％，用手指捻之多有黏性，但两手指分开时无长白丝出现。

（3）老蜜　是指蜂蜜加热至119～122℃，出现较大的红棕色气泡时的制品。老蜜含水量仅为4％以下，黏性强，两手指捻之出现白丝，滴入冷水中成边缘清楚的团状。

（二）蜜炙法含义

蜜炙法为加液体辅料炒法之一。将净选或切制后的药物饮片，加入定量的蜂蜜拌炒的方法，称为蜜炙法。

蜂蜜味甘，性平，具有补中益气、润肺止咳、缓和药性、矫味的作用。故蜜炙多用于止咳平喘、补脾益气的药物。增强润肺止咳、补脾益气的作用。

（三）蜜炙法的目的

（1）改变药性，增强疗效　如生甘草，味甘偏凉，长于泻火解毒、化痰止咳，蜜炙后甘温，补脾和胃、益气复脉、缓急止痛作用增强。

（2）增强润肺止咳作用　如常用的化痰止咳药紫菀、枇杷叶、桑白皮、款冬花、百部、百合等，蜜炙均可增强润肺止咳作用。

（3）矫味和消除副作用　马兜铃生用味苦，易致恶心、呕吐，蜜炙可缓和苦寒之性，矫味免吐；百部、白前蜜炙可缓和对胃的刺激性。

（4）缓和药性　如麻黄，生用发汗作用猛烈，蜜炙后可缓和其发汗作用，并可增强止咳平喘的功效。

任务引入

根据中药炮制后入药的临床用药特点及《中国药典》炮制通则要求，将一些需要加入炼蜜进行炮制的药材进行相应炮制，操作中根据药材的质地、药性和炮制目的的不同要求，选择适量炼蜜，采用正确的辅料加入方法，掌控火候，达到规定的标准，以满足制剂和中医辨证用药的需求。

任务分析

（一）蜜炙的操作方法

（1）按照辅料加入顺序，将蜜炙法分为先拌蜜后炒药物和先炒药物后加蜜两种操作方法。

① 先拌蜜后炒药物　先取一定量的炼蜜，加适量开水稀释后，与药物拌匀，闷润，使蜜逐渐渗入药物组织内部，置锅内，用文火炒至颜色加深，基本不粘手时，取出摊晾，凉后密闭贮存。一般蜜炙药物都用此法炮制。

② 先炒药物后加蜜　先将药物置锅内，用文火炒至颜色加深时，加入一定量的炼蜜，迅速翻炒，使蜜与药物拌匀，炒至不粘手时，取出摊晾，凉后密闭贮存。此法适宜于质地致密，蜜不易被吸收的药物。先炒药物使其失去部分水分，质地略变酥脆，则蜜较易被吸收。如百合、槐角等。

（2）按照炮制设备的不同，将蜜炙法分为手工操作法和机械操作法。蜜炙设备同酒炙。

（二）蜜炙法的注意事项

（1）炼蜜时，火力不宜过大过急，以免溢出锅外或焦化。

（2）炼蜜不可过老，含水量在10%～13%为宜。否则黏性太强，不易与药物拌匀。

（3）炼蜜用量小或过于浓稠，可加适量开水稀释，为炼蜜量的1/3～1/2，以蜜液能与药物拌匀，又无剩余为宜。加水可使蜜液黏稠度降低，易与药物拌匀，易于吸收。水少则润不均匀，水多则不易炒干，易发霉变质。

（4）药物拌蜜后宜闷润4～5h，使蜜液逐渐渗入饮片内部。

（5）炒炙时，火力宜小，因为长时间闷润，使药材质地变软，炒制时火力大，易致外焦内软。炒炙的时间可稍长，尽量将水分除去，避免药物发霉。

（6）蜜炙药物须凉后密闭贮存，以免吸潮发黏或发酵变质。

（三）蜜炙法的重点药材

甘草、黄芪、紫菀、百部、白前、枇杷叶、款冬花、旋覆花、桑白皮、百合、麻黄、金樱子、桑叶等。

任务实施

甘 草

【处方用名】甘草、粉甘草、炙甘草、蜜甘草。

【来源】本品为豆科植物甘草 *Glycyrrhiza uralensis* Fisch.、胀果甘草 *Glycyrrhiza inflata* Bat. 或光果甘草 *Glycyrrhiza glabra* L. 的干燥根和根茎。

【炮制方法】

（1）甘草　取原药材，除去杂质，洗净，润透，切厚片或段，干燥。

（2）蜜甘草　取一定的炼蜜，加适量开水稀释，与净甘草拌匀，闷润，待炼蜜被药物吸尽后，用文火炒至黄色至深黄色，不粘手时，取出，摊晾，凉后及时收贮。

每 100kg 净甘草，用炼蜜 25kg。

【成品性状】

规格	形状	颜色	气味	质地
甘草	类圆形或椭圆形厚片或段，断面形成层环明显，射线放射状，有的有裂痕	表面红棕色或灰棕色，断面黄白色	气微，味甜而特殊	质坚实，略显纤维性，粉性
蜜甘草	形如甘草，略有黏性	外表皮红棕色或灰棕色，微有光泽。黄色至深黄色	具焦香气，味甜	质同甘草

【炮制作用】

（1）甘草　味甘，性平。归心、肺、脾、胃经。补脾益气，清热解毒，祛痰止咳，缓急止痛，调和诸药。用于脾胃虚弱，倦怠乏力，心悸气短，咳嗽痰多，脘腹、四肢挛急疼痛，痈肿疮毒，缓解药物的毒性、烈性。

（2）蜜甘草　味甘，性平。归心、肺、脾、胃经。补脾和胃，益气复脉。用于脾胃虚弱，倦怠乏力，心动悸，脉结代。

【炮制研究】炮制时温度越高，甘草酸含量下降越多。甘草切片前软化处理，用水长时间浸泡，甘草酸和水浸出物的损失可达 50％ 或更多，故甘草要少泡多润。

黄 芪

【处方用名】黄芪、炙黄芪、蜜黄芪。

【来源】本品为豆科植物蒙古黄芪 *Astragalus membranaceus*（Fisch.）Bge. var. *mongholicus*（Bge.）Hsiao 或膜荚黄芪 *Astragalus membranaceus*（Fisch.）Bge. 的干燥根。

【炮制方法】

（1）黄芪　取原药材，除去杂质，洗净，润透，切厚片，干燥。

（2）蜜黄芪　取一定的炼蜜加适量开水稀释，与净黄芪片拌匀闷润，待炼蜜被药物吸尽后，用文火炒至老黄色，不粘手时，取出摊晾，凉后及时收贮。

每 100kg 净黄芪片，用炼蜜 25kg。

【成品性状】

规格	形状	颜色	气味	质地
黄芪	呈类圆形或椭圆形的厚片，外表皮可见纵皱纹及纵沟。切面有放射状纹理及裂隙，有的中心偶有枯朽状，黑褐色或呈空洞	外表皮黄白色至淡棕褐色，切面皮部黄白色，木部淡黄色	气微，味微甜，嚼之有豆腥味	质硬而韧
蜜黄芪	同黄芪	外表皮淡棕黄色或淡棕褐色，略有光泽，切面皮部黄白色，木部淡黄色	具蜜香气，味甜，略带黏性，嚼之微有豆腥味	质硬而韧

【炮制作用】

（1）黄芪　味甘，性微温。归肺、脾经。补气升阳，固表止汗，利水消肿，生津养血，行滞通痹，托毒排脓，敛疮生肌。用于气虚乏力，食少便溏，中气下陷，久泻脱肛，便血崩漏，表虚自汗，气虚水肿，血虚萎黄，内热消渴，半身不遂，痹痛麻木，痈疽难溃，久溃不敛。

（2）蜜黄芪　味甘，性温。归肺、脾经。益气补中。用于气虚乏力，食少便溏。

【炮制研究】黄芪蜜炙后补气作用增强，可能是因为皂苷的脱乙酰化和糖苷的水解所致。认为最佳炮制工艺为：用蜜量 30%，温度 100℃，烘制时间 30min。

紫　菀

【处方用名】紫菀、炙紫菀、蜜紫菀。

【来源】本品为菊科植物紫菀 *Aster tataricus* L. f. 的干燥根及根茎。

【炮制方法】

（1）紫菀　取原药材，除去残茎及杂质，洗净，润透，切厚片或段，干燥。

（2）蜜紫菀　取一定量的炼蜜，加适量开水稀释，与净紫菀片拌匀，闷润，待炼蜜被药物吸尽后，用文火炒至深黄色，不黏手时，取出，摊晾，凉后及时收贮。

每 100kg 净紫菀片，用炼蜜 25kg。

【成品性状】

规格	形状	颜色	气味	质地
紫菀	根茎呈不规则的厚片或段，簇生多数须根，根有纵皱纹	根外表皮紫红色或灰红色	气微香，味甜，微苦	质较柔韧
蜜紫菀	形如紫菀	表面棕褐色或紫棕色	有蜜香气，味甜	质较柔韧

【炮制作用】

（1）紫菀　味辛、苦，性温。归肺经。润肺下气，消痰止咳。用于痰多喘咳，新久咳嗽，劳嗽咯血。生品长于散寒降气祛痰。

（2）蜜紫菀　增强润肺祛痰作用。

百　部

【处方用名】百部、炙百部、蜜百部。

【来源】本品为百部科植物直立百部 *Stemona sessilifolia*（Miq.）Miq.、蔓生百部 *Stemona japonica*（Bl.）Miq. 或对叶百部 *Stemona tuberosa* Lour. 的干燥块根。

【炮制方法】

（1）百部　取原药材，除去杂质，洗净，润透，切厚片，干燥。

（2）蜜百部　取一定量的炼蜜，加适量开水稀释，与净百部片拌匀，闷润，待蜜液被药物吸尽后，用文火炒至不粘手时，取出，摊晾，凉后及时收贮。

每 100kg 净百部片，用炼蜜 12.5kg。

【成品性状】

规格	形状	颜色	气味	质地
百部	呈不规则厚片或不规则条形斜片；表面有深纵皱纹；切面角质样；皮部较厚，中柱扁缩	表面灰白色、棕黄色，切面灰白色、淡黄棕色或黄白色	气微，味甘、苦	质韧软
蜜百部	形同百部（片），稍有黏性	表面棕黄色或褐棕色，略带焦斑	味甜	质韧软

【炮制作用】

（1）百部　味甘、苦，性微温。归肺经。润肺下气止咳，杀虫灭虱。用于新久咳嗽，肺痨咳嗽，顿咳；外用于头虱，体虱，蛲虫病，阴痒。

（2）蜜百部　缓和对胃的刺激性，增强润肺止咳作用。用于阴虚劳嗽。

白　前

【处方用名】白前、蜜白前。

【来源】本品为萝藦科植物柳叶白前 *Cynanchum stauntonii*（Decne.）Schltr. ex Levl. 或芫花叶白前 *Cynanchum glaucescens*（Decne.）Hand.-Mazz. 的干燥根茎和根。

【炮制方法】

（1）白前　除去杂质，洗净，润透，切段，干燥。

（2）蜜白前

① 取净白前，先将炼蜜加适量开水稀释，后加入白前拌匀，润透，文火炒至不粘手，取出，放凉。

② 将净白前段炒热后，加炼蜜拌匀，文火炒至深黄色，取出，放冷，以不粘手为度。

每 100kg 白前，用炼蜜 25kg。

【成品性状】

规格	形状	颜色	气味	质地
白前	根茎呈细长圆柱形或略呈块状，节明显，顶端有残茎。断面中空	表面黄白色或黄棕色，灰绿色或灰黄色	气微，味微甜	质脆
蜜白前	形同白前，带黏性	表面金黄色	味甜	质同白前

【炮制作用】

（1）白前　味辛、苦，性微温。归肺经。降气，消痰，止咳。用于肺气壅滞，咳嗽痰多，胸满喘急。

（2）蜜白前　可缓和对胃的刺激性，增强润肺止咳作用。多用于肺虚咳嗽。

枇 杷 叶

【处方用名】枇杷叶、蜜枇杷叶。

【来源】本品为蔷薇科植物枇杷 *Eriobotrya japonica*（Thunb.）Lindl. 的干燥叶。

【炮制方法】

（1）枇杷叶　取原药材，除去杂质及枝梗，刷去绒毛，喷淋清水，润软，切丝，干燥。

（2）蜜枇杷叶　取一定量的炼蜜，加适量开水稀释，与净枇杷叶丝拌匀，闷润。待蜜液被药物吸尽后，用文火炒至老黄色，不粘手时，取出，摊晾，凉后及时收贮。

每100kg净枇杷叶，用炼蜜20kg。

【成品性状】

规格	形状	颜色	气味	质地
枇杷叶	呈丝条状，表面较光滑，下表面可见绒毛，主脉突出	表面灰绿色、黄棕色或红棕色	气微，味微苦	革质而脆
蜜枇杷叶	形如枇杷叶（丝）	表面黄棕色或红棕色，微显光泽，略带黏性	具蜜香气，味微甜	革质而脆

【炮制作用】

（1）枇杷叶　味苦，性微寒。归肺、胃经。清肺止咳，降逆止呕。用于肺热咳嗽，气逆喘急，胃热呕逆，烦热口渴。

（2）蜜枇杷叶　增强润肺止咳作用。

款 冬 花

【处方用名】款冬花、冬花、炙冬花、炙款冬花、蜜冬花、蜜款冬花。

【来源】本品为菊科植物款冬 *Tussilago farfara* L. 的干燥花蕾。

【炮制方法】

（1）款冬花　取原药材，除去杂质及枝梗，筛去灰屑。

（2）蜜款冬花　取一定量的炼蜜，加适量开水稀释，与净款冬花拌匀，闷润。待蜜液被药物吸尽后，用文火炒至棕黄色，不粘手时，取出，摊晾，凉后及时收贮。

每100kg净款冬花，用炼蜜25kg。

【成品性状】

规格	形状	颜色	气味	质地
款冬花	呈长圆棒状。单生或2～3个基部连生，上端较粗，下端渐细或带有短梗，外面被有多数鱼鳞状苞片。苞片内表面密被白色絮状茸毛。撕开后可见白色茸毛	苞片外表面紫红色或淡红色	气香，味微苦而辛	体轻
蜜款冬花	形如款冬花，稍带黏性	表面棕黄色或棕褐色	具蜜香气，味微甜	体轻

【炮制作用】

（1）款冬花　味辛、微苦，性温。归肺经。润肺下气，止咳化痰。用于新久咳嗽，喘咳痰多，劳嗽咯血。

（2）蜜款冬花　药性温润，增强润肺止咳作用。

旋　覆　花

【处方用名】旋覆花、炙旋覆花、蜜旋覆花。

【来源】本品为菊科植物欧亚旋覆花 *Inula britannica* L. 或旋覆花 *Inula japonica* Thunb. 的干燥地上部分。

【炮制方法】

（1）旋覆花　取原药材，除去梗、叶及杂质。

（2）蜜旋覆花　取一定量的炼蜜，加适量开水稀释，与净旋覆花拌匀，闷润。待蜜液被药物吸尽后，用文火炒至不粘手时，取出，摊晾，凉后及时收贮。

每 100kg 净旋覆花，用炼蜜 25kg。

【成品性状】

规格	形状	颜色	气味	质地
旋覆花	呈扁球形或类球形,总苞片多数,披针形或条形,苞片及花梗表面被白色茸毛,小瘦果椭圆形	苞片灰黄色,舌状花黄色,管棕黄色	气微,味微苦	体轻,易散碎
蜜旋覆花	形同旋覆花,多破碎,略带黏性	深黄色	有蜜香气	质脆

【炮制作用】

（1）旋覆花　味苦、辛、咸，性温。归肺、大肠经。降气，消痰，行水。用于外感风寒，痰饮蓄结，咳喘痰多，胸膈痞满。

（2）蜜旋覆花　味苦、辛。降逆止呕作用弱于生品，药性温润。作用偏重于肺，长于润肺止咳，降气平喘。

桑　白　皮

【处方用名】桑白皮、蜜桑白皮、桑皮、桑根白皮。

【来源】本品为桑科植物桑 *Morus alba* L. 的干燥根皮。

【炮制方法】

（1）桑白皮　取原药材刮净粗皮，洗净，稍闷，切丝，晒干。

（2）蜜桑白皮　取桑白皮丝，用炼蜜（加适量开水稀释）拌匀，稍闷，以文火炒至金黄色不粘手时，取出摊晾，凉后及时收贮。

每 100kg 桑白皮，用炼蜜 25kg。

【成品性状】

规格	形状	颜色	气味	质地
桑白皮	为弯曲宽丝,外表面有少数棕黄色或红棕色斑点(残留栓皮),内表面平滑,有细纵纹,有的纵向裂开,露出纤维。易纵向撕裂,撕裂时有白色粉尘飞出	外表面淡黄白色,内表面黄白色或灰黄色	气微,味微甜	体轻质韧,难折断
蜜桑白皮	形同桑白皮	表面金黄色	气微,味甜	质同桑白皮

【炮制作用】

（1）桑白皮　味甘，性寒；入肺经。泻肺平喘，利水消肿。用于肺热咳喘、面目浮肿、小便不利等症。

（2）蜜桑白皮　缓和寒泻之性，增强润肺止咳作用。

百　合

【处方用名】百合、炙百合、蜜百合、蒸百合。

【来源】本品为百合科植物卷丹 *Lilium lancifolium* Thunb.、百合 *Lilium brownii* F. E. Brown var. *viridulum* Baker 或细叶百合 *Lilium pumilum* DC. 的干燥肉质鳞叶。

【炮制方法】

（1）百合　取原药材，除去杂质，筛去灰屑。

（2）蜜百合　取净百合，用文火加热，炒至颜色加深。再加入用开水稀释的炼蜜，迅速翻动，使炼蜜与药物拌匀，炒至黄色至深黄色，不粘手时，取出，摊晾，凉后及时收贮。

每100kg净百合，用炼蜜5kg。

【成品性状】

规格	形状	颜色	气味	质地
百合	呈长椭圆形，表面有数条纵直平行的白色维管束。顶端稍尖，基部较宽，边缘薄，微波状，略向内弯曲。断面较平坦，角质样	表面类白色、淡棕黄色或微带紫色	气微，味微苦	质硬而脆
蜜百合	形同百合	表面黄色或深黄色，偶有焦斑，略带黏性	味甜	质同百合

【炮制作用】

（1）百合　味甘，性寒。归心、肺经。养阴润肺，清心安神。用于阴虚燥咳，劳嗽咯血，虚烦惊悸，失眠多梦，精神恍惚。

（2）蜜百合　增强润肺止咳作用。

麻　黄

【处方用名】麻黄、麻黄绒、炙麻黄、炙麻黄绒、蜜麻黄、蜜麻黄绒。

【来源】本品为麻黄科植物草麻黄 *Ephedra sinica* Stapf、中麻黄 *Ephedra intermedia* Schrenk et C. A. Mey. 或木贼麻黄 *Ephedra equisetina* Bge. 的干燥根和根茎。

【炮制方法】

（1）麻黄　取原药材，除去残根、木质茎等杂质，洗净，润透，切段，干燥。

（2）蜜麻黄　取一定量的炼蜜加适量开水稀释，与净麻黄段拌匀，闷润，待蜜液被药物吸尽后，用文火炒至深黄色，不粘手时，取出摊晾，凉后及时收贮。

每100kg净麻黄段，用炼蜜20kg。

（3）麻黄绒　取净麻黄段，碾绒，筛去粉末。

（4）蜜麻黄绒　取一定量的炼蜜加适量开水稀释，与净麻黄绒拌匀，闷润，待蜜液被药物吸尽后，用文火炒至深黄色，不粘手时，取出摊晾，凉后及时收贮。

每100kg净麻黄绒，用炼蜜25kg。

【成品性状】

规格	形状	颜色	气味	质地
麻黄	呈圆柱形的段,表面有细纵脊线,节上有细小鳞叶	表面淡黄绿色至黄绿色,粗糙,切面中心显红黄色	气微香,味涩、微苦	质脆,易折断
蜜麻黄	形如麻黄段,表面微有光泽,略具黏性	表面深黄色	有蜜香气,味甜	质脆,易折断
麻黄绒	为松散的绒团状	黄绿色	同麻黄	体轻
蜜麻黄绒	为有黏性的绒团状	深黄色	有蜜香气,味微甜	体轻

【炮制作用】

(1) 麻黄　味辛、微苦,性温。归肺、膀胱经。发汗散寒,宣肺平喘,利水消肿。用于风寒感冒,胸闷喘咳,风水浮肿。

(2) 蜜麻黄　缓和辛散发汗作用,并且蜂蜜与麻黄起协同作用,增强宣肺平喘止咳作用。蜜麻黄润肺止咳。多用于表证已解,气喘咳嗽。

(3) 麻黄绒　可缓和辛散发汗作用。

(4) 蜜麻黄绒　辛散发汗作用更缓和。

金　樱　子

【处方用名】金樱子、金英子、炒金樱子、蜜金樱子肉。

【来源】本品为蔷薇科植物金樱子 *Rosa laevigata* Michx. 的干燥成熟果实。

【炮制方法】

(1) 金樱子　取原药材,洗净略浸,润透,纵切两瓣,除去毛、核,干燥(习称金樱子肉)。

(2) 蜜金樱子肉　取炼蜜,用适量开水稀释后,加入金樱子肉拌匀,蜜液被吸尽后,用文火加热,炒至表面红棕色,不粘手为度,取出放凉。

每 100kg 金樱子肉,用炼蜜 20kg。

【成品性状】

规格	形状	颜色	气味	质地
金樱子	假果,呈倒卵形,切成两半,表面有突起的棕色小点,顶端有盘状花萼残基,中央有黄色柱基,下部渐尖	表面红黄色或红棕色	无臭,味甘、微涩	质硬
蜜金樱子肉	形同金樱子	红棕色	具有蜜香气,味甜	质硬

【炮制作用】

(1) 金樱子　味酸、甘、涩,性平。归肾、膀胱、大肠经。固精缩尿,涩肠止泻。用于遗精滑精,遗尿,尿频,崩漏带下,久泻久痢。

(2) 蜜金樱子肉　偏于补脾虚止泻痢,敛肺止咳。

桑　叶

【处方用名】桑叶、冬双叶、霜双叶。

【来源】本品为桑科植物桑 *Morus alba* L. 的干燥叶。

【炮制方法】

（1）桑叶　除去杂质，搓碎，去柄，筛去灰屑。

（2）蜜桑叶　取净桑叶，加炼蜜（用适量开水稀释），拌匀，稍润，待蜜液被吸尽，用文火炒至不粘手为度，取出，放凉即得。

每 100kg 桑叶，用炼蜜 25kg。

【成品性状】

规格	形状	颜色	气味	质地
桑叶	多皱缩，破碎。完整者有柄，叶片上面有的有小疣状突起；下表面色较浅，叶脉突起，小脉网状，脉上被疏毛	叶片上面黄绿色或浅黄棕色，下表面色较浅	气微，味淡、微苦、涩	质脆
蜜桑叶	形同桑叶	表面暗黄，微有光泽，略带黏性	味甜	质同桑叶

【炮制作用】

（1）桑叶　味甘、苦，性寒。归肺、肝经。疏散风热，清肺润燥，清肝明目。用于风热感冒，肺热燥咳，头晕头痛，目赤昏花。

（2）蜜桑叶　增强润肺止咳作用。

其他常用蜜炙的药物：玉竹、远志、党参、前胡、瓜蒌子、紫苏子、槐花。

● 思考练习

一、单选题

1. 治疗外感风寒表证较轻，咳喘较重，宜选用（　　）

A. 麻黄　　　　B. 蜜麻黄　　　　C. 麻黄绒　　　　D. 蜜麻黄绒　　　　E. 去节麻黄

2. 甘草蜜炙后可（　　）

A. 缓和药性　　　　　　　　B. 增强止呕作用

C. 增强润肺止咳作用　　　　D. 增强补脾益气作用

E. 矫味和消除副作用

3. 蜜炙法炮制中药的主要目的是（　　）

A. 引药上行，增强活血化瘀作用　　B. 引药下行，增强滋阴降火作用

C. 引药入肝，增强疏肝解郁作用　　D. 增强润肺止咳、补脾益气作用

E. 矫味矫臭，消除副作用

4. 下列哪些药物采用先炒药物后加辅料法炮制（　　）

A. 黄芪　　　B. 甘草　　　C. 百合　　　D. 枇杷叶　　　E. 款冬花

5. 蜜炙的辅料一般用（　　）

A. 生蜜　　　B. 嫩蜜　　　C. 中蜜　　　D. 老蜜　　　E. 鲜蜜

二、多选题

1. 蜜炙后能增强润肺止咳作用的药物是（　　）

A. 百部　　　B. 白前　　　C. 枇杷叶　　　D. 款冬花　　　E. 桑白皮

2. 蜜炙后能降低或消除的对胃刺激性的药物是（　　）

A. 百部　　　B. 白前　　　C. 黄芪　　　D. 桑叶　　　E. 百合

3. 用蜜炙法炮制药物时的注意事项是（　　）

A. 炼蜜用开水稀释时，要严格控制水量

B. 要闷润适当时间，使蜜汁逐步渗入药内

C.炙炒至不粘手时，取出摊晾

D.蜜炙时，火力要小，以免焦化

E.蜜炙药物须凉后密闭贮存

三、问答题

1.简述蜜炙的目的、方法、注意事项。

2.蜜炙为什么要用炼蜜？炼蜜的操作方法及注意事项？

任务二十七　盐炙法

- 掌握盐炙法的炮制目的、适于盐炙的药物、注意事项。
- 能熟练进行盐炙操作，并能根据药材性质及质地准确掌握食盐的用量及溶化、加入方法（即先加食盐水后炒药物还是先炒药物后加食盐水）。
- 经验鉴别盐炙品质量的优劣，根据饮片外观的变化在炮制过程中准确掌控质量标准。
- 掌握下述品种的炮制方法及炮制作用：知母、泽泻、巴戟天、小茴香、益智、橘核、杜仲、补骨脂、黄柏、沙苑子、荔枝核、车前子、砂仁、菟丝子、八角茴香。

知识准备

（一）盐炙法知识概述

盐炙法是加液体辅料炒法之一，将净选或切制后的药物饮片，加入定量的盐水拌炒的方法，称为盐炙法。

盐炙的辅料是食盐的结晶体加适量水溶化、过滤而得到的澄明液体，主要含氯化钠，尚含少量的氯化镁、硫酸镁、硫酸钙等物质。

食盐性味咸寒，能强筋骨，软坚散结，清热凉血，解毒，防腐，并能矫味。多制成食盐水溶液供盐炙使用，可引药入肾经，增强疗效。

盐炙的作用符合中医"咸入肾"的归经理论。

（二）盐炙法的目的

（1）引药下行，增强疗效　增强补肝肾的作用，如杜仲、巴戟天、韭菜子。增强理气疗疝的作用，如小茴香、橘核、荔枝核等。增强缩固精尿作用，如益智。

（2）引药归肾经，增强滋阴降火作用，如知母、黄柏等。

任务引入

根据中药炮制后入药的临床用药特点及《中国药典》炮制通则要求，将一些需要加入食盐水进行炮制的药材进行相应炮制，操作中根据药材的质地、药性和炮制目的的不同要求，选择适量食盐，辅料采用正确的加入方法，通过不同火力和加热时间，达到规定的标准，满足制剂和中医临床辨证用药的需求。

任务分析

盐水性味咸寒，具有清热凉血，软坚散结，润燥的作用。食盐能引药入肾，引火归原。故盐水炒多用于补肾固精、疗疝、利尿和泻相火的药物，增强补肝肾、滋阴降相火的作用。

（一）盐炙的操作方法

（1）按照辅料加入顺序，将盐炙法分为先拌盐水后炒药物和先炒药物后加盐水两种操作方法。

① 先拌盐水后炒药物　先取一定量的盐水，加适量开水稀释，与净药物拌匀，闷润。待盐水被药物吸尽后，置炒制容器内，用文火加热，炒至颜色加深，不黏手时，取出，摊晾，凉后及时收贮。此法适用于大多数盐水炒的药物。如甘草、黄芪等。

② 先炒药物后加盐水　取净制后的药物，置炒制容器内，用文火加热，炒至颜色加深，再加入一定量的盐水，迅速翻动，使盐水与药物拌匀，炒至不黏手时，取出，摊晾，凉后及时收贮。此法适用于用于含黏液质较多的药物。如车前子、知母等。此类药先炒，可以除去部分水分，使药物质地略变酥脆，盐水较易被吸收。

盐的用量，一般为每 100kg 净药物，用盐 2kg。

（2）按照炮制设备的不同，将盐炙法分为手工操作法和机械操作法。盐炙设备同酒炙法。

（二）盐炙法的注意事项

（1）加水溶解食盐时，一定要控制水量　水的用量应视药物的吸水情况而定，一般以食盐的 4～5 倍量为宜。若加水过多，则盐水不能被药吸收，或者过湿不易炒干。水量过少，又不易与药物拌匀。

（2）含黏液质多的药物，不宜先与盐水拌润　车前子、知母等含黏液质多的药物遇水容易发黏，盐水不易渗入，炒时又容易粘锅。所以，需先将药物质地变疏松，再喷洒盐水，以利于盐水渗入。

（3）火力控制　盐炙法火力宜小，采用先炒药后加盐水的操作方法时，更应控制火力。若火力过大，加入盐水后，水分迅速蒸发，食盐黏附在锅上，达不到盐炙的目的。

（三）盐炙法的重点药材

知母、泽泻、巴戟天、小茴香、益智、橘核、杜仲、补骨脂、黄柏、沙苑子、荔枝核、车前子、砂仁、菟丝子、八角茴香等。

任务实施

知　母

【处方用名】知母、知母肉、炒知母、盐知母。

【来源】本品为百合科植物知母 *Anemarrhena asphodeloides* Bge. 的干燥根茎。

【炮制方法】

（1）知母　取原药材，洗净，润透，切厚片，干燥，去毛屑。

（2）盐知母　取净知母片，用文火炒至变色时，喷淋适量食盐水，炒干，取出，晾凉。每 100kg 净知母片，用食盐 2kg。

【成品性状】

规格	形状	颜色	气味	质地
知母	呈不规则类圆形的厚片。外表皮可见少量残存的黄棕色叶基纤维和凹陷或突起的点状根痕	外表皮黄棕色或棕色，切面黄白色至黄色	气微，味微甜、略苦，嚼之带黏性	质硬，易折断
盐知母	形同知母	色黄或微带焦斑	略带咸味	质同知母

【炮制作用】

(1) 知母　味苦、甘，性寒。归肺、胃、肾经。清热泻火，滋阴润燥。用于外感热病，高热烦渴，肺热燥咳，骨蒸潮热，内热消渴，肠燥便秘。生品苦寒滑利，长于清热泻火，滋阴润燥。

(2) 盐知母　能引药下行，专入肾经，增强滋阴降火作用，并善清虚热。

【炮制研究】知母经过炮制后起到杀酶保肝作用，有利于药材贮存。

泽　泻

【处方用名】泽泻、淡泽泻、麸炒泽泻、盐泽泻。

【来源】本品为泽泻科植物东方泽泻 *Alisma orientalis*（Sam.）Juzep. 或泽泻 *Alisma plantago-aquatica* Linn 的干燥块茎。

【炮制方法】

(1) 泽泻　取药材，除去杂质，稍浸，润透，切厚片，干燥。

(2) 盐泽泻　取泽泻片，用盐水拌匀或喷洒均匀，润透，文火炒干，取出，放凉。

每 100kg 泽泻，用食盐 2kg。

(3) 麸炒泽泻　取净麸皮，撒入热锅内，待起烟时，加入泽泻片，拌炒至黄色，取出，筛去麸皮，放凉。

每 100kg 泽泻片，用麸皮 10kg。

【成品性状】

规格	形状	颜色	气味	质地
泽泻	呈圆形或椭圆形厚片。外表皮可见细小突起的须根痕。切面粉性，有多数细孔	外表皮黄白色或淡黄棕色,切面黄白色	气微,味微苦	质坚实
盐泽泻	形如泽泻片	表面淡黄棕色或黄褐色,偶见焦斑	味微咸	质坚实
麸炒泽泻	形如泽泻片	表面黄色,偶见焦斑	味微香	质坚实

【炮制作用】

(1) 泽泻　味甘、淡，性寒。归肾、膀胱经。利水渗湿，泄热，化浊降脂。用于小便不利，水肿胀满，泄泻尿少，痰饮眩晕，热淋涩痛及高脂血症。

(2) 盐泽泻　引药入肾经，增强利尿通淋作用。

(3) 麸炒泽泻　增强健脾渗湿作用。

巴 戟 天

【处方用名】巴戟天、巴戟肉、盐巴戟天、制巴戟天。

【来源】本品为茜草科植物巴戟天 *Morinda officinalis* How. 的干燥根。

【炮制方法】

(1) 巴戟天　取原药材，除去杂质。

(2) 巴戟肉　取净巴戟天，置蒸制容器内蒸透，趁热除去木心。或用水润透后除去木心，切段，干燥后及时收贮。

(3) 盐巴戟天

① 盐炙　取净巴戟肉，加盐水拌匀，待盐水被吸尽后，用文火炒干。

② 盐蒸　取净巴戟天，用盐水拌匀，置蒸制容器内蒸透，趁热除去木心，切段，干燥。

每 100kg 净巴戟天，用盐 2kg。

（4）制巴戟天　取净巴戟天，与甘草汁同置锅内，用文火煮透，甘草汁基本煮干，取出，趁热抽去木心，切段，干燥。

每 100kg 净巴戟天，用甘草 6kg。

【成品性状】

规格	形状	颜色	气味	质地
巴戟天	呈扁圆柱形短段或不规则块。表面具纵纹和横裂纹。切面皮部厚，中空。气微，味甘而微涩	表面灰黄色或暗灰色，切面皮部紫色或淡紫色	气微，味甘而微涩	质韧
盐巴戟天	形同巴戟天	色同巴戟天	气微，味甘、咸而微涩	质同巴戟天
制巴戟天	形同巴戟天	色同巴戟天	气微，味甘而微涩	质同巴戟天

【炮制作用】

（1）巴戟天　味甘、辛，性微温。归肾、肝经。补肾阳，强筋骨，祛风湿。用于阳痿遗精，宫冷不孕，月经不调，少腹冷痛，风湿痹痛，筋骨痿软。生品性温，补肾阳祛风湿力强。

（2）盐巴戟天　专入肾，温而不燥，补肾助阳的作用增强，久服无伤阴之弊。

（3）制巴戟天　甘味更浓，补益作用增强，能补肾助阳，益气养血。

【炮制研究】现代研究发现，巴戟天的"木心"与根皮成分有一定差异，且铅含量较高，因此去心是合理的。

小茴香

【处方用名】小茴香、盐制小茴香。

【来源】本品为伞形科植物茴香 *Foeniculum vulgare* Mill. 的干燥成熟果实。

【炮制方法】

（1）小茴香　净制，除去杂质。

（2）盐制小茴香　取净小茴香，用盐水拌匀，润透，置锅内用文火炒至微黄色、香气溢出时，取出，放凉。

每 100kg 小茴香，用食盐 2kg。

【成品性状】

规格	形状	颜色	气味	质地
小茴香	双悬果呈圆柱形，有的稍弯曲。两端略尖，顶端残留有黄棕色突起的柱基，基部有时有细小的果梗。分果呈长椭圆形，背面有纵棱 5 条，接合面平坦而较宽。横切面略呈五边形，背面的四边约等长	表面黄绿色或淡黄色	有特异香气，味微甜、辛	质脆
盐制小茴香	形如小茴香，微鼓起	色泽加深，偶有焦斑	香气浓，味微咸	质脆

【炮制作用】

（1）小茴香　味辛，性温。归肝、肾、脾、胃经。散寒止痛，理气和胃。用于寒疝腹痛，睾丸偏坠，痛经，少腹冷痛，脘腹胀痛，食少吐泻。

（2）盐制小茴香　暖肾散寒止痛。用于寒疝腹痛，睾丸偏坠，经寒腹痛。

【炮制研究】小茴香盐制后挥发油含量降低。

益　智

【处方用名】益智、盐益智。

【来源】本品为姜科植物益智 *Alpiniae oxyphylla* Miq. 的干燥成熟果实。

【炮制方法】

（1）益智　取原药材，除去杂质及外壳，筛取种子，用时捣碎。

（2）盐益智　取净益智，用定量盐水拌匀，闷润。待盐水被吸尽后，用文火炒干，色加深时，取出，晾凉。用时捣碎。

每 100kg 净益智，用食盐 2kg。

【成品性状】

规格	形状	颜色	气味	质地
益智	呈椭圆形，两端略尖，表面有纵向凹凸不平的突起棱线 13～20 条，种子呈不规则的扁圆形，略有钝棱，集结成团，外被淡棕色膜质的假种皮	表面灰褐色或灰黄色	有特异香气，味辛、微苦	果皮薄而稍韧，种子质硬
盐益智	形同益智	表面褐色或棕褐色	略有咸味	质同益智

【炮制作用】

（1）益智　味辛，性温。归脾、肾经。暖肾固精缩尿，温脾止泻摄唾。用于肾虚遗尿，小便频数，遗精白浊，脾寒泄泻，腹中冷痛，口多唾涎。

（2）盐益智　辛燥之性缓和，专行下焦，长于固精缩尿。

橘　核

【处方用名】橘核、盐橘核、炒橘核。

【来源】本品为芸香科植物橘 *Citrus reticulata* Blanco 及其栽培变种的干燥成熟种子。

【炮制方法】

（1）橘核　净制，除去杂质，洗净干燥，用时捣碎。

（2）盐橘核　取净橘核，用盐水拌匀或均匀喷洒，闷透，后用文火炒至微黄色、香气溢出时，取出，放凉，用时捣碎。

每 100kg 净橘核，用食盐 2kg。

（3）炒橘核　取生橘核，文火炒至微黄色。

【成品性状】

规格	形状	颜色	气味	质地
橘核	略呈卵形，表面光滑，一侧有种脊棱线，一端钝圆，另一端渐尖成小柄状。外种皮薄而韧，内种皮菲薄，子叶有油性	表面淡黄白色或淡灰白色，种皮淡棕色，子叶黄绿色	气微，味苦	质硬

规格	形状	颜色	气味	质地
盐橘核	形如橘核	表面微黄色,外皮有裂纹	味咸	质硬
炒橘核	形如橘核	表面微黄色,外皮有裂纹	味苦	质硬

【炮制作用】

(1) 橘核　味苦,性平。归肝、肾经。理气,散结,止痛,用于疝气疼痛,睾丸肿痛,乳痈乳癖。

(2) 盐橘核　引药下行,增强理气止痛的作用。用于疝气疼痛,睾丸肿痛。

(3) 炒橘核　种皮开裂,有利于有效成分煎出,增强疗效。

杜　仲

【处方用名】杜仲、川杜仲、炒杜仲、盐杜仲。

【来源】本品为杜仲科植物杜仲 *Eucommia ulmoides* Oliv. 的干燥树皮。

【炮制方法】

(1) 杜仲　取原药材,除去杂质,刮去残留粗皮,洗净,切块或丝,干燥。

(2) 盐杜仲　取净杜仲块或丝,用定量盐水拌匀,闷润,待盐水被吸尽后,用中火炒至丝易断,表面焦黑色时,取出,晾凉。

每100kg净杜仲块或丝,用食盐2kg。

【成品性状】

规格	形状	颜色	气味	质地
杜仲	呈小方块或丝状。外表面有明显的皱纹,内表面光滑。断面有细密、银白色、富弹性的橡胶丝相连	外表面淡棕色或灰褐色,内表面暗紫色	气微,味稍苦	质脆,易折断
盐杜仲	形如杜仲块或丝,折断时胶丝弹性较差	表面黑褐色,内表面褐色	味微咸	质脆,易折断

【炮制作用】

(1) 杜仲　味甘,性温。归肝、肾经。补肝肾,强筋骨,安胎。用于肝肾不足,腰膝酸痛,筋骨无力,头晕目眩,妊娠漏血,胎动不安。

(2) 盐杜仲　能引药入肾,直达下焦,温而不燥,增强补肝肾、强筋骨、安胎作用。

【炮制研究】杜仲炮制后降压有效成分松脂醇二葡萄糖苷的含量明显提高,故治疗高血压病应用其炮制品。

补 骨 脂

【处方用名】补骨脂、破故纸、盐骨脂、盐补骨脂。

【来源】本品为豆科植物补骨脂 *Psoralea corylifolia* L. 的干燥成熟果实。

【炮制方法】

(1) 补骨脂　取原药材,除去杂质。

（2）盐补骨脂　取净补骨脂，用定量盐水拌匀，闷润。待盐水被吸尽后，用中火炒至微鼓起，有香气逸出时，取出，晾凉。

每 100kg 净补骨脂，用食盐 2kg。

【成品性状】

规格	形状	颜色	气味	质地
补骨脂	呈肾形，略扁，表面具细微网状皱纹，顶端圆钝，有一小突起，凹侧有果梗痕。果皮薄，种子 1 枚，子叶黄白色，有油性	表面黑色、黑褐色或灰褐色	气香，味辛、微苦	质硬
盐补骨脂	形如补骨脂，表面微鼓起	表面黑色或黑褐色	气微香，味微咸	质硬

【炮制作用】

（1）补骨脂　味辛、苦，性温。归肾、脾经。温肾助阳，纳气平喘，温脾止泻；外用消风祛斑。用于肾阳不足，阳痿遗精，遗尿尿频，腰膝冷痛，肾虚作喘，五更泄泻；外用治白癜风，斑秃。

（2）盐补骨脂　可缓和辛燥之性，避免伤阴，引药入肾，增强补肾纳气作用。

【炮制研究】据报道，炮制盐补骨脂最优工艺为 400℃，2％盐水炒 4～5min。

黄　柏

【处方用名】黄柏、川黄柏、盐黄柏、酒黄柏、黄柏炭。

【来源】本品为芸香科植物黄皮树 *Phellodendron chinense* Schneid. 的干燥树皮。

【炮制方法】

（1）黄柏　取原药材，除去杂质，刮去残留的粗皮，洗净，润透，切丝或块，干燥。

（2）盐黄柏　取净黄柏丝或块，用定量盐水拌匀，闷润。待盐水被吸尽后，用文火炒干，取出，晾凉。

每 100kg 净黄柏，用食盐 2kg。

（3）酒黄柏　取黄柏丝或块，用黄酒拌匀，稍闷，待黄酒被吸尽后，置炒制容器内，用文火加热，炒干，取出晾凉。

每 100kg 黄柏丝或块，用黄酒 10kg。

（4）黄柏炭　取净黄柏丝或块，用武火炒至表面焦黑色，内部焦褐色时，喷淋少许清水，灭尽火星。取出，及时摊晾，凉透。

【成品性状】

规格	形状	颜色	气味	质地
黄柏	呈丝条状，内表面具纵棱纹。切面纤维性，呈裂片状分层	外表面黄褐色或黄棕色，内表面暗黄色或淡棕色，切面深黄色	味极苦	体轻，质硬
盐黄柏	形如黄柏丝	表面深黄色，偶有焦斑	味极苦，微咸	体轻，质硬
酒黄柏	形如黄柏丝	深黄色，有少量焦斑	略具酒气，味苦	体轻，质脆
黄柏炭	形如黄柏丝	表面焦黑色，内部深褐色或棕黑色	味苦、涩	体轻，质脆，易折断

【炮制作用】

（1）黄柏　味苦，性寒。归肾、膀胱经。清热燥湿，泻火除蒸，解毒疗疮。用于湿热泻痢，黄疸尿赤，带下阴痒，热淋涩痛，脚气痿蹙，骨蒸劳热，盗汗，遗精，疮疡肿毒，湿疹湿疮。

（2）盐黄柏　缓和苦燥之性，不伤脾胃，并引药入肾，滋阴降火。用于阴虚火旺，盗汗骨蒸。

（3）酒黄柏　酒炙后可降低苦寒之性，免伤脾阳，并借酒升腾之力，引药上行，清血分湿热。用于热壅上焦诸证及热在血分。

（4）黄柏炭　清湿热中兼有涩性，长于止血。

【炮制研究】黄柏含生物碱，以小檗碱含量最高，黄柏经炮制后，小檗碱含量均有所下降。小檗碱含量高低顺序是黄柏＞黄柏丝＞盐黄柏＞黄柏炭。

【附注】

关黄柏　为芸香科植物黄檗 *Phellodendron amurense* Rupr. 的干燥树皮。炮制方法及作用同黄柏。

沙 苑 子

【处方用名】沙苑子、盐沙苑子、沙苑蒺藜、潼蒺藜、潼沙苑、生沙苑子、炒沙苑子、沙蒺藜。

【来源】本品为豆科植物扁茎黄芪 *Astragalus complanatus* R. Br. 的干燥成熟种子。

【炮制方法】

（1）沙苑子　取原药材，除去杂质，洗净，干燥。

（2）盐沙苑子　取净沙苑子，用盐水拌匀或均匀喷洒，闷润，待盐水吸尽后用文火炒干，取出，放凉。

每 100kg 沙苑子，用食盐 2kg。

【成品性状】

规格	形状	颜色	气味	质地
沙苑子	略呈肾形而稍扁，表面光滑，边缘一侧微凹处具圆形种脐。子叶淡黄色，胚根弯曲	表面褐绿色或灰褐色	气微，味淡，嚼之有豆腥味	质坚硬，不易破碎
盐沙苑子	形如沙苑子，表面鼓起	表面深褐绿色或深灰褐色	气微，味微咸	质如沙苑子

【炮制作用】

（1）沙苑子　味甘，性温。归肝、肾经。补肾助阳，固精缩尿，养肝明目。生品温而不燥，补肾助阳，作用缓和，以养肝明目力强。用于肾虚腰痛，遗精早泄，遗尿尿频，白浊带下，眩晕，目暗昏花。

（2）盐沙苑子　药性平和，引药入肾，平补阴阳，增强补肾助阳、固精缩尿作用。

【炮制研究】据报道，炮制盐沙苑子的最佳工艺：盐浓度 4%，烘制温度 140℃，烘制时间 4h。

荔 枝 核

【处方用名】荔枝核、盐荔枝核。

【来源】本品为无患子科植物荔枝 *Litchi chinensis* Sonn. 的干燥成熟种子。

【炮制方法】

（1）荔枝核　取原药材，除去杂质，洗净，用时捣碎。

（2）盐荔枝核　取净荔枝核，捣碎后，用盐水拌匀或均匀喷洒，润透吸尽，置锅内文火炒干，取出，放凉。

每100kg荔枝核，用食盐2kg。

【成品性状】

规格	形状	颜色	气味	质地
荔枝核	呈长圆形或卵圆形，略扁，表面平滑，有光泽，略有凹陷及细波纹，一端有类圆形黄棕色种脐，子叶棕黄色	表面棕红色或紫棕色	气微，味微甘、苦、涩	质硬
盐荔枝核	呈碎块状	断面棕褐色，偶见焦斑	味苦、涩、微咸	质硬

【炮制作用】

（1）荔枝核　味甘、微苦，性温。归肝、肾经。行气散结，祛寒止痛。用于寒疝腹痛，睾丸肿痛。

（2）盐荔枝核　引药下行，入肝经血分，行血中之气，增强疗疝止痛作用。

车 前 子

【处方用名】车前子、盐车前子、炒车前子。

【来源】本品为车前科植物车前 *Plantago asiatica* L. 或平车前 *Plantago depressa* Willd. 的干燥成熟种子。

【炮制方法】

（1）车前子　取原药材，除去杂质，筛去灰屑。

（2）炒车前子　取净车前子，用文火炒至略有爆鸣声，并有香气逸出时，取出，晾凉。

（3）盐车前子　取净车前子，用文火炒至略有爆鸣声，喷淋适量食盐水，炒干，取出，晾凉。

每100kg净车前子，用食盐2kg。

【成品性状】

规格	形状	颜色	气味	质地
车前子	呈椭圆形、不规则长圆形或三角状长圆形，略扁，表面有细皱纹，一面有灰白色凹点状种脐	表面黄棕色至黑褐色	气微，味淡	质硬
炒车前子	形如车前子，略鼓起	表面黑褐色或黄棕色	略有焦香气	质硬
盐车前子	形如车前子，略鼓起	表面黑褐色	气微香，味微咸	质硬

【炮制作用】

（1）车前子　味甘，性寒。归肝、肾、肺、小肠经。清热利尿通淋，渗湿止泻，明目，祛痰。用于热淋涩痛，水肿胀满，暑湿泄泻，目赤肿痛，痰热咳嗽。

（2）炒车前子　寒性稍减，并能提高煎出效果，作用与生品相似，长于渗湿止泻。

（3）盐车前子　能引药下行，长于泄热利尿而不伤阴，又能益肝明目。

【炮制研究】炒车前子和盐车前子可提高车前子黄酮类成分含量。

砂　仁

【处方用名】砂仁、缩砂仁、阳春砂、盐砂仁。

【来源】本品为姜科植物阳春砂 *Amomum villosum* Lour.、绿壳砂 *Amomum villosum* Lour. var. *xanthioides* T. L. Wu et Senjen 或海南砂 *Amomum longiligulare* T. L. Wu 的干燥成熟果实。

【炮制方法】

（1）砂仁　取原药材，除去杂质及果柄，用时捣碎。

（2）盐砂仁　取净砂仁，用定量盐水拌匀，闷润，待盐水被吸尽后，用文火炒干，取出，晾凉，用时捣碎。

每 100kg 净砂仁，用食盐 2kg。

【成品性状】

规格	形状	颜色	气味	质地
砂仁	呈椭圆形或卵圆形，有不明显的三棱，表面密生刺状突起。果皮薄而软，种子集结成团，具三钝棱，中有白色隔膜，将种子团分成 3 瓣	表面棕褐色	气芳香而浓烈，味辛、微苦	质硬
盐砂仁	形同砂仁	色泽加深	辛香气略减，味微咸	质同砂仁

【炮制作用】

（1）砂仁　味辛，性温。归脾、胃、肾经。化湿开胃，温脾止泻，理气安胎。用于湿浊中阻，脘痞不饥，脾胃虚寒，呕吐泄泻，妊娠恶阻，胎动不安。

（2）盐砂仁　可缓和辛燥之性，温而不燥，并能引药下行，增强温中暖肾、理气安胎、温肾缩尿作用。

菟丝子

【处方用名】菟丝子、炒菟丝子、盐菟丝子。

【来源】本品为旋花科植物南方菟丝子 *Cuscuta australis* R. Br. 或菟丝子 *Cuscuta chinensis* Lam. 的干燥成熟种子。

【炮制方法】

（1）菟丝子　除去杂质，洗净，晒干。

（2）炒菟丝子　取净菟丝子，用文火加热炒至微黄，有爆裂声时，取出，放凉。

（3）盐菟丝子　取净菟丝子，用盐水拌匀，稍润，盐水被吸尽后用文火加热炒干，取出，放凉。

每 100kg 菟丝子，用食盐 2kg。

【成品性状】

规格	形状	颜色	气味	质地
菟丝子	呈类球形，表面粗糙，种脐线形或扁圆形	表面灰棕色至棕褐色	气微，味淡	质坚实，不易以指甲压碎

规格	形状	颜色	气味	质地
炒菟丝子	形如菟丝子,表面裂开	表面微黄色	略有香气	质略硬
盐菟丝子	形如菟丝子,表面裂开	表面棕黄色	略有香气,味咸	质略硬

【炮制作用】

(1) 菟丝子　味辛、甘,性平。归肝、肾、脾经。补益肝肾,固精缩尿,安胎,明目,止泻;外用消风祛斑。生品养肝明目力胜,用于肝肾不足,腰膝酸软,阳痿遗精,遗尿尿频,肾虚胎漏,胎动不安,目昏耳鸣,脾肾虚泻;外治白癜风。

(2) 炒菟丝子　功同菟丝子,种皮开裂,有利于制剂和有效成分煎出,增强疗效。

(3) 盐菟丝子　引药入肾,增强固精缩尿、安胎的作用。

八角茴香

【处方用名】八角茴香、炒八角茴香、盐八角茴香。

【来源】本品为木兰科植物八角茴香 *Illicium verum* Hook. f. 的干燥成熟果实。

【炮制方法】

(1) 八角茴香　除去杂质,筛去灰屑,用时捣碎。

(2) 盐八角茴香　取净八角茴香,用盐水拌匀,稍润,用文火加热炒至微干,取出,放凉。

每 100kg 八角茴香,用食盐 2kg。

(3) 炒八角茴香　取净八角茴香,用文火加热炒至色泽微微加深,取出,放凉。

【成品性状】

规格	形状	颜色	气味	质地
八角茴香	聚合果,多由 8 个蓇葖果组成,放射状排列于中轴上。外表面有不规则皱纹,顶端呈鸟喙状,上侧多开裂;内表面平滑,有光泽;果梗弯曲,常脱落。每个蓇葖果含种子 1 粒,扁卵圆形	外表面红棕色,内表面淡棕色,种子扁卵圆形,红棕色或黄棕色,光亮	气芳香,味辛、甜	质硬而脆
盐八角茴香	形同八角茴香	略加深	气芳香,味辛、甜、微咸	质同八角茴香
炒八角茴香	形同八角茴香	略加深	气芳香,辛味稍弱	质同八角茴香

【炮制作用】

(1) 八角茴香　味辛,性温。归肝、肾、脾、胃经。温阳散寒,理气止痛。用于寒疝腹痛,肾虚腰痛,胃寒呕吐,脘腹冷痛。

(2) 盐八角茴香　引药下行,温暖下焦,增强疗疝止痛作用。

(3) 炒八角茴香　辛味减弱,偏于甘温,擅长祛寒止痛。

其他常用盐炙的药物:仙茅(酒炙)、吴茱萸、蒺藜、韭菜子、胡芦巴、木蝴蝶、桑螵蛸、覆盆子。

思考练习

一、单选题

1. 盐炙的主要目的是（　　）
   A. 引药上行，增强活血化瘀作用　　　　B. 引药下行，增强滋阴降火作用
   C. 引药入肝，增强疏肝解郁作用　　　　D. 增强润肺止咳、补脾益气作用
   E. 矫味矫臭，消除副作用

2. 盐炙法的辅料用量通常为每 100 kg 药物用食盐（　　）
   A. 1kg　　　　B. 2kg　　　　C. 3kg　　　　D. 4kg　　　　E. 5kg

3. 盐炙法能增强补肾作用的药物是（　　）
   A. 小茴香　　　B. 杜仲　　　　C. 益智仁　　　D. 知母　　　　E. 荔枝核

4. 盐炙后能够增强补肾纳气作用的药物是（　　）
   A. 补骨脂　　　B. 杜仲　　　　C. 益智仁　　　D. 橘核　　　　E. 巴戟天

5. 盐炙后能够增强理气安胎作用的药物是（　　）
   A. 杜仲　　　　B. 益智仁　　　C. 砂仁　　　　D. 橘核　　　　E. 菟丝子

二、多选题

1. 下列盐炙药物炮制时需要先炒药物后加辅料的是（　　）
   A. 知母　　　　B. 泽泻　　　　C. 小茴香　　　D. 车前子　　　E. 菟丝子

2. 既可以用盐炙法又可以用清炒法的药物是（　　）
   A. 泽泻　　　　B. 橘核　　　　C. 益智　　　　D. 车前子　　　E. 菟丝子

3. 盐炙后引药下行，善于治疗疝气疼痛的药物是（　　）
   A. 八角茴香　　B. 砂仁　　　　C. 荔枝核　　　D. 橘核　　　　E. 小茴香

三、问答题

1. 简述盐炙的目的及适用的药材都有哪些。
2. 盐炙的操作方法有哪些？适用范围是什么？

任务二十八 姜炙法

- 掌握姜炙法的炮制目的、适用的药材、注意事项。
- 能熟练进行姜炙操作，并能根据药材性质及质地准确掌握姜的用量、姜汁的制备及加入方法。
- 能判断姜炙品的外观性状，掌控姜炙品的质量标准。
- 掌握下述品种的炮制方法及炮制作用：厚朴、竹茹、草果。

知识准备

（一）姜炙法知识概述

姜炙法是加液体辅料炒法之一，将净选或切制后的药物，加入定量的姜汁拌炒的方法，称为姜炙法或姜汁炒。

姜炙法所用的辅料，是姜科植物鲜姜的根茎经捣碎榨取的汁，或用干姜加适量水煎煮去渣而得到的黄白色液体。主要成分为挥发油、姜辣素（姜烯酮、姜酮、姜萜酮等的混合物），还含有多种氨基酸、淀粉及树脂状物等。

姜汁味辛性温，具有解表散寒，温中止呕，化痰止咳的作用。故姜汁炒多用于祛痰止咳、降逆止呕的药物。

（二）姜炙法的目的

（1）制其寒性，增强和胃止呕作用　如黄连姜炙可制其过于苦寒之性，免伤脾阳，并增强止呕作用。姜炙竹茹则可增强降逆止呕的功效。

（2）降低药物的副作用，增强疗效　如厚朴对咽喉有一定的刺激性，姜炙可缓和其刺激性，并增强温中化湿除胀的功效。

任务引入

根据中药炮制后入药的临床用药特点及《中国药典》炮制通则要求，将一些需要加入姜汁进行炮制的药材进行相应炮制，操作中根据药材的质地、药性和炮制目的的不同要求，选择适量姜并制备姜汁，采用正确的姜汁加入方法，通过不同火力和加热时间，达到规定的标准，满足制剂和中医临床辨证用药的需求。

任务分析

（一）姜炙的操作方法

1. 姜汁炒

将净药物与一定量的姜汁拌匀，闷润。待姜汁被药物吸尽后，用文火加热，炒至规定的程度时，取出，晾凉。或将药物与一定量的姜汁拌匀，待姜汁被药物吸尽后，干燥。

2. 姜汁煮

将鲜姜切片煎汤，加入药物煮 2h，待姜汁基本被吸尽，取出，进行切片，干燥。

一般为每 100kg 净药物，用生姜 10kg。若无生姜，可用干姜煎汁，用量约为生姜的 1/3。

（二）姜汁的制备方法

姜汁的制备方法有捣汁、煮汁两种方法。

1. 捣汁（榨汁）

将生姜洗净切碎，置于适宜的容器内，捣烂，加适量水，压榨取汁。残渣再加水共捣，压榨取汁，如此反复两三次，合并姜汁，备用。

2. 煮汁（煎汁）

取净生姜片，置锅内，加适量水煎煮，过滤，残渣再加水煮，过滤，合并两次滤液，适当浓缩，备用。

（三）姜炙法的注意事项

（1）制备姜汁时要控制水量，一般所得姜汁与生姜比例以 1∶1 为宜。

（2）姜汁不宜长时间存放，用多少制备多少，避免发霉。

（3）药物与姜汁拌匀后，需充分闷润，待姜汁完全被吸尽后再文火炒干，否则达不到姜炙的目的。

（四）姜炙法的重点药材

厚朴、竹茹、草果等。

任务实施

厚　朴

【处方用名】厚朴、川厚朴、姜厚朴。

【来源】本品为木兰科植物厚朴 *Magnolia officinalis* Rehd. et Wils. 或凹叶厚朴 *Magnolia officinalis* Rehd. et Wils. var. *biloba* Rehd. et Wils. 的干燥干皮、根皮及枝皮。

【炮制方法】

（1）厚朴　取原药材，刮去粗皮，洗净，润透，切丝，晒干。

（2）姜厚朴

①姜炙：取净厚朴丝，用适量的姜汁拌匀，闷润，待姜汁被药物吸尽后，用文火炒干，取出，晾凉。

②姜汁煮：取定量生姜切片，加水煎汤，另取刮净粗皮的厚朴，捆成捆，置于姜汤中，用文火煮（约 2h）至姜汁被药物吸尽后，取出，切丝，干燥。

每 100kg 净厚朴，用生姜 10kg。

【成品性状】

规格	形状	颜色	气味	质地
厚朴	呈弯曲的丝条状或单、双卷筒状。外表面有时可见椭圆形皮孔或纵皱纹。内表面较平滑，具细密纵纹，划之显油痕。切面颗粒性，有油性，有的可见小亮星	外表面灰褐色，内表面紫棕色或深紫褐色	气香，味辛辣、微苦	质坚硬，不易折断
姜厚朴	形如厚朴（丝）	表面色泽加深，偶见焦斑	略有姜辣气	质同厚朴丝

【炮制作用】

（1）厚朴　味苦、辛，性温。归脾、胃、肺、大肠经。燥湿消痰，下气除满。用于湿滞伤中，脘痞吐泻，食积气滞，腹胀便秘，痰饮喘咳。生品味辛辣，对咽喉有刺激性，一般不用。

（2）姜厚朴　能消除对咽喉的刺激性，增强宽中和胃止呕作用。

竹　茹

【处方用名】竹茹、淡竹茹、姜竹茹。

【来源】本品为禾本科植物青秆竹 *Bambusa tuldoides* Munro、大头典竹 *Sinocalamus beechey-anus*（Munro）McClure var. *pubescens* P. F. Li 或淡竹 *Phyllostachys nigra*（Lodd.）Munro var. *henonis*（Mitf.）Stapf ex Rendle 的茎秆的干燥中间层。

【炮制方法】

（1）竹茹　取原药材，除去杂质和硬皮，切段或揉成小团。

（2）姜竹茹　取净竹茹，用适量的姜汁拌匀，闷润，待姜汁被药物吸尽后，用文火如烙饼样将两面烙至微黄色时，取出，晾凉。

每100kg净竹茹，用生姜10kg。

【成品性状】

规格	形状	颜色	气味	质地
竹茹	丝条和长条形薄片揉成的小团，宽窄厚薄不等，纤维性，体轻松	浅绿色、黄绿色或黄白色	气微，味淡	质柔韧，有弹性
姜竹茹	形如竹茹	表面黄色	微有姜香气	质如竹茹

【炮制作用】

（1）竹茹　味甘，性微寒。归肺、胃、心、胆经。清热化痰，除烦，止呕。用于痰热咳嗽，胆火挟痰，惊悸不宁，心烦失眠，中风痰迷，舌强不语，胃热呕吐，妊娠恶阻，胎动不安。

（2）姜竹茹　可增强降逆止呕作用。

草　果

【处方用名】草果、草果仁、炒草果、姜草果仁。

【来源】本品为姜科植物草果 *Amomum tsao-ko* Crevost et Lemaire 的干燥成熟果实。

【炮制方法】

（1）草果仁　取原药材，除去杂质，用中火炒至外壳焦黄色并鼓起时，取出，稍晾，去壳取仁，用时捣碎。

（2）姜草果仁　取净草果仁，用适量的姜汁拌匀，闷润，待姜汁被药物吸尽后，用文火炒干，呈深黄色时，取出，晾凉，用时捣碎。

每100kg净草果仁，用生姜10kg。

【成品性状】

规格	形状	颜色	气味	质地
草果仁	呈圆锥状多面体，有的表面可见外被残留灰白色膜质的假种皮。种脊为一条纵沟，尖端有凹状的种脐	表面棕色至红棕色，胚乳灰白色至黄白色	有特异香气，味辛、微苦	果皮质坚韧，易纵向撕裂，种子质硬

规格	形状	颜色	气味	质地
姜草果仁	形如草果仁	棕褐色,偶见焦斑	有特异香气,味辛辣、微苦	质如草果仁

【炮制作用】

（1）草果仁　味辛，性温。归脾、胃经。燥湿温中，截疟除痰。用于寒湿内阻，脘腹胀痛，痞满呕吐，疟疾寒热，瘟疫发热。

（2）姜草果仁　可缓和燥烈之性，长于温中止呕。

● 思考练习

一、单选题

1.姜炙后能缓和苦寒之性，并增强止呕作用的药物是（　　）

　　A.黄芩　　　　　　　B.黄连　　　　　　　C.厚朴　　　　　　　D.竹茹　　　　　　　E.半夏

2.厚朴姜炙最主要的目的是（　　）

　　A.消除刺激性，增强宽中和胃作用　　　B.增强止呕的作用　　　　　　C.缓和苦寒之性

　　D.增强温中的作用　　　　　　　　　　E.矫正不良气味

3.下列既可以姜汁炙又可以姜汁煮的药物是（　　）

　　A.竹茹　　　　　　　B.草果　　　　　　　C.厚朴　　　　　　　D.黄连　　　　　　　E.半夏

二、多选题

1.下列可以用姜炙法炮制的药物是（　　）

　　A.芳香化湿药　　　B.活血化瘀药　　　C.祛痰止咳药　　　D.降逆止呕药　　　E.解表散寒药

2.下列关于姜炙辅料描述正确的是（　　）

　　A.鲜姜压榨取汁　　　　　　　　B.干姜煎煮取汁　　　　　　　C.姜汁现用现制备

　　D.先炒药物后加姜汁　　　　　　E.先加姜汁拌润后炒药物

三、问答题

1.何为姜炙法？适用于哪些药材的炮制？

2.姜汁如何制备？应该注意哪些问题？

任务二十九　油 炙 法

- 掌握油炙法的炮制目的、适用的药材及注意事项。
- 能熟练进行油炙操作，并能根据药材性质及质地准确掌握辅料的选择、用法、用量。
- 能正确判断油炙品的外观性状，准确掌控油炙品质量标准。
- 掌握下述品种的炮制方法及炮制作用：淫羊藿、蛤蚧。

知识准备

（一）油炙法知识概述

油炙法是加液体辅料炒法之一，将净选或切制后的药物，加入定量的油脂拌炒、涂酥烘烤或油炸的方法，称为油炙法。

油炙所用辅料主要有植物油和动物油两类。常用的植物油有麻油，动物油有羊脂油。

麻油是芝麻油，它是从脂麻科植物脂麻（白芝麻）种子榨取的脂肪油，亦称胡麻油、脂麻油、香油等。麻油味甘，性微寒，为淡黄色或棕黄色的澄明液体，气微或带有熟芝麻的香气，具有清热、润燥、生肌的作用。因麻油沸点高，常作为中间传热体拌炒药物，达到使药材酥脆的目的。

羊脂油亦称羊油，一般由熬煮羊的内脏和皮下脂肪组织而得，为白色或微黄色蜡状固体，主要成分为油酸、硬脂酸和棕榈酸等。羊脂油味甘，性热，具有温散寒邪，补肾助阳的作用。故羊脂油炒适用于补虚助阳的药物，起到增强药物温肾助阳功效的作用。

（二）油炙法的目的

（1）增强疗效　如淫羊藿，用羊脂油炙后能增强温肾助阳功效。

（2）利于粉碎，便于调剂和服用　如三七、蛤蚧，经油炸或涂酥后，能使其质地酥脆，易于粉碎。

任务引入

根据中药炮制后入药的临床用药特点及《中国药典》炮制通则要求，将一些需要加入辅料油进行炮制的药材进行相应炮制，操作中根据药材的质地、药性和炮制目的的不同要求，选择适量辅料，采用正确的辅料加入方法，通过不同火力和加热时间，达到规定的标准，满足制剂和中医临床辨证用药的需求。

任务分析

（一）油炙的操作方法

有油炒法、油炸法和油脂涂酥烘烤法三种方法。

1. 油炒法

取定量羊脂油置锅内，加热熔化，倒入净药物，用文火炒至油被吸尽，药物表面微黄色，呈油亮时，取出，摊晾。

2. 油炸法

取植物油，置锅内加热至沸腾时，倾入药物，用文火炸至一定程度，取出，沥去油，粉碎。

3. 油脂涂酥烘烤法

动物类药物切成块或锯成短节，放无烟炉火上烤热。用酥油或麻油涂布，加热烘烤，待油脂渗入药内后，再涂再烤。反复操作，直至药物质地酥脆，晾凉或粉碎。

（二）油炙法的注意事项

应控制好火力和温度，以免炒焦烤煳，降低疗效，尤其是油炸药物更需注意。油脂涂酥烘烤药物时，需反复操作直至药物酥脆为止。

（三）油炙法的重点药材

淫羊藿、蛤蚧等。

[任务实施]

淫 羊 藿

【处方用名】淫羊藿、羊藿、仙灵脾、炙淫羊藿、炙羊藿。

【来源】本品为小檗科植物淫羊藿 *Epimedium brevicornum* Maxim. 、箭叶淫羊藿 *Epimedium sagittatum*（Sieb. et Zucc. ）Maxim. 、柔毛淫羊藿 *Epimedium pubescens* Maxim. 或朝鲜淫羊藿 *Epimedium koreanum* Nakai 的干燥叶。

【炮制方法】

（1）淫羊藿 取原药材，除去杂质，摘取叶片，喷淋清水，稍润，切丝，干燥。

（2）炙淫羊藿 取一定量羊脂油置锅内，加热熔化，加入净淫羊藿。用文火炒至羊脂油被吸尽，药物表面微黄色，呈油亮时，取出，摊晾。

每 100kg 净淫羊藿，用羊脂油（炼油）20kg。

【成品性状】

规格	形状	颜色	气味	质地
淫羊藿	呈丝片状，网脉明显，中脉及细脉凸出，边缘具黄色刺毛状细锯齿	上表面绿色、黄绿色或浅黄色，下表面灰绿色	气微，味微苦	近革质
炙淫羊藿	形如淫羊藿（丝）	表面浅黄色显油亮光泽	微有羊脂油气	质如淫羊藿（丝）

【炮制作用】

（1）淫羊藿 味辛、甘，性温。归肝、肾经。补肾阳，强筋骨，祛风湿。用于肾阳虚衰，阳痿遗精，筋骨痿软，风湿痹痛，麻木拘挛。生品偏于祛风湿，用于风寒湿痹、中风偏瘫等。

（2）炙淫羊藿 增强温肾助阳作用。用于阳痿不孕等。

【炮制研究】淫羊藿炮制前后有效成分总黄酮含量不变，但微量元素溶出量增加，因而增强疗效。

蛤 蚧

【处方用名】蛤蚧、酥蛤蚧、酒蛤蚧。

【来源】本品为壁虎科动物蛤蚧 *Gekko gecko* Linnaeus 的干燥体。

【炮制方法】

（1）蛤蚧　取原药材，除去竹片，洗净，除去头、足及鳞片，切成小块。

（2）酥蛤蚧　取净蛤蚧，涂以酥油，放无烟炉火上烤至稍黄质脆，除去头、足及鳞片，切成小块。

（3）酒蛤蚧　取净蛤蚧块，用定量的黄酒拌匀，闷润。待黄酒被吸尽后，用文火加热炒干，取出，晾凉。

每 100kg 净蛤蚧，用黄酒 20kg。

【成品性状】

规格	形状	颜色	气味	质地
蛤蚧	为不规则的片状小块，表面有棕黄色的斑点及鳞甲脱落的痕迹。脊背骨及肋骨突起清晰	表面灰黑色或银灰色,切面黄白色或灰黄色	气腥,味微咸	质韧
酒蛤蚧	形如蛤蚧（块）	色如蛤蚧（块）	微有酒香气,味微咸	质韧
酥蛤蚧	形如蛤蚧（块）	色稍黄	气香,味微咸	质较脆

【炮制作用】

（1）蛤蚧　味咸，性平。归肺、肾经。补肺益肾，纳气定喘，助阳益精。用于肺肾不足，虚喘气促，劳嗽咯血，阳痿，遗精。

（2）酥蛤蚧　易粉碎，炮制后减少了腥气。长于补肺益肾，纳气定喘。

（3）酒蛤蚧　质酥易碎，矫味，便于服用，补肾壮阳作用增强。

【炮制研究】

（1）由于炒制过程中操作人员的技术水平和个人的观察角度不同，致使得到的成品标准不完全一致，且在无烟火上烤时对人体产生刺激性，可应用微波炉和电热干燥箱替代传统的火炉来炮制蛤蚧。将净制蛤蚧置电热干燥箱的烘盘内，摊平，加热至 110℃，烘烤 20min，至蛤蚧外表呈微黄色时为度，取出放凉即得。此法省工省时，便于掌握，其工艺的实质与传统方法相一致，所得的炮制品也完全符合《全国中药炮制规范》的质量要求。

（2）蛤蚧头、足、身、尾所含成分完全一致，且无任何毒副作用。

其他常用油炙的药物：海马（蛤粉烫）、土鳖虫。

思考练习

一、单选题

1. 油脂涂酥烘烤法适用于哪类药材的炮制（　　）

  A. 植物类药物　　　　B. 动物类药物　　　　C. 矿物类药物　　　　D. 树脂类药物

2. 油炙法所用的辅料麻油指的是（　　）

  A. 有麻味的调和油　　B. 脂麻油（香油）　　C. 菜籽油　　　　D. 豆油

3. 淫羊藿主要的炮制作用是（　　）

    A. 增强祛风除湿作用   B. 增强温肾助阳作用

    C. 质地酥脆，易于粉碎   D. 缓和药性

二、多选题

1. 多用油炙法炮制的药物有（　　）

    A. 白花蛇   B. 蛤蚧   C. 淫羊藿   D. 龙骨   E. 水牛角

2. 油炙方法包括（　　）

    A. 油淬   B. 油炒   C. 油炸   D. 油脂涂酥烘烤   E. 油砂炒

三、问答题

什么是油炙法？有几种操作方法？适用于哪些药材？

模块七 煅 法

任务三十 明 煅 法

知识准备

（一）煅法知识概述

煅法是将药物直接放于无烟炉火中或装入适当的耐火容器内煅烧的一种方法。有些药物煅红后，还要趁炽热投入规定的液体辅料中淬制，称为煅淬法。

经过高温煅制，药物质地趋于疏松，对粉碎和浸提操作有利，并能去除杂质，进而减少或消除副作用，以达到提高疗效或产生新的药效的目的。

煅法主要适用于质地坚硬的药物，如矿物类、贝壳类、化石类等，另有某些中成药在制备过程需要综合制炭（如砒枣散）的各类药物，也可应用煅法炮制。此外，闷煅法多用于制备某些植物类和动物类药物的炭药，某些过于轻泡或过于坚硬的药物，炒炭法不能达到制炭目的，隔绝空气加热是较好的办法。

煅法操作中，要掌握药物粒度的大小与煅制温度、煅制时间的关系；药物受热要均匀，掌握煅至"存性"的质量要求，植物类药要特别注意防止灰化。矿物类及其他类药物，均需煅至体松质脆的标准。

依据操作方法和要求的不同，煅法分为明煅法、煅淬法、闷煅法（扣锅煅）。药物煅制时，不隔绝空气的方法称为明煅法，又称直火煅法。明煅法适用于除暗煅以外的一切药物。

（二）明煅法的目的

（1）改变药物分子结构，使其质地酥脆　明煅法能使药物中所含硫、砷等成分挥发，继而产生氧化分解，导致分子结构发生改变而使质地发生变化。煅法还可使药物组分在不同方向胀缩的比例产生差异，致使药粒间出现孔隙，质地变得酥脆。

（2）除去结晶水，增强收敛作用　为了临床需要，有些药物需除去结晶水增强收敛等作用，如白矾、硼砂等。

（3）易于煎出药物有效成分　由于煅制温度高，药物在一定程度上发生了化学变化，如含碳酸钙类的药物（如钟乳石、花蕊石、蛤壳等）煅后生成氧化钙，改变了钙的存在状态，使钙离子更易溶出。

任务引入

根据《中国药典》炮制通则要求，将需明煅药材进行相应炮制，操作中应注意药材的质地、药性和炮制目的的不同要求，采用不同加热火力和加热时间。

任务分析

（一）明煅的操作方法

（1）敞锅煅　将药物直接放入煅锅，用武火加热的煅制方法。此法适用于含结晶水的易熔矿物类药，如白矾等。

（2）炉膛煅　将药物直接放于炉火上煅至红透，取出放凉。煅后易碎或煅时爆裂的药物需装入耐火容器或适宜容器内煅透，放凉。本法适用于质地坚硬的矿物药。

（3）平炉煅　将药物置炉膛内，武火加热并用鼓风机吹风促使温度迅速均匀升高。在煅制过程中，可根据要求适当翻动，使药材受热均匀，煅至药材发红或红透（通过观察孔可见炉膛发红或红亮）时停止加热，取出放凉或进一步加工。此法煅制效率较高，适用于大量生产。本法适用范围与炉膛煅相同。

（4）反射炉煅　将燃料投入炉内点燃，并用鼓风机吹旺，然后将燃料口密闭。从投料口投入药材，再将投料口密闭，鼓风燃至指定时间，适当翻动，使药材受热均匀，煅红后停止鼓风，继续保温煅烧，稍后取出放凉或进一步加工。此法煅制效率较高，适用于大量生产。其适用范围与炉膛煅相同。

扫码观看数字资源 7.1　煅明矾。

扫码观看数字资源 7.2　煅药机的操作。

（二）明煅法的注意事项

（1）煅制时先将药物大小分档，以免受热不均，出现炮制品生熟不一。

（2）整个煅制过程应一次煅透，中途不得停火，避免出现夹生现象。

（3）根据药材的性质选择合适的煅制温度、时间。如主要含云母类、石棉类、石英类的矿物药，煅时温度应高，时间应长。此类矿物药较耐热，短时间煅烧即使达到"红透"，其理化性质也很难改变。而对主含硫化物类和硫酸盐类药物，煅时温度不一定太高，后者需时间稍长，以便结晶水彻底挥发并达到理化性质应有的变化。

（4）有些药物在煅烧时产生爆溅，可在容器上加盖（但不密闭）以防爆溅。

（三）明煅法的重点药材

白矾、硼砂、石膏、寒水石、钟乳石、花蕊石、龙骨、龙齿、牡蛎、石决明、瓦楞子、珍珠母、阳起石、云母石、鹅管石、金精石、禹余粮、青礞石等。

任务实施

白　矾

【处方用名】白矾、枯矾。

【来源】本品为硫酸盐类矿物明矾石经加工提炼制成。主要含含水硫酸铝钾 $[KAl(SO_4)_2 \cdot 12H_2O]$。

【炮制方法】

（1）白矾　取原药材，除去杂质，捣碎或研细。

（2）枯矾　取净白矾，敲成小块，置煅锅内，用武火加热至熔化，继续煅至膨胀松泡呈白色蜂窝状固体，完全干燥，停火，放凉后取出，研成细粉。

煅制白矾时应一次性煅透，中途不得停火，不可搅拌，如搅拌易堵塞水分挥发的通路，易形成凉后"僵块"。

【成品性状】

规格	形状	颜色	气味	质地
白矾	半透明结晶块状物	无色，乳白色或微黄色	气微，味微甜而涩	质坚而脆
枯矾	蜂窝状或海绵状固体块状物或细粉	不透明、白色	味酸、涩	体轻质松，手捻易碎

【炮制作用】

（1）白矾　味酸、涩，性寒。具有解毒杀虫、清热消痰、燥湿止痒的功能。

（2）枯矾　酸寒之性降低，涌吐作用减弱，增强了收湿敛疮、止血化腐的作用。

【炮制研究】

（1）实验表明，白矾煅制时 50℃ 开始失重，120℃ 开始出现吸热过程，吸热量大，约 260℃ 脱水基本完成，300℃ 开始分解，但 300～600℃ 分解缓慢，至 750℃ 无水硫酸铝钾脱硫过程大量发生，产生硫酸钾、三氧化二铝及三氧化硫，810℃ 以后持续熔融，熔融后成品水溶性差，出现混浊并有沉淀。据此成分变化分析，煅制温度应控制在 180～260℃，使脱水完成，但无成分的改变。

（2）用铁锅煅制白矾时，经一系列化学反应能产生红色的三氧化二铁，因白矾是强酸弱碱的盐类，显微酸性，能与铁反应，紧贴锅底的白矾呈红褐色，产品铁盐含量会超出限度，因此以耐火材料的容器煅制为好。

（3）白矾内服过量能刺激胃黏膜而引起反射性呕吐，适量制止肠黏膜分泌而引起止泻作用。外用稀溶液能起消炎收敛防腐作用，浓溶液侵蚀肌肉引起溃烂。煅枯后形成难溶性铝盐，内服后可与胃黏膜蛋白络合，形成保护膜覆盖于溃疡面上，保护黏膜不再受腐蚀，并有利于黏膜再生，还可抑制黏膜分泌和吸附肠异物，因此，枯矾消除了致吐作用，增强了止血止泻作用。外用能和蛋白质反应生成难溶于水的物质而沉淀，减少疮面的渗出物而起生肌保护作用。临床上用于治疗外科创伤化脓性溃疡久不愈合的伤口，枯矾为比较理想的一种外用药。

硼　砂

【处方用名】硼砂、月石、煅硼砂。

【来源】本品为单斜晶系矿物硼砂 Borax 经精制而成的结晶，主要含含水四硼酸钠 $(Na_2B_4O_7 \cdot 10H_2O)$。

【炮制方法】

（1）硼砂　取原药材，除去杂质，捣碎或研成细粉。

（2）煅硼砂　取净硼砂适当粉碎，置煅锅内武火加热，煅至鼓起小泡成雪白酥松块状，取出放凉碾碎。

【成品性状】

规格	形状	颜色	气味	质地
硼砂	不规则块状,久置失水成粉状	无色透明或白色半透明,有玻璃样光泽,粉末白色	气无,味甜略带咸	质较重,易破碎
煅硼砂	粉末	白色不透明,无光泽	气无,味甜略带咸	体轻

【炮制作用】

（1）硼砂　味甘、咸,性凉。归肺、胃经。本品多生用、外用,外用清热解毒,内服清肺化痰。

（2）煅硼砂　煅制后具有燥湿收敛作用,对局部渗出物容易吸收,同时易研成细粉,避免晶型微粒,因而可消除对敏感部位的刺激性,多用于喉科散药。

石　膏

【处方用名】生石膏、煅石膏。

【来源】本品为硫酸盐类矿物石膏族石膏,主要含含水硫酸钙（$CaSO_4 \cdot 2H_2O$）。采挖后,除去泥沙及杂石。

【炮制方法】

（1）生石膏　取原药材,洗净,晒干,敲成小块,除去夹石,碾成细粉。

（2）煅石膏　取净石膏块,置无烟炉火或耐火容器内,用武火加热,煅至酥松,取出,凉后碾碎。

【成品性状】

规格	形状	颜色	气味	质地
生石膏	不规则块状或粉末,纵断面呈纤维状或板状	白色、灰色或淡黄色,并有绢丝样光泽,半透明	无臭,味淡	体重
煅石膏	不规则块状或条状或粉末	洁白或粉白色,纹理被破坏,光泽消失,不透明	无臭,味淡	表面松脆,易剥落,质地轻松

【炮制作用】

（1）生石膏　味辛、甘,性大寒。归肺、胃经。石膏具有清热泻火、除烦止渴的功能;用于外感热病,高热烦渴,肺热喘咳,胃火亢盛,头痛,牙痛。

（2）煅石膏　具收湿、生肌、敛疮、止血的功能。用于溃疡不敛,湿疹瘙痒,水火烫伤,外伤出血。

花　蕊　石

【处方用名】花蕊石、煅花蕊石。

【来源】本品为变质岩类岩石蛇纹大理岩。主要含碳酸钙（$CaCO_3$）。采挖后,除去杂石和泥沙。

【炮制方法】

（1）花蕊石　取原药材,除去杂质,洗净,干燥,敲成小块。

（2）煅花蕊石　取净花蕊石,敲成小块,置耐火容器内,用武火加热,煅至红透,取出放凉，碾碎。

【成品性状】

规格	形状	颜色	气味	质地
花蕊石	不规则的碎块	灰白色或黄白色，有黄色或墨绿色或黄绿色多少不等花纹相夹其间，习称"彩晕"，对光有闪星状亮光	无臭无味	质坚硬
煅花蕊石	大小不一的颗粒状碎粒	粉白色间有黄白色	无臭无味	质地松脆

【炮制作用】

（1）花蕊石　味酸、涩，性平。归肝经。具有化瘀止血的功能。生品质地坚硬，很难粉碎。

（2）煅花蕊石　煅后能使质地疏松，易于粉碎，且能缓和酸涩之性，消除伤脾伐胃的副作用，有利于内服，故一般均煅用。化瘀止血，用于咯血，吐血，外伤出血，跌仆伤痛。

钟乳石

【处方用名】钟乳、石钟乳、钟乳石、煅钟乳石。

【来源】本品为碳酸盐类矿物方解石族方解石，主要含碳酸钙（$CaCO_3$）。采挖后，除去杂石。

【炮制方法】

（1）钟乳石　取原药材，除去杂质，洗净，干燥，砸成小块。

（2）煅钟乳石　取洗净砸碎的钟乳石，置耐火容器内，放入炉火中，煅至红透，取出放凉，碾碎或研末。

【成品性状】

规格	形状	颜色	气味	质地
钟乳石	不规则块状，外表粗糙，凹凸不平	白色、灰白色或棕黄色	无臭无味	质坚硬
煅钟乳石	不规则块状	灰白色	无臭无味	质地酥脆

【炮制作用】

（1）钟乳石　味甘，性温。归肺、肾、胃经。具有温肺、助阳、平喘、制酸、通乳的功能。

（2）煅钟乳石　煅后易于粉碎和煎出有效成分，温肾壮阳作用增强，也可用于消肿解毒。

龙 齿

【处方用名】龙齿、生龙齿、青龙齿、煅龙齿。

【来源】本品为古代哺乳动物如三趾马、犀类、鹿类、牛类、象类、羚羊类等的牙齿化石。采挖后，除去泥土，敲去牙床。

【炮制方法】

（1）龙齿　取原药材，除去泥土及杂质，打碎。

（2）煅龙齿　取净龙齿小块，置耐火容器内，用武火加热，煅至红透，取出，放凉，碾碎。

煅时要用武火，但要控制时间，以防灰化，并要在容器上加盖，防止爆溅。

【成品性状】

规格	形状	颜色	气味	质地
龙齿	齿状或不规则的碎块	表面青灰色、暗棕色（青龙齿）或黄白色（白龙齿），有的可见具光泽的釉质层	无臭味淡	质坚硬，断面粗糙，黏舌性强
煅龙齿	粉末	灰白色或白色	无臭味淡	质疏松

【炮制作用】

（1）龙齿　味甘、涩，性凉。具有镇惊安神、除烦解热的功能。用于癫狂、怔忡等证。

（2）煅龙齿　煅后寒性降低，解热镇惊功效缓和，收敛固涩作用增强，并有较强的安神宁志功能，用于失眠多梦。

龙 骨

【处方用名】龙骨、生龙骨、煅龙骨。

【来源】本品为古代哺乳动物如三趾马、犀类、鹿类、牛类、象类等的骨骼化石或象类门齿的化石，前者习称"龙骨"，后者习称"五花龙骨"。挖出后除去泥土及杂质。

【炮制方法】

（1）龙骨　取原药材，除去杂质及灰屑，刷净泥土，打碎。

（2）煅龙骨　取净龙骨小块，置耐火容器内，用武火加热，煅至红透，取出放凉，碾碎。

【成品性状】

规格	形状	颜色	气味	质地
龙骨	不规则的碎块	表面类白色、灰白色或浅黄色，有的具蓝灰色或红棕色纹或棕色、黄白色斑点	气微	质硬脆，黏舌性很强
煅龙骨	形如龙骨	灰白色或灰褐色	气微	质轻，酥脆易碎，表面显粉性

【炮制作用】

（1）龙骨　味甘、涩，性平。具有镇静安神、收敛固涩的功能。镇惊潜阳作用较强。

（2）煅龙骨　煅后能增强收敛固涩、生肌的功能。用于盗汗、自汗、遗精、带下、崩漏、白带、久泻久痢、疮口不敛等。

牡 蛎

【处方用名】牡蛎、生牡蛎、煅牡蛎。

【来源】本品为牡蛎科动物长牡蛎 Ostrea gigas Thunberg、大连湾牡蛎 Ostrea talien-whanensis Crosse 或近江牡蛎 Ostrea rivularis Gould 的贝壳。全年均可采收，去肉，洗净，晒干。

【炮制方法】

（1）牡蛎　取原药材，洗净，晒干，碾碎。

（2）煅牡蛎　取净牡蛎，置耐火容器内或无烟炉火上，用武火加热，煅至酥脆时取出，放凉，碾碎。

【成品性状】

规格	形状	颜色	气味	质地
牡蛎	不规则片状,分层次	灰白色,具光泽	气微	质坚硬
煅牡蛎	不规则的碎块或粗粉,断面层状	灰白色或灰黑色	气微	质酥脆

【炮制作用】

（1）牡蛎　味咸，性微寒。具有重镇安神、潜阳补阴、软坚散结的功能。

（2）煅牡蛎　煅后增强了收敛固涩的作用。用于自汗盗汗，遗精崩带，胃痛吐酸。

石 决 明

【处方用名】石决明、煅石决明。

【来源】本品为鲍科动物杂色鲍 *Haliotis diversicolor* Reeve、皱纹盘鲍 *Haliotis discus hannai* Ino、羊鲍 *Haliotis ovina* Gmelin、澳洲鲍 *Haliotis ruber*（Leach）、耳鲍 *Haliotis asinina* Linnaeus 或白鲍 *Haliotis laevigata*（Donovan）的贝壳。夏、秋二季捕捉，去肉，洗净，干燥。

【炮制方法】

（1）石决明　取原药材，洗净，干燥，碾碎或碾粉。

（2）煅石决明　取净石决明，置耐火容器内或置于无烟炉火上，用武火加热，煅至灰白色或青灰色，易碎时，取出放凉，碾碎。

【成品性状】

规格	形状	颜色	气味	质地
石决明	不规则的碎片或细粉	外面粗糙呈灰棕色，具有青灰色斑，内面光滑，有珍珠样光彩，研碎后呈灰白色粗粉	气微	质坚硬，不易破碎
煅石决明	形如石决明	灰白色或青灰色，无光泽	气微	质酥脆

【炮制作用】

（1）石决明　味咸，性寒。具有平肝潜阳、清肝明目的功能。石决明偏于平肝潜阳。用于头痛眩晕，惊痫抽搐。

（2）煅石决明　咸寒之性降低，平肝潜阳的功能缓和，增强了固涩收敛、明目的作用。煅后质地疏松，便于粉碎，有利于外用涂敷撒布，并利于煎出有效成分。

瓦 楞 子

【处方用名】瓦楞子、煅瓦楞子。

【来源】本品为蚶科动物毛蚶 *Arca subcrenata* Lischke、泥蚶 *Arca granosa* Linnaeus 或魁蚶 *Arca inflata* Reeve 的贝壳。秋、冬至次年春捕捞，洗净，置沸水中略煮，去肉，干燥。

【炮制方法】

（1）瓦楞子　取原药材，洗净，捞出，干燥，碾碎或研粉。

（2）煅瓦楞子　取净瓦楞子，置耐火容器内，武火加热，煅至酥脆，取出放凉，碾碎或研粉。

【成品性状】

规格	形状	颜色	气味	质地
瓦楞子	不规则碎片或粒状,较大碎块仍显瓦楞线,研粉后呈白色无定形粉末	白色或灰白色,有光泽	气微	质坚硬
煅瓦楞子	形如瓦楞子	灰白色,光泽消失	气微	质地酥脆

【炮制作用】

（1）瓦楞子　味咸,性平。具有消痰化瘀、软坚散结、制酸止痛的功能。

（2）煅瓦楞子　制酸止痛力强,用于胃痛泛酸。煅后质地酥脆,便于粉碎入药。

蛤　壳

【处方用名】蛤壳、海蛤壳、煅蛤壳。

【来源】本品为帘蛤科动物文蛤 *Meretrix meretrix* Linnaeus 或青蛤 *Cyclina sinensis* Gmelin 的贝壳。夏、秋二季捕捞,去肉,洗净,晒干。

【炮制方法】

（1）蛤壳　取原药材,洗净,干燥,碾碎或研粉。

（2）煅蛤壳　取净蛤壳,置耐火容器内,煅至酥脆,取出放凉,碾碎或研粉。

【成品性状】

规格	形状	颜色	气味	质地
蛤壳	不规则的碎片或无定形粉末	表面灰白色或黄白色,内面乳白色,略带青紫光泽	气微,味淡	质坚硬而重,断面显层状
煅蛤壳	形如蛤壳	光泽消失,灰白色	气微,味淡	质疏松,口尝有涩感

【炮制作用】

（1）蛤壳　味苦、咸,性平。具有清热化痰、软坚散结、制酸止痛的功能。

（2）煅蛤壳　易于粉碎,化痰制酸作用增强。用于痰火咳嗽,胸胁疼痛,痰中带血,胃痛吞酸。

珍　珠　母

【处方用名】珍珠母、珠母、明珠母、煅珍珠母。

【来源】本品为蚌科动物三角帆蚌 *Hyriopsis cumingii*（Lea）、褶纹冠蚌 *Cristaria plicata*（Leach）或珍珠贝科动物马氏珍珠贝 *Pteria martensii*（Dunker）的贝壳。去肉,洗净,干燥。

【炮制方法】

（1）珍珠母　取原药材,除去杂质及灰屑,碾碎。

（2）煅珍珠母　取净珍珠母,置耐火容器内,用武火加热,煅至酥脆,取出放凉,打碎或碾粉。

【成品性状】

规格	形状	颜色	气味	质地
珍珠母	不规则碎块状	黄玉白色或银灰白色,有光彩,习称"珠光"	气微,味淡	质硬而重
煅珍珠母	不规则碎块或粉状	青灰色,"珠光"少见或消失	气微,味淡	质松酥脆,易碎

【炮制作用】

(1) 珍珠母　味咸,性寒。具有平肝潜阳、定惊明目的功能。用于头痛眩晕,烦躁失眠,肝热目赤,肝虚目昏。

(2) 煅珍珠母　煅后研细吞服,能治胃酸过多;同植物油、凡士林调和成油膏,可外涂治疗烫伤。

禹余粮

【处方用名】禹余粮、煅禹余粮、醋禹余粮。

【来源】本品为氢氧化物类矿物褐铁矿的一种天然粉末状矿石,主要含碱式氧化铁[$FeO(OH)$]。采挖后,除去杂石。

【炮制方法】

(1) 禹余粮　取原药材,除去杂质,打碎。

(2) 煅禹余粮　取净禹余粮,置耐火容器内,用武火加热,煅至红透,取出,放凉,碾碎或捣碎。

(3) 醋禹余粮　取净禹余粮,捣碎,置耐火容器内用武火加热,煅至红透,取出,立即投入醋中淬酥,取出,干燥,碾粉。

每100kg禹余粮,用醋30kg。

【成品性状】

规格	形状	颜色	气味	质地
禹余粮	不规则的斜方块状,多凹凸不平,断面呈色泽不均匀的层状	表面淡棕色或红棕色	气微,味淡	质硬,较重
煅禹余粮	不规则的斜方块状	铁黑色处失去光泽	气微,味淡	质较酥脆,轻砸即碎,基本不染指
醋禹余粮	细粉状	黄褐色或褐色	具醋气	质较酥脆,轻砸即碎,基本不染指

【炮制作用】

(1) 禹余粮　具有涩肠止泻、收敛止血的功能。用于久泻久痢,崩漏,白带。

(2) 煅禹余粮　煅后质地疏松,便于粉碎入药,易于煎出有效成分。多用于久泻不止,赤白带下。

(3) 醋禹余粮　醋淬后易于煎出有效成分,并能增强收敛作用。

阳起石

【处方用名】阳起石、煅阳起石、酒阳起石。

【来源】本品为硅酸盐类矿石透闪石或阳起石的矿石。主要成分为碱式硅酸镁钙

$[Ca_2Mg_5(Si_4O_{11})_2 \cdot (OH)_2]$，并含少量锰、铝、钛等杂质。采得后，去净泥土、杂石。

【炮制方法】

（1）阳起石 取原药材，除去杂质，洗净，干燥，砸成小块。

（2）煅阳起石 取净阳起石小块，置耐火容器内，用武火加热，煅至红透，取出，放冷，研碎。

（3）酒阳起石 取净阳起石小块，置耐火容器内，用武火加热，煅至红透后，放入黄酒中淬，如此反复煅淬至药物酥脆、酒尽为度，取出晾干，研碎。

每100kg阳起石，用黄酒20kg。

【成品性状】

规格	形状	颜色	气味	质地
阳起石	不规则碎块状，具纤维状构造	乳白色，有丝样光泽	味淡	体重
煅阳起石	粉末	青褐色，无光泽	味淡	质较酥脆
酒阳起石	粉末	青褐色，无光泽	具醋气	质较酥脆

【炮制作用】

（1）阳起石 味咸，性温，归肾经。具有温肾壮阳的功能。

（2）煅阳起石 煅后质地酥脆，易于粉碎，便于煎出有效成分。

（3）酒阳起石 酒淬可进一步使其质地酥脆，利于加工成细粉，并可增强壮阳作用。

青礞石

【处方用名】礞石、青礞石、煅青礞石。

【来源】本品为变质岩类黑云母片岩或绿泥石化云母碳酸盐片岩。采挖后，除去杂石和泥沙。

【炮制方法】

（1）青礞石 取原药材，除去杂质，砸碎。

（2）煅青礞石

① 明煅 取净青礞石小块，置耐火容器内，用武火加热，煅至红透，取出放凉。或取整块直火煅烧亦可。

② 暗煅 取净青礞石小块，加等量的火硝混匀，置耐火容器内，加盖，武火加热，煅至烟尽，取出放凉，水飞成细粉。

【成品性状】

规格	形状	颜色	气味	质地
青礞石	不规则的扁块，大小不一，断面呈片状	青灰色或灰绿色，微带珍珠样光泽，可见闪光发亮的星点	无臭，味淡	体重
煅青礞石	暗煅青礞石部分呈团块状	暗煅青礞石呈金黄色	暗煅青礞石稍有火硝味	质地酥脆

【炮制作用】

（1）青礞石 味咸，性平。具有坠痰下气、平肝镇惊的功能。一般不生用。

（2）煅青礞石 煅后质地酥松，便于粉碎加工，易于煎出有效成分，并增强下气坠痰的功能，能逐陈积伏匿之痰。

● 思考练习

一、单选题

1. 制备枯矾时，以下哪项是错误的操作（　　　）

A. 净选并去除杂质　　　　　　　　B. 用武火加热，中途不停火

C. 加热时要不断搅拌　　　　　　　D. 不宜用铁锅煅制

2. 以下哪类药物不适合明煅法炮制加工（　　　）

A. 种子类　　　　B. 矿物类　　　　C. 贝壳类　　　　D. 化石类

3. 以下哪味药煅制后呈蜂窝状或海绵状（　　　）

A. 石膏　　　　B. 白矾　　　　C. 龙骨　　　　D. 珍珠母

4. 以下哪味药具有温肾壮阳的作用，煅至红透后，质地酥脆，易于粉碎，便于煎出有效成分（　　　）

A. 白矾　　　　B. 牡蛎　　　　C. 龙齿　　　　D. 阳起石

二、多选题

1. 明煅法的炮制目的是（　　　）

A. 改变药物分子结构，使其质地酥脆　　　B. 除去结晶水，增强收敛作用

C. 易于煎出药物有效成分　　　D. 增强药物止血止泻作用　　　E. 矫臭矫味

2. 明煅的操作方法常包括（　　　）

A. 敞锅煅　　　　B. 平炉煅　　　　C. 炉膛煅　　　　D. 反射炉煅　　　　E. 口锅煅

3. 明煅法在操作时应该注意以下问题（　　　）

A. 煅制时先将药物大小分档

B. 整个煅制过程应一次煅透，中途不得停火

C. 根据药材的性质选择合适的煅制温度、时间

D. 有些药物在煅烧时产生爆溅，可在容器上加盖（但不密闭）以防爆溅

E. 要根据药物本身性质，决定加入液体辅料的量

三、问答题

1. 明煅有哪些操作方法？

2. 明煅操作应注意哪些问题？

3. 明煅法主要适用的药物有几类？

4. 总结含结晶水矿物类、普通矿物类、化石类、贝壳类等药材经明煅后各有何成分和炮制作用的变化。

任务三十一　煅 淬 法

- 掌握煅淬法的炮制目的、注意事项。
- 能对相关药材进行煅淬操作，并根据药材质地选择合适的火候，选择适合的煅淬液。
- 掌握判断煅淬炮制品性状的标准。
- 掌握下述品种的炮制作用：自然铜、赭石、磁石、炉甘石。

知识准备

（一）煅淬法知识概述

煅淬法是使用适宜的液体辅料对经明煅后的药物进行继续处理的一种方法。和明煅法相比，煅淬法的受热过程是反复多次而不是一次完成的，煅淬法适用的药物往往是硬度较高的矿物类药物。和砂烫醋淬法相比，煅淬法适用的药材是坚硬矿物类，用的淬液种类较多，而且火煅和淬制的过程是反复进行。

（二）煅淬法的目的

（1）煅淬后药物质地酥脆，易于粉碎，利于有效成分煎出。煅淬法在明煅的基础上，再将药材经高温煅红透后突然转入温度较低的淬液中，使矿物药中各种不同成分因胀缩比例不同，产生裂隙，使质地变得酥脆。如赭石、磁石。

（2）煅淬后药物的理化性质发生变化，疗效增强，副作用减少。一些矿物药煅、淬前后，矿物组分或化学成分发生变化是多方面的。既有单纯的晶体结构变化，也有晶体结构、化学成分都发生改变的；更常见的则是煅淬中局部成分的氧化，醋淬中的醋酸化等变化，如含铁矿物药煅后醋淬有醋酸铁生成，如自然铜黄铁矿中的二硫化铁转化为硫化铁。

（3）煅淬后清除药物中的杂质，洁净药物。有些矿物药如炉甘石，煅淬后可去除杂质，从而提高药物质量。

任务引入

根据《中国药典》炮制通则要求，将需煅淬的药材进行相应炮制，操作中应注意药材的质地、药性和炮制目的的不同要求，采用不同加热火力和加热时间，并选择适宜的煅淬液及用量，以及合适的煅淬次数。

任务分析

（一）煅淬的操作方法

将药物按明煅法煅烧至红透后，立即投入规定的液体辅料中骤然冷却。煅后的操作程序称为淬，所用的液体辅料称为淬液。常用的淬液有醋、酒、药汁等，按临床需要而选用，如磁石、自然铜用醋淬制，阳起石用黄酒淬制等。

（二）煅淬法的注意事项

煅淬要反复进行几次，以使液体辅料吸尽、药物全部酥脆为度，避免生熟不均。所用的淬液种类和用量由各药物的性质和煅淬目的要求而定。

（三）煅淬法的重点药材

自然铜、赭石、磁石、炉甘石等。

任务实施

自 然 铜

【处方用名】自然铜、煅自然铜。

【来源】本品为硫化物类矿物黄铁矿族黄铁矿，主含二硫化铁（FeS_2）。采挖后，除去杂质。

【炮制方法】

（1）自然铜　取原药材，除去杂质，洗净，干燥，砸碎。

（2）煅自然铜　取净自然铜，置耐火容器内，用武火加热，煅至暗红立即取出，投入醋液中淬制，待冷后取出，继续煅烧醋淬至黑褐色，外表脆裂，光泽消失，质地酥脆，取出，摊开放凉，干燥后碾碎。

每 100kg 自然铜，用醋 30kg。

【成品性状】

规格	形状	颜色	气味	质地
自然铜	小方块状,大小不一	表面金黄色或黄褐色,有金属光泽	无臭,味淡	质重而硬
煅自然铜	不规则的碎粒或无定形粉末	黑褐色或黑色,无金属光泽	有醋气	质地酥松

【炮制作用】

（1）自然铜　味辛，性平。归肝经。具有散瘀、接骨、止痛的功能。

（2）煅自然铜　经煅淬后，可增强散瘀止痛作用。多用于跌打肿痛，筋骨折伤。煅后质地酥脆，便于粉碎加工，利于煎出有效成分。

赭 石

【处方用名】代赭石、赭石、生赭石、煅赭石。

【来源】本品为氧化物类矿物刚玉族赤铁矿，主含三氧化二铁（Fe_2O_3）。采挖后，除去杂石。

【炮制方法】

（1）赭石　取原药材，除去杂质，洗净晒干，打碎。

（2）煅赭石　取净赭石砸成小块，置耐火容器内用武火加热，煅至红透，立即倒入醋液淬制，如此反复煅淬至质地酥脆，淬液用尽为度。

每 100kg 赭石，用醋 30kg。

【成品性状】

规格	形状	颜色	气味	质地
赭石	不规则扁平块状,大小不一,表面有圆形乳头状突起,习称"丁头代赭"。与之相对的另一面相对应处有同样大小的凹窝	红棕色	气微味淡	质坚,体重
煅赭石	无定形粉末或成团粉末	暗褐色或紫褐色,光泽消失	略带醋气	质地酥脆

【炮制作用】

（1）赭石　味苦,性寒。具有平肝潜阳、重镇降逆、凉血止血的功能。

（2）煅赭石　降低了苦寒之性,增强了平肝止血作用。用于吐血、衄血及崩漏等证。煅后质地酥脆,易于粉碎和煎出有效成分。

磁 石

【处方用名】磁石、灵磁石、煅磁石。

【来源】本品为氧化物类矿物尖晶石族磁铁矿,主要含四氧化三铁（Fe_3O_4）。采挖后,除去杂石。

【炮制方法】

（1）磁石　取原药材,除去杂质,碾碎。

（2）煅磁石　取净磁石,砸成小块,置耐火容器内,用武火煅至红透,趁热倒入醋液内淬制,冷却后取出,反复煅淬至酥脆,取出干燥,碾碎。

每100kg磁石,用醋30kg。

【成品性状】

规格	形状	颜色	气味	质地
磁石	多棱角不规则块状,断面不整齐	表面铁黑色或棕褐色,有金属样光泽	土腥气,无味	体重,质坚硬。具磁性
煅磁石	无定形粉末	黑色或深灰色,光泽消失	略有醋气	质地酥脆

【炮制作用】

（1）磁石　味咸,性寒。具有平肝潜阳,聪耳明目,镇惊安神,纳气平喘的功能。用于惊悸,失眠,头晕目眩。

（2）煅磁石　聪耳明目、补肾纳气力强。质地酥脆,易于粉碎及煎出有效成分,缓和了重镇安神功效。

炉 甘 石

【处方用名】炉甘石、煅炉甘石、制炉甘石。

【来源】本品为碳酸盐类矿物方解石族菱锌矿,主含碳酸锌（$ZnCO_3$）。采挖后,洗净,晒干,除去杂石。

【炮制方法】

（1）炉甘石　取原药材,除去杂质,打碎。

（2）煅炉甘石　取净炉甘石,置耐火容器内,用武火加热,煅至红透,取出,立即倒入水中浸淬，搅拌，倾取上层水中混悬液，残渣继续煅淬 3～4 次，至不能混悬为度，合并混悬液，静置，待澄清后倾去上层清水，干燥。

（3）制炉甘石

① 黄连汤制炉甘石：取黄连加水煎汤 2～3 次，过滤去渣，合并药汁浓缩，加入煅炉甘石细粉中拌匀，吸尽后，干燥。

每 100kg 煅炉甘石细粉，用黄连 12.5kg。

② 三黄汤制炉甘石：取黄连、黄柏、黄芩，加水煮汤 2～3 次，至苦味淡薄，过滤去渣，加入煅炉甘石细粉中拌匀，吸尽后，干燥。

每 100kg 煅炉甘石，用黄连、黄柏、黄芩各 12.5kg。

本品多作眼科外用药，临床要求用极细药粉，大多煅淬后还需水飞制取，制炉甘石应选用水飞后的细粉。

【成品性状】

规格	形状	颜色	气味	质地
炉甘石	不规则碎块状，不平坦，具众多小孔	表面白色或淡红色	无臭，味微涩	体轻，易碎，显粉性
煅炉甘石	无定形细粉	白色或灰白色	无臭，味微涩	质轻松
制炉甘石	无定形细粉	黄色或深黄色细粉	味苦	质轻松

【炮制作用】

（1）炉甘石　味甘，性平。具有解毒明目退翳、收湿止痒敛疮的功能。一般不生用，也不作内服，多作外敷剂使用。

（2）煅炉甘石　经煅淬水飞后，质地纯洁细腻，适用于眼科及外敷用，消除了由于颗粒较粗而造成的对敏感部位的刺激性。

（3）制炉甘石　采用黄连及三黄汤煅淬或拌制，可增强清热明目、敛疮收湿的功能。用于目赤肿痛，眼缘赤烂，翳膜胬肉，溃疡不敛，脓水淋漓，湿疮，皮肤瘙痒。

● 思考练习

一、单选题

1. 以下哪类药物适合煅淬炮制加工（　　）
　A. 硬度较低的根茎类药物　　　　　B. 硬度较低的矿物类药物
　C. 硬度较高的根茎类药物　　　　　D. 硬度较高的矿物类药物

2. 将药物按明煅法煅烧至红透后，立即投入规定的液体辅料中骤然冷却的方法称为（　　）
　A. 明煅法　　　B. 煅淬法　　　C. 暗煅法　　　D. 口锅煅法

3. 煅淬自然铜操作时，一般每 100kg 自然铜，用醋量为（　　）
　A. 15kg　　　B. 20kg　　　C. 30kg　　　D. 35kg

4. 以下哪味药具有温肾壮阳的作用，煅至红透后，质地酥脆，易于粉碎，便于煎出有效成分（　　）
　A. 白矾　　　B. 牡蛎　　　C. 龙齿　　　D. 阳起石

二、多选题

1. 煅淬操作的注意事项是（　　）
　A. 煅淬要反复进行几次
　B. 煅淬要以使液体辅料吸尽、药物全部酥脆为度
　C. 煅淬所用的淬液种类和用量由各药物的性质和煅淬目的要求而定
　D. 要不断搅拌

E.煅淬的淬液只能用醋

2.煅后的操作程序称为淬，所用的液体辅料称为淬液，常用的淬液有（　　）

A.醋　　　　　　　B.黄酒　　　　　　　C.药汁　　　　　　　D.清水　　　　　　　E.蜂蜜

三、问答题

1.煅淬法在操作中应注意什么？

2.总结煅淬法中米醋的作用。

3.采用煅淬法炮制的矿物类药物含铁类较多，总结含铁类矿物药的主要成分和炮制方法、炮制作用。

任务三十二　暗　煅　法

- 掌握暗煅法的炮制目的、注意事项。
- 能对适宜药材进行暗煅操作，掌握正确的操作程序。
- 掌握判断暗煅炮制品性状的标准。
- 掌握下述品种的炮制作用：血余炭、棕榈、荷叶、干漆。

知识准备

（一）暗煅法知识概述

暗煅法与明煅法比较，相同点是均使用了较高的温度，不同之处是暗煅法需要在隔绝空气的情况下对药材加热，这一点是整个操作的关键之处。暗煅法与炒炭法相比，二者的炮制目的是一致的，只是在适用药材上，炒炭法适用于一般药物，而暗煅法适用于质地特别轻泡或特别坚硬的药物，这些药物在隔绝空气的情况下可以更好地炭化。

（二）暗煅法的目的

（1）改变药物性能，产生新的疗效，增强止血作用。如血余炭、棕榈炭等。

（2）降低毒性。如干漆等。

任务引入

根据《中国药典》炮制通则要求，将需暗煅药物进行相应炮制，操作中应注意药材的质地、药性和炮制目的的不同要求，采用不同加热火力和加热时间。炮制通则将此法列为制炭法中的"煅炭"。

任务分析

（一）暗煅的操作方法

将药物置于锅中，上盖一口径较小的锅，两锅结合处用盐泥封严，扣锅上压一重物，防止锅内气体膨胀而冲开扣锅。扣锅底部贴一白纸条或放几粒大米，用武火加热，煅至白纸条或大米呈深黄色，药物全部炭化为度。亦有在两锅盐泥封闭处留一小孔，用筷子塞住，时时观察小孔处的烟雾，当烟雾由白变黄并转成青烟，之后逐渐减少时，降低火力，煅至基本无烟时，离火，待完全冷却后，取出药物。

（二）暗煅法的注意事项

（1）煅烧过程中，由于药物受热炭化，有大量气体及浓烟从锅缝中喷出，应随时用湿泥堵封，以防空气进入，使药物燃烧灰化。

（2）药材煅透后应放置冷却再开锅，以免药材遇空气后燃烧灰化。

（3）煅锅内药料不宜放得过多、过紧，以免煅制不透，影响煅炭质量。

（4）判断药物是否煅透的方法，除观察米和纸的颜色变化外，还可用滴水于盖锅底部即沸的方法来判断。

（三）暗煅法的重点药材

血余炭、棕榈、荷叶、干漆等。

任务实施

血 余 炭

【处方用名】血余炭。

【来源】本品为人头发制成的炭化物。

【炮制方法】取头发，除去杂质，反复用稀碱水洗去油垢，清水漂净，晒干，装于锅内，上扣一个口径较小的锅，两锅结合处用盐泥或黄泥封固，上压重物，扣锅底部贴一白纸条或放几粒大米，用武火加热，煅至白纸条或大米呈深黄色为度，离火，待凉后取出，剁成小块。

【成品性状】

规格	形状	颜色	气味	质地
血余炭	不规则的小块状,大小不一,呈蜂窝状	乌黑而光亮	有不愉快的臭气,味苦	质轻松易碎

【炮制作用】血余炭味苦、涩，性平。具有收敛止血、化瘀、利尿的功能。本品不生用，入药必须煅制成炭，煅后方具有止血作用。用于吐血，咯血，衄血，血淋，尿血，便血，崩漏，外伤出血，小便不利。

【炮制研究】

（1）头发主要含纤维蛋白，还含脂肪、黑色素和铁、锌、铜、钙、镁等。煅成血余炭后，临床及药理实验证明有良好的止血作用。实验表明，血余炭可显著缩短实验动物的出、凝血时间；而人发的水和乙醇煎出液则无效；从血余炭中提得的粗结晶止血作用更强。除去血余炭中的钙、铁离子后，其凝血时间延长，说明血余炭的止血作用可能与其所含的钙、铁离子有关。

（2）药理实验结果表明，在350℃制得的血余炭口服止血作用最强。300℃以下制得的血余炭，煎剂注射给药，则表现为中枢兴奋作用。亦有研究认为，血余炭的最佳炮制工艺为300℃扣锅煅制20min，该制品的浸出物、钙元素含量高，并具有明显的止血作用。

棕 榈

【处方用名】棕板、棕榈炭、陈棕炭、棕板炭。

【来源】本品为棕榈科植物棕榈 *Trachycarpus fortunei*（Hook.）H. Wendl. 的干燥叶柄。采棕时割取旧叶柄下延部分及鞘片，除去纤维状的棕毛，晒干。

【炮制方法】

（1）棕榈　取原药材，除去杂质，洗净，切段，干燥，筛去灰屑。

（2）棕榈炭

① 煅炭　取净棕榈段或棕板块置锅内，上扣一较小锅，两锅结合处用盐泥封固，上压重物，并贴一块白纸条或放数粒大米，用文武火加热，煅至白纸条或大米呈深黄色时，停火，待锅凉后，取出。

② 炒炭　取净棕板，切成小块，用武火炒至黑棕色，喷淋少量清水，取出干燥。

【成品性状】

规格	形状	颜色	气味	质地
棕榈	不规则的块，有纵直皱纹，两侧附有多数棕毛，切面纤维状	表面红棕色	气微，味淡	质坚实
煅棕榈炭	不规则的块	黑褐色或黑色，有光泽	味苦涩	质酥脆
炒棕榈炭	不规则的块	黑棕色，微发亮，内部棕褐色	味苦涩	质酥脆

【炮制作用】棕榈炭味苦、涩，性平。归肺、肝、大肠经。具有收敛止血的功能。生棕榈不入药，经煅后具有止血作用。用于吐血、衄血、尿血、便血、崩漏下血。

荷　叶

【处方用名】荷叶、荷叶炭。

【来源】本品为睡莲科植物莲 *Nelumbo nucifera* Gaertn. 的干燥叶。夏、秋二季采收，晒至七八成干时，除去叶柄，折成半圆形或扇形，干燥。

【炮制方法】

（1）荷叶　取原药材，除去杂质及叶柄，抢水洗净，稍润，切丝，干燥。

（2）荷叶炭　取净荷叶折叠后平放锅内，留有空隙，上扣一个口径较小的锅，两锅结合处用盐泥封固，上压重物，并贴一张白纸条或放数粒大米，用文武火加热，煅至白纸条或大米呈深黄色时，停火，待锅凉后，取出。

【成品性状】

规格	形状	颜色	气味	质地
荷叶	不规则丝片状，叶脉明显凸起	青灰色或黄绿色	具清香气，味微苦	质脆易碎
荷叶炭	不规则丝片状	炭黑色	味苦、涩	质脆易碎

【炮制作用】

（1）荷叶　味苦、涩，性平。具有清热解暑、升发清阳、凉血止血的功能。用于暑热烦渴，暑湿泄泻，脾虚泄泻，血热吐衄，便血崩漏。

（2）荷叶炭　收涩化瘀止血作用增强，用于多种出血证及产后血晕。

干　漆

【处方用名】干漆、煅干漆、干漆炭。

【来源】本品为漆树科植物漆树 *Toxicodendron vernicifluum*（Stokes）F. A. Barkl. 的树脂经加工后的干燥品。

【炮制方法】

（1）煅干漆　取原药材，除去杂质，砸成小块，洗净，晒干后置煅锅内，上盖一个口径较小的锅，两锅结合处用盐泥封固，上压重物，盖锅底部贴一张白纸条或放几粒大米，用文武火加热，煅至白纸或大米呈老黄色为度。离火，待凉后取出，剁成小块或碾碎。

（2）炒干漆　取净干漆砸成小块，置锅内，用中火加热，炒至烟尽为度，喷淋少许清水，灭尽火星，取出放凉。

【成品性状】

规格	形状	颜色	气味	质地
煅干漆	大小不一的块状或粒状，断面多孔隙	黑色或棕褐色，有光泽	气微，味淡	质松脆，嚼之有沙粒感
炒干漆	形如煅干漆	焦黑色	无臭，味淡	质坚硬

【炮制作用】

（1）煅干漆　生干漆辛温有毒，伤营血，损脾胃，不宜生用。煅后降低其毒性和刺激性，用于妇女经闭，癥瘕，瘀血，虫积。

（2）炒干漆　炒后干漆毒性降低，便于应用。

● 思考练习

一、单选题

1.以哪味植物药不生用，入药必须煅制成炭，煅后方具有止血作用（　　　）

A. 棕榈　　　　　　B. 荷叶　　　　　　C. 血余炭　　　　　　D. 干漆

2.以下哪味药不用生品，为人头发制成的炭化物（　　　）

A. 荷叶炭　　　　B. 血余炭　　　　C. 棕榈炭　　　　D. 灯心草炭

3.哪类药物适合用暗煅法炮制加工（　　　）

A. 坚硬的矿物类　　B. 坚硬的贝壳类

C. 质地特别轻泡或特别坚硬的药物

D. 质地黏稠的动物类

4.以下哪味药生品有毒，煅后降低其毒性和刺激性，常用于妇女经闭，癥瘕，瘀血，虫积（　　　）

A. 血余炭　　　　B. 棕榈炭　　　　C. 荷叶炭　　　　D. 干漆

二、多选题

1.暗煅操作的注意事项是（　　　）

A. 煅烧过程中，由于药物受热炭化，有大量气体及浓烟从锅缝中喷出，应随时用湿泥堵封，以防空气进入，使药物燃烧灰化

B. 药材煅透后应放置冷却再开锅，以免药材遇空气后燃烧灰化

C. 煅锅内药料不宜放得过多、过紧，以免煅制不透，影响煅炭质量

D. 判断药物是否煅透的方法，除观察米和纸的颜色变化外，还可用滴水于盖锅底部即沸的方法来判断

E. 煅烧过程中要不断搅拌，以免生熟不均

2.常用暗煅法炮制的药材有（　　　）

A. 血余炭　　　　B. 荷叶　　　　C. 干漆　　　　D. 白矾　　　　E. 磁石

三、问答题

1.暗煅法在操作中应注意什么？

2.总结血余炭的炮制方法和炮制作用。

模块八 蒸煮焯法

任务三十三 蒸 法

能力目标

- 掌握蒸法的炮制目的、注意事项。
- 能熟练进行蒸制操作，并根据药材大小及质地选择合适的蒸制时间。
- 掌握判断蒸制炮制品性状的标准。
- 能掌握下述品种的炮制作用：何首乌、黄芩、女贞子、桑螵蛸、地黄、黄精、肉苁蓉、山茱萸、五味子、人参、天麻、木瓜。

知识准备

(一) 蒸法知识概述

蒸制是将净制或切制后的药物加辅料或不加辅料装入蒸制容器内，隔水加热至一定程度的方法。蒸法依据在蒸制前是否加入辅料，分为清蒸法和加辅料蒸法；依据蒸制条件分为直接蒸法和间接蒸法，间接蒸法又称为炖法。

(二) 蒸制的目的

(1) 改变药物性能，扩大用药范围。如地黄生品性寒，清热凉血，蒸制后使药性转温，功能由清变补。

(2) 减少副作用。如大黄生用气味重浊，走而不守，直达下焦，泻下作用峻烈，易伤胃气，酒蒸后泻下作用缓和，能减轻腹痛等副作用。黄精生品刺激咽喉，蒸后消除其副作用。

(3) 保存药效，利于贮存。如桑螵蛸生品蒸后杀死虫卵，便于贮存。黄芩蒸后破坏酶的活性，保存苷类有效成分。

(4) 便于软化切片。如木瓜、天麻、玄参等药物或质地坚硬，或含糖类较多，若用水浸润则水分不易渗入，久泡则损失有效成分。采用蒸后切片的方法软化效果好，效率较高，饮片外表美观，容易干燥。

任务引入

根据《中国药典》炮制通则要求，将需蒸制药材进行相应炮制，操作中应注意药材的质地、药性和炮制目的的不同要求，采用不同加热火力和加热时间。

（一）蒸制的操作方法

将待蒸的药物洗涤干净，并大小分开，质地坚硬者可适当先用水浸润1～2h，以加速蒸制的效果。用液体辅料同蒸者，可利用该辅料润透药物。然后将洗净润透或拌匀辅料后润透的药物，置笼屉或铜罐等蒸制容器内，隔水加热至所需程度取出。蒸制时间一般视药物而定，短者1～2h，长者数十小时，有的还要求反复蒸制（如九蒸九晒）。

（二）蒸法的注意事项

（1）需用液体辅料拌蒸的药物应待辅料被吸尽后再蒸制。

（2）蒸制过程中一般先用武火，待"圆气"后改为文火，保持锅内有足够的蒸汽即可。但在非密闭容器内酒蒸时，要先用文火，防止酒很快挥散，达不到酒蒸的目的。

（3）蒸制时要注意火候，若时间太短则达不到炮制目的，若蒸得过久则影响药效。

（4）需长时间蒸制的药物宜不断添加开水，以免蒸汽中断，特别注意不要将水煮干，影响药物质量。需日夜继续蒸制者应有专人值班，以保安全。

（5）加辅料蒸制完毕后，若容器内有剩余的液体辅料，应拌入药物后再进行干燥。

（三）蒸法的重点药材

何首乌、黄芩、女贞子、桑螵蛸、地黄、黄精、肉苁蓉、山茱萸、五味子、人参、天麻、木瓜等。

何 首 乌

【处方用名】何首乌、首乌、生首乌、制首乌。

【来源】为蓼科植物何首乌 *Polygonum multiflorum* Thunb. 的干燥块根。秋冬二季叶枯萎时采挖，削去两端，洗净，个大的切成块，干燥。

【炮制方法】

（1）何首乌　除去杂质，洗净，稍润，切厚片或块，干燥。

（2）制首乌　取生何首乌片或块，用黑豆汁拌匀，润湿，置非铁质蒸制容器内，密闭，蒸至液汁被吸净，药物呈棕褐色时，取出，干燥。

每100kg何首乌，用黑豆10kg。

黑豆汁制法：取黑豆10kg，加水适量，约煮4h，熬汁约15kg；黑豆渣再加水煮3h，熬汁约10kg，合并得黑豆汁约25kg。

【成品性状】

规格	形状	颜色	气味	质地
何首乌	不规则圆形厚片或小方块	表面淡红棕色或棕黄色，具"云锦花纹"（异形维管束），显粉性。周边红棕色或红褐色	气微，味微苦而涩	质坚实，粉性
制首乌	不规则圆形厚片或小方块	黑褐色或棕褐色，有光泽	气微，味淡而微甘	质坚硬

【炮制作用】

（1）何首乌　苦泄性平兼发散，具解毒、消肿、润肠通便的功能。

（2）制首乌　经黑豆汁拌蒸后，味甘而厚，增强了补肝肾、益精血、乌须发、强筋骨的作用，同时消除了生品滑肠致泻的副作用。

【炮制研究】

（1）何首乌蒸制后具泻下作用的结合蒽醌水解成无泻下作用的游离蒽醌衍生物，游离蒽醌含量增加，致泻作用减弱；卵磷脂、总糖及还原糖含量随着蒸制时间延长而增加，滋补作用增强。

（2）何首乌经黑豆拌蒸32h，制品色泽乌黑发亮，外观质量最好。采用加压蒸制，可缩短炮制时间，并达到传统炮制要求，但高压炮制法能否代替传统炮制法，需药效学的进一步验证。

黄　芩

【处方用名】黄芩、酒黄芩、黄芩炭。

【来源】本品为唇形科植物黄芩 *Scutellaria baicalensis* Georgi 的干燥根。春、秋二季采挖，除去须根及泥沙，晒后撞去粗皮，晒干。

【炮制方法】

（1）黄芩　取原药材，除去杂质，洗净。蒸至"圆气"后30min，候质地软化，取出，趁热切薄片，干燥。或将净黄芩经沸水煮10min，闷至内外湿度一致时，切薄片，干燥。

（2）酒黄芩　取黄芩片，加黄酒拌匀，稍闷，待黄酒被吸尽后，文火炒至药物表面微干，深黄色，取出，干燥。

每100kg黄芩，用黄酒10kg。

（3）黄芩炭　取黄芩片，热锅，武火炒至药物外面焦褐色，里面深黄色，取出，凉透。

【成品性状】

规格	形状	颜色	气味	质地
黄芩	类圆形或不规则薄片，边缘粗糙	外表皮黄棕色至棕褐色，切面深黄色，中间显浅黄色筋脉	气微，味苦	质硬而脆
酒黄芩	形同黄芩	棕黄色	略有酒气	质脆
黄芩炭	形同黄芩	黑褐色	有焦炭气	体轻

【炮制作用】

（1）黄芩　生黄芩味苦性寒，清热泻火、解毒力强。

（2）酒黄芩　酒炙可缓和黄芩的苦寒之性，以免伤害脾阳，导致腹泻。酒黄芩借黄酒升腾之力，用于上焦肺热及四肢肌表之湿热。

（3）黄芩炭　以清热止血为主。用于崩漏下血，吐血衄血。

【炮制研究】

（1）黄芩苷和汉黄芩苷等黄酮类成分，是黄芩中的主要有效成分。利用高效液相色谱法对黄芩炮制品中黄芩苷的含量进行测定，结果黄芩苷的含量依次为：生黄芩＞酒黄芩＞炒黄芩＞黄芩炭。表明加热时间越长、温度越高，对黄芩苷的破坏程度越大。

（2）黄芩在软化过程中，如用冷水处理，易变绿色。这是由于黄芩中所含的酶在一定温度和湿度下，可酶解黄芩中的黄芩苷和汉黄芩苷，产生黄芩素和汉黄芩素。其中黄芩素是一种邻位三羟基黄酮，本身不稳定，容易被氧化而变绿色，使疗效降低。黄芩苷的水解与酶的活性有关，用冷水浸，酶的活性最大。蒸或煮可破坏酶使其活性消失，有利于黄芩苷的保存，又可使药物软化，便于切片，可保证饮片质量和原有的色泽。

女贞子

【处方用名】女贞子、酒女贞子。

【来源】本品为木犀科植物女贞 *Ligustrum lucidum* Ait. 的干燥成熟果实。冬季果实成熟时采收，除去枝叶，稍蒸或置沸水中略烫后，干燥；或直接干燥。

【炮制方法】

（1）女贞子　除去梗叶杂质，洗净，干燥。

（2）酒女贞子　取净女贞子，加黄酒拌匀，置罐内或适宜容器内，密闭，坐水锅中，隔水炖至黄酒被吸尽，女贞子黑润时，取出，干燥。

每 100kg 女贞子，用黄酒 20kg。

【成品性状】

规格	形状	颜色	气味	质地
女贞子	卵形、椭圆形或肾形,略弯曲	灰褐色或紫黑色	味甘而微苦、涩	体轻,油性
酒女贞子	形同女贞子	黑褐色,表面附有白色粉霜	有酒气	同女贞子

【炮制作用】

（1）女贞子　味甘、苦，性凉。具有滋补肝肾、乌须明目的功能。生用以清肝明目、滋阴润燥为主。

（2）酒女贞子　酒炙后补肝肾作用增强。

桑螵蛸

【处方用名】桑螵蛸、盐桑螵蛸。

【来源】本品为螳螂科昆虫大刀螂 *Tenodera sinensis* Saussure、小刀螂 *Statilia maculata* (Thunberg) 或巨斧螳螂 *Hierodula patellifera* (Serville) 的干燥卵鞘。以上三种分别习称"团螵蛸""长螵蛸""黑螵蛸"。深秋至次春采收，除去杂质，蒸至虫卵死后，干燥。

【炮制方法】

（1）桑螵蛸　取原药材，除去杂质，用清水洗净泥屑，置蒸制容器内，用武火蒸约 1h 至"圆气"，以容器壁有水蒸气凝结成的水珠滴下为度。取出，晒干或烘干。用时剪碎。

（2）盐桑螵蛸　取净桑螵蛸，加入盐水拌匀，闷润后置锅内，用文火加热，炒至有香气逸出时，取出放凉。

每 100kg 净桑螵蛸，用食盐 2kg。

【成品性状】

规格	形状	颜色	气味	质地
桑螵蛸	圆柱形或半圆形、长条形、平行四边形	浅黄褐色、灰黄色或灰褐色	气微腥,味淡	体轻
盐桑螵蛸	同桑螵蛸	色泽加深,略带焦斑	味微咸	体轻

【炮制作用】

（1）桑螵蛸　味甘、咸，性平。具有益肾固精、缩尿、止浊的功能。生桑螵蛸令人泄泻，蒸后可消除致泻的副作用，同时经过蒸制，又可杀死虫卵，有利于保存药效。

（2）盐桑螵蛸　盐水制可以引药下行，增强益肾固精、缩尿止遗的作用。

地　黄

【处方用名】鲜地黄、生地黄、熟地黄、生地黄炭、熟地黄炭。

【来源】本品为玄参科植物地黄 *Rehmannia glutinosa* Libosch. 的新鲜或干燥块根。秋季采挖，除去芦头、须根及泥沙，鲜用；或将地黄缓缓烘焙至约八成干。前者习称"鲜地黄"，后者习称"生地黄"。

【炮制方法】

（1）鲜地黄　取鲜药材，洗净泥土，除去杂质，用时切厚片或绞汁。

（2）生地黄　取干药材，除去杂质，用水稍泡，洗净，闷润，切厚片，干燥。

（3）熟地黄

① 取净生地黄，加黄酒拌匀，密闭，隔水蒸至黄酒被吸尽，显乌黑色光泽，味转甜，取出，晒至外皮黏液稍干，切厚片，干燥。

每 100kg 净生地黄，用黄酒 30～50kg。

② 取净生地黄，蒸至黑润，取出，晒至八成干，切厚片，干燥。

（4）生地黄炭　取生地黄片，武火炒至焦黑色，发泡鼓起时，取出放凉。或用闷煅法煅炭。

（5）熟地黄炭　取熟地黄片，武火炒至焦黑色时，取出放凉。或用闷煅法煅炭。

【成品性状】

规格	形状	颜色	气味	质地
鲜地黄	纺锤形或条形	表面浅红黄色,切面淡黄白色	气微,味微甜,微苦	肉质
生地黄	不规则类圆形厚片	棕黑色或乌黑色	气特异,味微甜	质柔软,坚实
熟地黄	同生地黄	乌黑发亮	味甜,微有酒气	质滋润而柔软,易粘连
生地黄炭	同生地黄	焦黑色	有焦苦味	质地轻松膨胀
熟地黄炭	同生地黄	焦黑色,有光泽,色深	有焦苦味	质地轻松膨胀

【炮制作用】

（1）鲜地黄　味甘、苦，性寒。具清热生津、凉血、止血的功能。

（2）生地黄　味甘，性寒，为清热凉血之品。具有清热凉血、养阴、生津的功能。

（3）熟地黄　蒸制成熟地黄后，药性由寒转温，味由苦转甜，功能由清转补。具有滋阴补血、益精填髓的功效。熟地黄质厚味浓，滋腻碍脾。酒制后药性转温，主补阴血，且可借酒力行散，起到行药势、通血脉的作用。

（4）生地黄炭　功效凉血止血。

（5）熟地黄炭　以补血止血为主。

【炮制研究】

（1）地黄主要含环烯醚萜、单萜及其苷类成分，如梓醇、二氢梓醇、乙酰梓醇等多种成分。地黄炮制后其梓醇含量可以降低 40%～80%，但熟地黄酒蒸品与清蒸品之间、生地黄炭与熟地黄炭之间，梓醇含量无显著差异。另外，生地黄含有多种糖类成分，在加工成熟地黄的过程中，随着蒸制时间的增加，还原糖含量也增加，熟地黄的还原糖含量较生地黄增加3倍左右。

（2）研究表明，将生地黄用水润透再蒸，质量较好，可节省加热时间；加热蒸足一定时间后，停止加热，闷一夜，可促使糖类转化完全；加适当压力，可加速糖类的转化。

（3）采用砂烫的方法炮制地黄炭，药物受热均匀，操作简单，无烟雾，清洁卫生，药物内外炮制程度一致，无"太过"与"不及"现象。

黄　精

【处方用名】黄精、酒黄精、蒸黄精。

【来源】本品为百合科植物滇黄精 *Polygonatum kingianum* Coll. et Hemsl.、黄精 *Polygonatum sibiricum* Red. 或多花黄精 *Polygonatum cyrtonema* Hua 的干燥根茎。按形状不同，习称"姜形黄精""鸡头黄精""大黄精"。春秋二季采挖，除去须根，洗净，置于沸水中略烫或蒸至透心，干燥。

【炮制方法】

（1）黄精　取原药材，除去杂质，洗净，略润，切厚片，干燥。

（2）蒸黄精　取原药材，除去杂质，洗净，沥干，润透，置蒸具内，蒸至内外滋润黑色，取出，晒或晾至外干内润。切厚片，再将蒸时所得汁水拌入，使之吸尽，干燥。

（3）酒黄精　取净黄精，用黄酒拌匀，密闭，隔水蒸至黄酒被吸尽。色泽黑润、口尝无麻味时，取出，稍晾，切厚片，干燥。

每 100kg 黄精，用黄酒 20kg。

【成品性状】

规格	形状	颜色	气味	质地
黄精	不规则厚片	淡黄色至黄棕色	气微,味甜	质稍硬而韧,有黏性
蒸黄精	同黄精	棕黑色有光泽	味甜	质柔软
酒黄精	同黄精	表面黑色,有光泽,中心深褐色	味甜,微有酒气	质柔软

【炮制作用】

（1）黄精　味甘，性平。具有补气养阴、健脾、润肺、益肾的功能。生黄精有麻味，刺人咽喉，故多蒸用。

（2）蒸黄精　蒸后除去麻味，以免刺激咽喉，并可增强补气养阴、补脾润肺的作用。

（3）酒黄精　酒制能助其药势，使之滋而不腻，更好地发挥补益作用。

【炮制研究】

（1）黄精含多种多糖、氨基酸、黏液质等。对黄精炮制前后成分进行测定，结果表明，蒸黄精的浸出物、醇浸出物、还原糖均显著增加，总糖量略有减少。黄精炮制后，刺激性消失。

（2）改用"润-蒸-闷"的方法，能缩短炮制时间。即取净黄精用水润湿，旺火蒸 2h，淋水一次，使所有黄精都淋到水，再蒸 24h，闷一夜，取出，干燥即得。

肉苁蓉

【处方用名】肉苁蓉、酒肉苁蓉。

【来源】本品为列当科植物肉苁蓉 *Cistanche deserticola* Y. C. Ma 的干燥带鳞叶的肉质茎。多于春季苗未出土或刚出土时采挖，除去花序，切段，晒干。

【炮制方法】

（1）肉苁蓉　取原药材，除去杂质，洗净，大小个分开，稍浸泡，润透，切厚片，干燥。盐苁蓉需用清水漂净盐后，晒至七八成干，闷润，再切厚片，干燥。

（2）酒肉苁蓉　取肉苁蓉片，加入黄酒拌匀，密闭，隔水加热炖透。或置适宜的容器内，蒸透，至黄酒完全被吸尽，表面黑色或灰黄色时，取出，干燥。

肉苁蓉每 100kg，用黄酒 30kg。

【成品性状】

规格	形状	颜色	气味	质地
肉苁蓉	不规则类圆形厚片	棕褐色或灰棕色	气微，味甜微苦	质坚脆
酒肉苁蓉	同肉苁蓉	黑棕色	味微甜,略有酒气	质柔软

【炮制作用】

（1）肉苁蓉　味甘、咸、性温。具有补肾阳、益精血、润肠通便的功能。生品补肾止浊、润肠通便力强。

（2）酒肉苁蓉　肉苁蓉酒制后补肾助阳之力增强。

【炮制研究】肉苁蓉主要含松果菊苷、毛蕊花糖苷、甜菜碱、氨基酸等。酒肉苁蓉的甜菜碱和氨基酸含量明显升高，而黄酒中就含有丰富的氨基酸，氨基酸对人体具有补益作用，所以用黄酒炮制肉苁蓉可以增强其补益作用是有道理的。

山茱萸

【处方用名】山茱萸、山萸肉、酒山萸肉、蒸山萸肉。

【来源】本品为山茱萸科植物山茱萸 Cornus officinalis Sieb. et Zucc. 的干燥成熟果肉。秋末冬初果皮变红时采收果实，用文火烘或置沸水中略烫后，及时除去果核，干燥。

【炮制方法】

（1）山茱萸　取原药材，洗净，除去杂质及果核。

（2）酒山萸肉　取山萸肉，用黄酒拌匀，置适宜容器内，密闭，隔水加热。炖至黄酒被吸尽，色变黑润，取出，干燥。

每 100kg 山茱萸，用黄酒 20kg。

（3）蒸山萸肉　取山萸肉，置笼屉或适宜的蒸制容器内，先用武火，待"圆气"后改用文火蒸至外皮呈紫黑色，熄火后闷过夜，取出，干燥。

【成品性状】

规格	形状	颜色	气味	质地
山萸肉	不规则片状或囊状	紫红色至紫黑色,皱缩,略有光泽	味酸、涩、微苦	肉厚质软,滋润
酒山萸肉	同山萸肉	紫黑色	微有酒气	质滋润柔软
蒸山萸肉	同山萸肉	紫黑色	气微	质滋润柔软

【炮制作用】

（1）山萸肉　味酸、涩，性微温。具有补益肝肾、涩精固脱的功能。生品敛阴止汗力强，多用于自汗，盗汗，遗精，遗尿。

（2）酒山萸肉　酒制后借酒力温通，助药势，降低其酸性，滋补作用强于清蒸品。

（3）蒸山萸肉　蒸制后补肾涩精、固精缩尿力胜。

五味子

【处方用名】五味子、醋五味子、酒五味子、蜜五味子。

【来源】本品为木兰科植物五味子 *Schisandra chinensis*（Turcz.）Baill. 的干燥成熟果实，习称"北五味子"。秋季果实成熟时采摘，晒干，除去果梗及杂质。

【炮制方法】

（1）五味子　取原药材，除去杂质，洗净，干燥，用时捣碎。

（2）醋五味子　取净五味子，用米醋拌匀，置适宜容器内，密闭，隔水蒸至米醋被吸尽、表面显紫黑色时，取出，干燥。

每 100kg 五味子，用醋 15kg。

（3）酒五味子　取净五味子，加黄酒拌匀，置适宜容器内，密闭，隔水蒸至黄酒被吸尽转黑色时，取出，晒干。

每 100kg 五味子，用黄酒 20kg。

（4）蜜五味子　取炼蜜，用适量开水稀释后，加入净五味子，拌匀，闷透，置锅内，用文火炒至不粘手为度。取出，放凉。

每 100kg 五味子，用炼蜜 10kg。

【成品性状】

规格	形状	颜色	气味	质地
五味子	不规则球形或扁球形	红色、紫红色或暗红色	气微，味酸	果肉柔软
醋五味子	形如五味子	棕黑色或乌黑色	微有醋气	质柔润或稍显油润
酒五味子	形如五味子	棕黑色或黑褐色	微具酒气	质柔润或稍显油润
蜜五味子	形如五味子	色泽加深,略显光泽	味酸,兼有甘味	质柔润或稍显油润

【炮制作用】

（1）五味子　味酸、甘，性温。具有收敛固涩、益气生津、补肾宁心的功能。以敛肺止咳止汗为主。

（2）醋五味子　醋制后增强酸涩收敛之性。用于咳嗽，遗精，泄泻。

（3）酒五味子　酒制后增强益肾固精作用。用于肾虚遗精。

（4）蜜五味子　蜜炙后增强补益肺肾作用。用于久咳虚喘。

【炮制研究】五味子主要含木质素类成分，如五味子醇甲、挥发油、有机酸、叶绿素、甾醇、树脂。炒五味子、酒五味子、醋五味子中有强壮作用的木质素类成分的煎出量较生五味子提高，说明古人认为五味子"入补药熟用"是有一定道理的。醋五味子中有机酸的煎出量显著增加，这与醋制增强其收敛作用的传统说法是符合的。

人　参

【处方用名】人参、生晒参、红参。

【来源】本品为五加科植物人参 *Panax ginseng* C. A. Mey 的干燥根和根茎。多于秋季采挖，洗净，经晒干或烘干。栽培的俗称"园参"；播种在山林野生状态下自然生长的称"林下山参"，习称"籽海山参"。

【炮制方法】

（1）生晒参　取原药材，润透，切薄片，干燥，或用时粉碎、捣碎。

（2）红参　取原药材，洗净，经蒸制干燥后即为红参。用时蒸软或稍浸后烤软，切薄片，干燥。或直接粉碎、捣碎。

【成品性状】

规格	形状	颜色	气味	质地
生晒参	圆形或类圆形薄片	灰白色	有特异香气,味微苦、甘	粉性,体轻,质脆
红参	形同生晒参	红棕色或深红色	气微香,味甘、微苦	质柔润或稍显油润

【炮制作用】

（1）生晒参　味甘、微苦，性平。具有大补元气、复脉固脱、补脾益肺、生津止渴、安神益智的功能。生晒参偏于补气生津，浮脉固脱，补脾益肺。

（2）红参　味甘、微苦，性温。具有大补元气、复脉固脱、益气摄血的功能。

【炮制研究】

（1）人参皂苷是人参的主要有效成分，可被人参中含有的酶水解而生成皂苷元，导致药效丧失或降低。酶在35℃左右活性最强，加热到70℃以上可变性失活，因此人参经蒸制成红参，可破坏水解酶，防止人参皂苷的水解。因此人参加热处理是完全有必要的。

（2）比较常压蒸制和加压蒸制加工红参，结果表明，加压蒸制的红参形体美观，质量优，成本低，经济效益明显。

天　麻

【处方用名】天麻。

【来源】本品为兰科植物天麻 *Gastrodia elata* Bl. 的干燥块茎。立冬后至次年清明前采挖，立即洗净，蒸透，敞开低温干燥。

【炮制方法】取原药材，除去杂质及黑色泛油者，洗净，润透或蒸软，切薄片，干燥。

【成品性状】

规格	形状	颜色	气味	质地
天麻	不规则薄片	黄白色或淡黄棕色	气微,味甘	角质样,半透明

【炮制作用】天麻味甘，性平。具有息风止痉、平肝潜阳、祛风通络的功能。天麻蒸制主要是为了便于软化切片，同时加热可破坏酶而保存苷类成分。

【炮制研究】

（1）天麻主要含天麻素等成分。对不同方法加工的天麻中天麻素及其苷元的含量测定表明，蒸制加工和干燥加工都能使天麻素显著增加，苷元相应减少。说明上述炮制方法对提高和保证天麻质量是有意义的。

（2）天麻采收加工时以趁鲜除去外皮，洗净，蒸透，低温干燥为合理，或洗净后用4％的明矾水溶液蒸或煮至透心，然后低温干燥，商品外观好，天麻素含量高。

木　瓜

【处方用名】木瓜。

【来源】本品为蔷薇科植物贴梗海棠 *Chaenomeles speciosa*（Sweet）Nakai 的干燥近成熟果实。夏、秋二季果实绿黄时采收，置沸水中烫至外皮灰白色，对半纵剖，晒干。

【炮制方法】取原药材，除去杂质，洗净，略泡，蒸透，趁热切薄片，干燥，筛去碎屑。

【成品性状】

规格	形状	颜色	气味	质地
木瓜	类月牙形薄片	表面棕红色,周边红或棕红色	气香,味酸	质地坚硬

【炮制作用】

木瓜味酸，性温。具有平肝舒筋、和胃化湿的功能。木瓜质地坚硬，水分不易渗入，久泡软化则损失有效成分。蒸制软化后较易切片，且片形美观，容易干燥。

● 思考练习

一、单选题

1.将净制或切制后的药物加辅料或不加辅料装入蒸制容器内，隔水加热至一定程度的方法，称为（　　）

   A.蒸法 　　　　B.煮法 　　　　C.燀法 　　　　D.煅法

2.以下哪味药蒸制时以黑豆汁为辅料，蒸制后能够增强补肝肾、益精血、乌须发、强筋骨的作用，同时也消除了生品滑肠致泻的副作用（　　）

   A.地黄 　　　　B.何首乌 　　　　C.人参 　　　　D.黄芩

3.以下哪味药蒸制后，药性由寒转温，味由苦转甜，功能由清转补。具有滋阴补血、益精填髓的功能（　　）

   A.人参 　　　　B.黄芩 　　　　C.地黄 　　　　D.五味子

4.以下哪味药蒸后能够除去麻味，以免刺激咽喉，并可增强补气养阴、补脾润肺的作用（　　）

   A.木瓜 　　　　B.地黄 　　　　C.人参 　　　　D.黄精

二、多选题

1.蒸制的目的是（　　）

   A.改变药物性能，扩大用药范围

   B.减少副作用

   C.保存药效，利于贮存

   D.便于软化切片

   E.增强药物止血止泻的作用

2.蒸制药材的注意事项有（　　）

   A.需用液体辅料拌蒸的药物应待辅料被吸尽后再蒸制

   B.蒸制过程中一般先用武火，待"圆气"后改为文火

   C.蒸制时要注意火候，若时间太短则达不到炮制目的，若蒸得过久则影响药效

   D.需长时间蒸制的药物宜不断添加开水，以免蒸气中断，特别注意不要将水煮干，影响药物质量

   E.需日夜继续蒸制者应有专人值班，以保安全

3.以下哪些药物常用蒸制的方法炮制（　　）

   A.黄芩 　　　　B.地黄 　　　　C.桑螵蛸 　　　　D.莱菔子 　　　　E.王不留行

三、问答题

1.经蒸制操作后能缓和、改变药性的药材有哪些？

2.哪些药材蒸制需要加入辅料？

3.黄芩为何采用蒸或煮的方法进行软化？

任务三十四　煮　法

- 掌握煮法的炮制目的、注意事项。
- 能熟练进行煮法操作，并根据药材质地选择合适的加水量及煮制时间。
- 掌握判断煮制炮制品性状的标准。
- 掌握下述品种的炮制作用：藤黄、川乌、草乌、附子、远志、吴茱萸、硫黄、珍珠。

知识准备

（一）煮法知识概述

煮制是将净选过的药物加辅料或不加辅料放入适宜容器内（固体辅料需先捣碎或切制），加适量清水同煮的方法。

（二）煮法的目的

（1）消除或降低药物的毒副作用　降低毒性以煮法最为理想，有"水煮三沸，百毒俱消"之说。如川乌生品有毒，经煮制后毒性显著降低。

（2）改变药性，增强疗效　例如远志用甘草水煮可减其燥性，协同增强安神益智的功效。

（3）清洁药物　例如珍珠经豆腐煮后可去其油腻，便于服用。

任务引入

根据《中国药典》炮制通则要求，将需煮制的药材进行相应炮制，操作中应注意药材的质地、药性和炮制目的的不同要求，采用不同加热火力和加热时间。

任务分析

（一）煮法的操作方法

煮法的操作方法因各药的性质、辅料种类及炮制要求不同而异。可以分为以下三种方法。

（1）药汁煮或醋煮　将净药材加入定量的醋或药汁拌匀，置适宜容器内，加水没过药面，用武火加热煮沸后改用文火，保持微沸，煮至药透汁尽，取出，切片，干燥。如甘草水煮远志、醋莪术。

（2）清水煮　将净药材浸泡至内无干心，捞出，置适宜容器内，加水没过药面，用武火煮沸后改用文火，保持微沸，煮至内无白心，取出，切片，如乌头。或将多量水置适宜容器内，武火加热至沸，投入净药材，煮制一定程度，取出，闷润至内外湿度一致，切片，如黄芩。

（3）豆腐煮　一般将药物置两块豆腐中间（如珍珠），亦可将豆腐挖一长方形槽，将药物置于其中，再盖上豆腐（如藤黄），置适宜容器内，加水没过豆腐，煮至规定程度，取出放凉，除去豆腐。

（二）煮法的注意事项

（1）大小分档，分别炮制。

（2）适当掌握加水量　加水量多少根据要求而定，例如剧毒药清水煮时加水量宜大，要求药透汁不尽，煮后将药捞出，去除母液。加液体辅料煮制时，加水量控制适宜，要求药透汁尽，加水过多，药透而汁未吸尽，有损药效；加水过少，则药煮不透，影响质量。

（3）适当掌握火力　先用武火煮至沸腾，再改用文火，保持微沸，否则水分迅速蒸发，不易向药物组织内部渗透。

（4）煮制中途需加水时，应加沸水。

（5）煮好后出锅应及时晒干或烘干，如需切片，则可闷润至内外湿度一致，切成饮片，再进行干燥，如黄芩。或适当晾晒再切片，干燥，如乌头。

（6）煮制一般用非铁质容器，以免发生化学反应。

（三）煮法的重点药材

藤黄、川乌、草乌、附子、远志、吴茱萸、硫黄、珍珠等。

任务实施

藤　黄

【处方用名】生藤黄、制藤黄。

【来源】本品为藤黄科植物藤黄 *Garcinia hanburyi* Hook. f. 所分泌的胶质树脂。在开花之前，在离地 3m 处将茎的皮部作螺旋状的割伤，伤口内插一竹筒，盛受流出的树脂，加热蒸干，用刀刮下，即可。

【炮制方法】

（1）生藤黄　取原药材，去净杂质，轧成粗粒或打成小块。

（2）制藤黄

①豆腐制　一大块豆腐平铺于盘内，中间挖一不透底的槽，将藤黄放入，再用豆腐盖严，置于锅内加水煮，待藤黄熔化后，取出放凉，藤黄凝固后，除去豆腐即得。或将定量豆腐块中间挖槽，把净藤黄粗末放入槽中，上用豆腐覆盖，放入盘中用蒸笼蒸 3～4h，待藤黄全部熔化，取出，放凉，除去豆腐，干燥即得。

每 100kg 净藤黄，用豆腐 300kg。

②荷叶制　取荷叶，加 10 倍量水，煮 1h，捞去荷叶，加入净藤黄煮至烊化，并继续浓缩成稠膏状，取出，凉透使其凝固，打碎。

每 100kg 净藤黄，用荷叶 50kg。

③山羊血制　将藤黄加入鲜山羊血中，加水同煮 5～6h，取出，除去山羊血，晾干。

每 100kg 净藤黄，用鲜山羊血 50kg。

【成品性状】

规格	形状	颜色	气味	质地
藤黄	不规则碎块状、片状或细粉状	棕红色、红黄色或橙棕色	无臭，味辛	质脆易碎
制藤黄	形如藤黄	黄褐色	无臭，味辛	质脆易碎

【炮制作用】

（1）藤黄　味酸、涩，性凉；有毒。具有消肿、攻毒、止血、杀虫、去腐敛疮的功能。生品有大毒，不能内服。

（2）制藤黄　制后毒性降低，可供内服，并可保证药物净度。

【炮制研究】

（1）藤黄主要含藤黄酸、新藤黄酸、莫里林酸等成分。其中藤黄酸有大毒，豆腐为一种碱性凝固蛋白，能溶解部分有毒的酸性树脂，达到减毒目的。

（2）定性实验表明，藤黄炮制前后化学成分未发生明显变化。定量测定结果表明，制藤黄中的藤黄酸含量较生品均有不同程度的下降，以豆腐制藤黄下降最多，清水蒸下降最少。

川　乌

【处方用名】生川乌、制川乌。

【来源】本品为毛茛科植物乌头 *Aconitum carmichaei* Debx. 的干燥母根。6 月下旬至 8 月上旬采挖，除去子根、须根及泥沙，晒干。

【炮制方法】

（1）川乌　取原药材，去净杂质，洗净灰屑，晒干。

（2）制川乌　取净川乌，大小个分开，用水浸泡至内无干心，取出，加水煮沸 4～6h 时（或蒸 6～8h），取大个及实心者切开内无白心，口尝微有麻舌感时，取出，晾至六成干，切片，干燥。

【成品性状】

规格	形状	颜色	气味	质地
川乌	呈倒圆锥形，或稍弯曲	表面灰褐色，断面粉白色	无臭，口尝有强烈麻舌感	质坚实
制川乌	不规则厚片	表面灰褐色或暗黄色	无臭，微有麻舌感	质轻脆

【炮制作用】

（1）川乌　味辛、苦，性热；有大毒。具有祛风除湿、温经止痛的功能。生品有大毒，多外用。

（2）制川乌　制后毒性降低，可供内服。多用于风寒湿痹，关节疼痛，心腹冷痛，寒疝腹痛及麻醉止痛。

【炮制研究】川乌的主要成分为生物碱类，其中双酯型乌头碱毒性最强，苯甲酰单酯型乌头碱毒性较小，乌头原碱类毒性很弱或几乎无毒性。其中双酯型二萜类生物碱——乌头碱、中乌头碱、次乌头碱是川乌的主要毒性成分。但双酯型生物碱性质不稳定，遇水或加热易被水解或分解，得到相应的苯甲酰单酯型生物碱，其毒性为双酯型乌头碱的 1/500～1/50；再进一步水解（或分解），得到亲水性氨基醇类乌头原碱，其毒性仅为双酯型乌头碱的 1/4000～1/2000。在炮制工艺中，加水、加热处理都能促进水解反应，从而达到降低毒性的目的，故采用蒸或煮法炮制乌头可降低毒性是科学的。

草　乌

【处方用名】草乌、生草乌、制草乌。

【来源】本品为毛茛科植物北乌头 *Aconitum kusnezoffii* Reichb. 的干燥块根。秋季茎叶枯萎时采挖，除去须根和泥沙，干燥。

【炮制方法】

（1）生草乌　取原药材，去净杂质，洗净灰屑，晒干。

（2）制草乌　取净川乌，大小个分开，用水浸泡至内无干心，取出，加水煮至大个及实心者切开内无白心，口尝微有麻舌感时，取出，晾至六成干，切薄片，干燥。

【成品性状】

规格	形状	颜色	气味	质地
生草乌	呈倒圆锥形，或稍弯曲而瘦长	表面暗棕色或灰褐色，断面灰白色	无臭，味辛辣，麻舌	质坚
制草乌	不规则类圆形或近三角形片状	黑褐色	无臭，味微辛辣，有麻舌感	质脆

【炮制作用】

（1）生草乌　味辛、苦，性热；有大毒。具有祛风除湿、温经止痛的功能。生品有大毒，多外用。

（2）制草乌　制后毒性降低，可供内服。

【炮制研究】草乌的主要成分和炮制解毒机制与川乌类似，可参看川乌。

附　子

【处方用名】白附片、炮附片、淡附片。

【来源】本品为毛茛科植物乌头 *Aconitum carmichaelii* Debx. 的子根的加工品。6月下旬至8月上旬采挖，除去母根、须根及泥沙，习称"泥附子"。

【炮制方法】

（1）盐附子　选择个大、均匀的泥附子，洗净，浸入胆巴的水溶液中过夜，再加食盐，继续浸泡，每日取出晒晾，并逐渐延长晒晾时间，直至附子表面出现大量结晶盐粒（盐霜）、体质变硬为止，习称"盐附子"。

（2）黑顺片　取泥附子，按大小分别洗净，浸入胆巴的水溶液中数日，连同浸液煮至透心，捞出，水漂，纵切成厚约0.5cm的片，再用水浸漂，用调色液使附片染成浓茶色，取出，蒸至出现油面、光泽后，烘至半干，再晒干或继续烘干，习称"黑顺片"。

（3）白附片　选择大小均匀的泥附子，洗净，浸入胆巴的水溶液中数日，连同浸液煮至透心，捞出，剥去外皮，纵切成厚约0.3cm的片，用水浸漂，取出，蒸透，晒干，习称"白附片"。

（4）炮附片　取砂置锅内，用武火炒热，加入净附片（黑顺片或白附片），拌炒至鼓起并微变色，取出，筛去砂，放凉。

（5）淡附片　取盐附子，用清水浸漂，每日换水2～3次，至盐分漂尽，与甘草、黑豆加水共煮透心，至切开后口尝无麻舌感时，取出，除去甘草，黑豆，切薄片，晒干。

每100kg盐附子，用甘草5kg、黑豆10kg。

【成品性状】

规格	形状	颜色	气味	质地
盐附子	圆锥形	表面灰黑色，被盐霜，横切面灰褐色	气微，微咸而麻，刺舌	体重

规格	形状	颜色	气味	质地
黑顺片	不规则纵切厚片,上宽下窄	表面暗黄色,周边黑褐色	气微,味淡	质硬而脆
白附片	不规则纵切厚片,上宽下窄	黄白色	气微,味淡	质硬而脆
炮附片	形如黑顺片	表面色泽加深	气微,味淡	质硬而脆
淡附片	不规则薄片	灰白色或灰褐色	味淡,口尝无麻舌感	质硬而脆

【炮制作用】

(1)附子　味辛、甘,性大热;有毒。具有回阳救逆、补火助阳、逐风寒湿邪的功能。生品有毒,加工炮制后毒性降低,便于内服。在产地加工成盐附子的目的是防止药物腐烂,利于贮存。加工成黑顺片、白附片后毒性降低,可以直接入药。

(2)炮附片　以温肾暖脾为主,用于心腹冷痛、虚寒吐泻。

(3)淡附片　长于回阳救逆,散寒止痛。

远　志

【处方用名】远志、制远志、蜜远志。

【来源】本品为远志科植物远志 *Polygala tenuifolia* Willd. 或卵叶远志 *Polygala sibirica* L. 的干燥根。春、秋两季采挖,除去须根及泥沙,晒干。

【炮制方法】

(1)远志　取原药材,去除杂质,略洗,润透,切断,干燥。

(2)制远志　取甘草,加适量水煎煮两次,合并煎液浓缩至甘草量的 10 倍,再加入净远志,用文火煮至汤吸尽,取出,干燥。

每 100kg 远志段,用甘草 6kg。

(3)蜜远志　取炼蜜,加入少许开水稀释后,淋于远志段中,拌匀,稍闷,放锅内用文火炒至炼蜜被吸尽,药色深黄且略带焦斑、疏散不粘手为度,取出晾凉。

每 100kg 远志段,用炼蜜 20kg。

【成品性状】

规格	形状	颜色	气味	质地
远志	圆柱形的段	表面灰黄色至灰棕色,断面棕黄色	气微,味苦微辛,嚼之有刺喉感	质脆,易折断
制远志	形如远志	黄棕色	味略甜,嚼之无刺喉感	质脆,易折断
蜜远志	形如远志	棕红色,稍带焦斑	味甜	质脆,易折断,有黏性

【炮制作用】

(1)远志　味苦、辛、温。具有安神益智、祛痰、消肿的功能。远志生品多外用,用于痈疽肿毒,乳房肿痛。

(2)制远志　经甘草水制,既能缓和燥性,又能消除麻味,防止刺喉,以安神益智为主。

(3)蜜远志　蜜炙后能增强化痰止咳的作用。

【炮制研究】远志主要含三萜皂苷类,包括多种远志皂苷成分如细叶远志皂苷等。远志皮与其木心的化学成分种类相同。远志皮的祛痰作用、抗惊厥作用、溶血作用及急性毒性均强于远志木心。鉴于带心远志的毒性和溶血作用均小于远志皮，而且镇静作用强，祛痰作用亦不减弱，并且抽去木心费工费时，因此，远志去心没有必要。《中国药典》（2015年版）规定远志不用去心应用。

吴茱萸

【处方用名】吴茱萸、制吴茱萸、盐吴茱萸。

【来源】本品为芸香科植物吴茱萸 *Evodia rutaecarpa* （Juss.）Benth.、石虎 *Evodia rutaecarpa* （Juss.）Benth. var. *officinalis* （Dode）Huang 或疏毛吴茱萸 *Evodia rutaecarpa* （Juss.）Benth. var. *bodinieri* （Dode）Huang 的干燥近成熟果实。8～11月果实尚未开裂时，剪下果枝，晒干或低温干燥，除去枝、叶、果梗等杂质。

【炮制方法】

（1）吴茱萸　取原药材，去除杂质，洗净，干燥。

（2）制吴茱萸　取甘草片或碎块，加适量水，煎汤，去渣，加入净吴茱萸，闷润至汤被吸尽后，用文火炒至微干，取出，晒干。

每100kg净吴茱萸，用甘草6kg。

（3）盐吴茱萸　取净吴茱萸，加盐水拌匀，稍闷，置热锅内，用文火炒至裂开，稍鼓起时，取出，放凉。

每100kg净吴茱萸，用食盐3kg。

【成品性状】

规格	形状	颜色	气味	质地
吴茱萸	呈球形或略呈五角状扁球形,顶端中凹	暗黄绿色至褐色	气香浓烈,味辛辣微苦	质硬而脆
制吴茱萸	形如吴茱萸	棕褐色至暗褐色	气味稍淡	质硬而脆
盐吴茱萸	形如吴茱萸	棕褐色至暗褐色	香气浓郁,味辛辣而微咸	质硬而脆

【炮制作用】

（1）吴茱萸　味辛、苦，性热；有小毒。具有散寒止痛、降逆止呕、助阳止泻的功能。生品有小毒，多外用，以散寒定痛力强。

（2）制吴茱萸　经炮制后，能降低毒性，缓和燥性。

（3）盐吴茱萸　盐制吴茱萸用于疝气疼痛。

硫 黄

【处方用名】硫黄、制硫黄。

【来源】本品为自然元素类矿物硫族自然硫，采挖后，加热熔化，除去杂质；或用含硫矿物经加工制得。

【炮制方法】

（1）硫黄　取原药材，拣去杂质，敲成碎块。

（2）制硫黄　取净的硫黄块，与豆腐同煮，至豆腐现黑绿色为度，取出，漂去豆腐，阴干。

每100kg硫黄，用豆腐200kg。

本品有毒，炮制用过的豆腐应妥善处理。

【成品性状】

规格	形状	颜色	气味	质地
硫黄	不规则小块	黄色或略黄绿色	具特殊臭气,味淡	体轻,质脆易碎
制硫黄	不规则的结晶块,断面蜂窝状	黄褐色或黄绿色	臭气不明显	体轻,质脆易碎

【炮制作用】

（1）硫黄　味酸，性温；有毒。外用解毒杀虫疗疮；内服补火助阳通便。生品有毒，多外用于疥癣，秃疮，阴疽恶疮。

（2）制硫黄　经炮制后，能降低毒性，可供内服。以助阳益火为主。

【炮制研究】硫黄主要含硫（S），亦含有钙、镁、铝、硒等元素。硫黄的有毒成分为三氧化二砷（As_2O_3），生品砷的含量比炮制品大 8～15 倍，炮制可以降低硫黄中三氧化二砷的含量，并以豆腐制品最为显著，说明豆腐煮制的确能降低硫黄的毒性。炮制硫黄时，豆腐呈黑绿色，是硫黄与铁锅或铜锅在加热过程中产生了某种化学反应的结果。若用不锈钢锅或其他非金属容器煮制，豆腐不显黑绿色。

珍　珠

【处方用名】珍珠、珍珠粉。

【来源】本品为珍珠贝科动物马氏珍珠贝 *Pteria martensii*（Dunker）或蚌科动物三角帆蚌 *Hyriopsis cumingii*（Lea）、褶纹冠蚌 *Cristaria plicata*（Leach）等双壳类动物受刺激形成的珍珠。自动物体内取出，洗净，干燥。

【炮制方法】

（1）珍珠　取原药材，拣去杂质，洗净，晾干。

（2）珍珠粉　取原药材，洗净污垢（垢重者，可以先用碱水洗涤，再用清水漂净），用纱布包好，再同豆腐一起置砂锅或铜锅内，一般 300g 珍珠用豆腐 250g，下垫一块，上盖一块，加清水淹没豆腐寸许，煮制 2h，至豆腐呈蜂窝状为止。取出，去除豆腐块，用清水洗净，晒干，研细过筛，用冷水水飞至舌舔无渣感为度。取出放入铺好纸的竹筐内晒干或烘干，再研细。

【成品性状】

规格	形状	颜色	气味	质地
珍珠	大小不等的圆珠状	类白色,半透明,具特有的美丽珠光	气微腥,味微咸	坚硬
珍珠粉	粉末	白色	气微腥,味微咸	质重无渣感

【炮制作用】珍珠味甘、咸，性寒。具有安神定惊、明目消翳、解毒生肌的功能。珍珠质地坚硬，不溶于水，所以要水飞成极细粉，才能被人体吸收。同时，做过装饰品的珍珠（习称"花珠"）外有油腻，必须用豆腐煮制，令其洁净。

● 思考练习

一、单选题

1. 以下哪味药经甘草水煮制后，既能缓和燥性，又能消除麻味，防止刺喉，以安神益智为主（　　　）

　　A. 远志　　　　B. 地黄　　　　C. 珍珠　　　　D. 吴茱萸

2. 以下哪味药具有消肿、攻毒、止血、杀虫、去腐敛疮的功能。生品有大毒，不能内服，用豆腐制后毒性降低，可供内服，并可保证药物净度（　　）

  A. 地黄   B. 藤黄   C. 珍珠   D. 木瓜

3. 以下哪味药与豆腐同煮，使豆腐现黑绿色，煮后能降低药物毒性，可供内服，以助阳益火为主（　　）

  A. 地黄   B. 藤黄   C. 硫黄   D. 珍珠

4. 用甘草水煮制远志时，一般每 100kg 远志段，用甘草（　　）kg

  A. 10   B. 4   C. 8   D. 6

二、多选题

1. 煮制的目的是（　　）

  A. 改变药物性能，扩大用药范围   B. 减少副作用

  C. 清洁药物   D. 改变药性，增强疗效

  E. 消除或降低药物的毒副作用

2. 煮制药材的注意事项有（　　）

  A. 应该大小分档，分别煮制   B. 适当掌握煮制的加水量，应该不用铁制容器煮制

  C. 适当煮制火力   D. 先用武火煮至沸腾，再改用文火，保持微沸

  E. 煮制中途需加水时，应加沸水

3. 煮法的操作方法因各药的性质、辅料种类及炮制要求不同而异。一般可分为以下哪几种方法（　　）

  A. 药汁煮或醋煮 B. 清水煮   C. 豆腐煮   D. 朱砂煮   E. 蒸

三、问答题

1. 经煮法操作后能降低毒性的药材有哪些？

2. 川乌的成品性状、炮制作用及炮制原理是什么？

3. 煮制药材时如何控制加水量？请举例说明。

任务三十五　燀　法

能力目标

- 掌握燀法的炮制目的、注意事项。
- 能熟练进行燀制操作，并根据药材质地选择合适的燀制时间。
- 掌握判断燀制炮制品性状的标准。
- 能掌握下述品种的炮制作用：苦杏仁、桃仁、白扁豆。

知识准备

（一）燀法知识概述

燀制是将净选过的药物置沸水中短时间浸煮，取出，分离种皮的方法。

（二）燀制的目的

（1）在保存有效成分的前提下，除去非药用部位　例如桃仁、苦杏仁通过"燀法"分离非药用部位种皮，并可以破坏药物中的酶而保存苷类成分，提高药效。

（2）分离不同的药用部位　例如白扁豆通过"燀法"分离不同的药用部分扁豆衣和扁豆仁。

任务引入

根据《中国药典》炮制通则要求，将需燀制的药材进行相应炮制，操作中应注意药材的质地、药性和炮制目的的不同要求，采用不同的加热时间燀制操作。

任务分析

（一）燀法的操作方法

先将足量清水加热至沸，再把药物连同具孔盛器一起投入沸水中煮 5~10min，烫至种皮由皱缩到膨胀、种皮易于挤脱时，立即取出浸泡于冷水中，捞起，搓开种皮、种仁，晒干，簸去或筛去种皮。

（二）燀法的注意事项

（1）水量要足，以保证水温　一般为药量的 10 倍以上。若水量少，投入药材后，水温迅速下降，酶不能很快被灭活，反而使苷被酶解，影响药效。

（2）待水沸后投药，加热时间以 5~10min 为宜，以免水烫时间过长导致成分损失。

（3）燀去皮后，宜及时晒干或低温烘干，否则易泛油、色变黄，影响成品质量。

（三）燀法的重点药材

苦杏仁、桃仁、白扁豆等。

扫码观看数字资源 8.1　苦杏仁炮制方法。

苦杏仁

【处方用名】苦杏仁、焯杏仁、炒杏仁。

【来源】本品为蔷薇科植物山杏 *Prunus armeniaca* L. var. *ansu* Maxim.、西伯利亚杏 *Prunus sibirica* L.、东北杏 *Prunus mandshurica*（Maxim.）Koehne 或杏 *Prunus armeniaca* L. 的干燥成熟种子。夏季采收成熟果实，除去果肉及核壳，取出种子，晒干。

【炮制方法】

（1）苦杏仁　取原药材，筛去皮屑杂质，拣净残留的核壳及褐色油粒。用时捣碎。

（2）焯杏仁　取净杏仁，置 10 倍量的沸水中略煮，烫至种皮由皱缩到膨胀后取出，用凉水浸泡，捞起，搓开种皮、种仁，干燥，筛去种皮。用时捣碎。

应注意锅中水量要多，水沸后加药，使水始终接近 100℃，否则影响药效。

（3）炒杏仁　取净杏仁，置锅内用文火炒至微黄色，略带焦斑，有香气，取出放凉。用时捣碎。

【成品性状】

规格	形状	颜色	气味	质地
苦杏仁	心脏形,略扁	黄棕色或深棕色	气微,味苦	富油性
焯杏仁	心脏形,略扁	乳白色	有特异香气,味苦	富油性
炒杏仁	无种皮或分离成单瓣	微黄色,偶带焦斑	有香气	富油性

【炮制作用】

（1）苦杏仁　味苦，性微温；有小毒。具有降气止咳平喘、润肠通便的功能。生用有小毒。剂量过大或使用不当易中毒，长于润肺止咳、润肠通便。

（2）焯杏仁　经炮制后，能降低毒性，使用药安全。焯杏仁不仅可除去非药用部位，便于有效成分煎出，提高药效，又可破坏酶的活性，保存苷类成分。作用与生杏仁相同。

（3）炒杏仁　炒制后性温，长于温肺散寒，作用与生杏仁和焯杏仁相同。

【炮制研究】

（1）苦杏仁主要含苦杏仁苷、脂肪油，尚含氨基酸、蛋白质等成分。苦杏仁经过加热炮制后，可以杀酶保苷，使苦杏仁苷在体内胃酸的作用下，缓慢水解，产生适量的氢氰酸，只起镇咳作用而不致引起中毒。

（2）工艺研究

① 焯法　以用沸水、加水量为苦杏仁的 10 倍，煮烫 5min 为宜，既可以破坏酶，又可以保存大量的苦杏仁苷。

② 微波法　用微波炉，温度 80℃，加热 4～5min，苦杏仁酶完全灭活，苦杏仁苷不受损失。

③ 蒸法　使用流通蒸汽将苦杏仁蒸至上汽再维持 30min，能有效地稳定苦杏仁中苦杏仁苷的含量。

桃　仁

【处方用名】桃仁、焯桃仁、炒桃仁。

【来源】本品为蔷薇科植物桃 Prunus persica（L.）Batsch 或山桃 Prunus davidiana (Carr.) Franch. 的干燥成熟种子。果实成熟后采收，除去果肉和核壳，取出种子，晒干。

【炮制方法】

（1）桃仁　取原药材，筛去灰屑杂质，拣净残留的壳及黑褐色种子。用时捣碎。

（2）燀桃仁　取净桃仁，置沸水中，加热烫至种皮微膨起即捞出，在凉水中稍泡、捞起，搓开种皮与种仁，干燥，筛去种皮。用时捣碎。

（3）炒桃仁　取净桃仁，置锅内，用文火炒至黄色，略带焦斑，取出放凉。用时捣碎。

【成品性状】

规格	形状	颜色	气味	质地
桃仁	扁长椭圆形或类卵圆形,顶端尖,中间膨大,底部钝圆而偏斜	黄棕色	气微,味微苦	富油性
燀桃仁	无种皮	淡黄白色	气微,味微苦	富油性
炒桃仁	无种皮	微黄色,略具焦斑	有香气	富油性

【炮制作用】

（1）桃仁　味苦、甘，性平。具有活血祛瘀、润肠通便的功能。生用行血祛瘀力强。

（2）燀桃仁　经燀制后易去皮，可除去非药用部位，使有效成分易于煎出，提高药效。

（3）炒桃仁　炒制后偏于润燥和血，多用于肠燥便秘、心腹胀满等。

白 扁 豆

【处方用名】白扁豆、扁豆衣、炒扁豆。

【来源】本品为豆科植物扁豆 *Dolichos lablab* L. 的干燥成熟种子。秋、冬季采收成熟果实，晒干，取出种子，再晒干。

【炮制方法】

（1）白扁豆　取原药材，除去杂质，用时捣碎。

（2）扁豆衣　取净扁豆，置沸水中，加热烫至种皮微膨起变软后，捞出，在凉水中稍泡、捞起，搓开种皮与种仁，干燥，筛取种皮（其仁亦药用）。

（3）炒扁豆　取净扁豆或仁，置锅内，用文火炒至表面微黄色，略带焦斑，取出放凉。

【成品性状】

规格	形状	颜色	气味	质地
白扁豆	扁椭圆形	黄白色	嚼之有豆腥气	质坚硬
扁豆衣	呈不规则的蜷缩状种皮	乳白色	气微	质脆易碎
炒扁豆	扁椭圆形	表面微黄色,略具焦斑	有香气	质硬

【炮制作用】

（1）白扁豆　味甘，性微温。具有健脾化湿、和中消暑的功能。生用清暑，化湿力强。燀制是为了分离不同的药用部位，增加药用品种。

（2）扁豆衣　气味俱弱，健脾作用较弱，偏于祛暑化湿。

（3）炒扁豆　性微温，偏于健脾止泻。

● 思考练习

一、单选题

1.将净选过的药物置沸水中短时间浸煮，取出，分离种皮的炮制方法称为（　　）

    A.燀法   B.煮法   C.炒法   D.蒸法

2.以下哪味药生用有小毒，经燀制后，能降低毒性，且药物具有降气止咳平喘，润肠通便的功能（　　）

    A.地黄   B.苦杏仁   C.桃仁   D.白扁豆

3.以下哪味药具有健脾化湿，和中消暑的功能。生用清暑，化湿力强。燀制是为了分离不同的药用部位，增加药用品种（　　）

    A.郁李仁   B.桃仁   C.白扁豆   D.苦杏仁

二、多选题

1.燀制的目的是（　　）

    A.矫臭矫味

    B.在保存有效成分的前提下，除去非药用部位

    C.分离不同的药用部位

    D.便于软化切片

    E.增强药物止血止泻的作用

2.燀制药材的注意事项有（　　）

    A.水量要足，以保证水温

    B.待水沸后投药，加热时间以 5~10min 为宜

    C.燀去皮后，宜及时晒干或低温烘干，否则影响成品质量

    D.待水沸后投药，加热时间以 10~20min 为宜

    E.水量越少越好，以防止浪费

3.以下哪些药物常用燀制的方法炮制（　　）

    A.白扁豆   B.苦杏仁   C.桃仁   D.莱菔子   E.地黄

三、问答题

1.经燀制操作后能破坏药物中的酶而保存苷类成分的药材有哪些？

2.燀制苦杏仁和白扁豆的目的有何异同？

模块九 复制法

任务三十六 复制法

能力目标

- 掌握复制法的炮制目的、注意事项。
- 能对半夏、天南星、白附子等药材进行复制操作，并根据不同的药材选择合适的辅料种类、用量和操作工艺。
- 掌握判断复制炮制品性状的标准。
- 掌握下述品种的炮制作用：半夏、天南星、白附子、紫河车、松香。

知识准备

（一）复制法知识概述

复制法是指将净选后的药物加入一种或数种辅料，按规定操作程序，选用浸、泡、漂、蒸、煮等数法反复炮制的方法。其特点是用多种辅料或多种工序共同处理药材，目前主要用于天南星、半夏、白附子等有毒中药的炮制。

（二）复制法的目的

（1）降低或消除药物的毒性　如半夏、天南星、白附子用辅料制后均可降低毒性。

（2）改变药性　如天南星，用胆汁制后，其性味由辛温变为苦凉，作用亦发生了变化。

（3）增强疗效　如白附子，用鲜姜、白矾制后，增强了祛风逐痰的功能。

（4）矫臭解腥　如紫河车，用酒制后除去了腥臭气味，便于服用。

任务引入

根据相关中药炮制规范的要求，将药材进行复制炮制，操作中应注意药材的质地、药性和炮制目的等不同要求，采用相应的复制方法。

任务分析

在唐代某些药物就有了复制的方法，部分药物历代至今有几十种复制的方法。现在的复制法较传统方法有所改变，并有地方特点。复制法的操作方法和辅料视加工的具体药物而定，不统一。

一般是将净选后的药物置一定容器内，加入一种或数种辅料，按工艺程序，或浸、泡、漂，或蒸、煮，或数法共用，反复炮制至规定的质量要求为度。

（一）复制法操作要求及注意事项

复制法操作方法复杂，辅料品种较多，炮制一般需较长时间。

（1）复制时间最好选择在春、秋季进行。药物用水浸漂时，每日注意换水。若气温较高，换水后加入一定量的白矾防腐。

（2）药物加辅料浸泡时，一般每日搅拌1～2次，使辅料与药物充分作用。

（3）复制地点选择在阴凉处，避免曝晒，以免腐烂。

（4）如要加热处理，火力要均匀，水量要多，以免煳汤。

（二）复制法的重点药材

半夏、天南星、白附子、紫河车、松香等。

任务实施

半 夏

【处方用名】生半夏、清半夏、法半夏、姜半夏。

【来源】本品为天南星科植物半夏 *Pinellia ternata*（Thunb.）Breit. 的块茎。

【炮制方法】

（1）生半夏　取原药材，除去杂质，洗净，干燥。用时捣碎。

（2）清半夏　取净半夏，大小分开，用8％的白矾溶液浸泡，至内无干心，口尝微有麻舌感，取出，洗净，切厚片，干燥。

每半夏100kg，用白矾20kg。

（3）法半夏　取净半夏，大小分开，用水浸泡至内无干心，取出；另取甘草适量，加水煎煮两次，合并煎液，倒入用适量水制成的石灰液中，搅匀，加入上述已浸透的半夏，浸泡，每日搅拌1～2次，并保持浸液 pH 值在 12 以上，至剖面黄色均匀，口尝微有麻舌感时，取出，洗净，阴干或烘干，即得。

每100kg净半夏，用甘草15kg、生石灰10kg。

（4）姜半夏　取拣净的半夏，浸泡至内无干心时取出，另取生姜切片煎汤，加白矾与半夏共煮透，取出，晾干，或取出晾至半干，切薄片，干燥。

每100kg净半夏，用生姜25kg、白矾12.5kg。

【成品性状】

规格	形状	颜色	气味	质地
生半夏	类球形,有的稍偏斜,直径1～1.5cm。顶端有凹陷的茎痕,周围密布麻点状根痕,下面钝圆,较光滑	表面类白色或浅黄色	气微,味辛辣麻舌而刺喉	质坚实,断面洁白,富粉性
清半夏	椭圆形、类圆形或不规则厚片	切面淡灰色至灰白色	气微涩。微有麻舌感	质脆,易折断

规格	形状	颜色	气味	质地
法半夏	类球形或破碎成不规则颗粒状	表面淡黄白色、黄色或棕黄色	气微,味淡略甘、微有麻舌感	质较松脆或硬脆,颗粒者质稍硬脆
姜半夏	薄片、不规则颗粒状或类球形	表面棕色或棕褐色,断面淡黄色,常具角质样光泽	气微香,味淡,微有麻舌感,嚼之略黏牙	质硬脆

【炮制作用】

(1)生半夏　味辛,性温;有毒。归脾、胃、肺经。具有燥湿化痰、降逆止呕、消痞散结的功能。生品有毒,能戟人咽喉,使人呕吐,咽喉肿痛,失喑。多外用于痈肿痰核,一般不宜单味内服,但可随方入煎剂使用。以化痰止咳、消肿散结为主,用于疮痈肿毒、湿痰咳嗽。半夏炮制后,能降低毒性,缓和药性,消除不良反应。

(2)清半夏　经白矾制后长于化痰,以燥湿化痰为主。用于湿痰咳嗽,胃脘痞满,痰涎凝聚,咯吐不出。

(3)姜半夏　经生姜、白矾制后增强了降逆止呕作用,以温中化痰、降逆止呕为主。用于痰饮呕吐、胃脘痞满、瘰疬、喉痹。

(4)法半夏　以甘草、生石灰制后功效燥湿化痰,偏于祛寒痰,同时具有调和脾胃的作用。用于痰多咳喘、痰饮眩悸、风痰眩晕、痰厥头痛。

【炮制研究】半夏的毒性成分至今虽未能阐明,但已知其不溶或难溶于水,短期浸泡不能达到去毒的目的。毒理实验及临床观察认为,生半夏的毒性主要表现为对胃、肠、咽喉、黏膜具有强烈的刺激性,能刺激声带黏膜发炎水肿而失喑,刺激消化道黏膜而引起呕吐或腹泻,而且这种作用是直接作用,直观的反应就是中医所说的"戟人咽喉"——对口腔黏膜、舌、喉的麻辣感及刺激性。药理实验证明,清半夏、姜半夏、法半夏不仅有良好的解毒效果,同时也保留了半夏的药理作用和临床疗效。

天 南 星

【处方用名】生天南星、制天南星、胆南星。

【来源】本品为天南星科植物天南星 *Arisaema erubescens*（Wall.）Schott、异叶天南星 *Arisaema heterophyllum* Bl. 或东北天南星 *Arisaema amurense* Maxim. 的干燥块茎。秋、冬二季茎叶枯萎时采挖,除去须根及外皮,干燥。

【炮制方法】

(1)生天南星　取原药材,除去杂质,洗净,干燥。

(2)制天南星　取净天南星,按大小分别用饮用水浸泡,每日换水 2～3 次,如起白沫,换水后加白矾（每 100kg 天南星,加白矾 2kg）,泡一日后,再进行换水,至切开口尝微有麻舌感时取出。另将白矾、生姜片置锅内加适量水煮沸后,倒入天南星共煮至无干心时取出。除去姜片,晾至四至六成干,切薄片,干燥。筛去碎屑。

每 100kg 净天南星,用生姜、白矾各 12.5kg。

(3)胆南星　取制天南星细粉,加入净胆汁（或胆膏粉及适量饮用水）拌匀,蒸 60min至透,取出,晾凉,制成小块或搓成小丸,干燥。或取生南星细粉,加入净胆汁（或胆膏粉及适量饮用水）拌匀,放温暖处,发酵 5～7 日后,再连续蒸或隔水炖九昼夜,每隔 2h 搅拌1 次,除去腥臭气,至呈黑色浸膏状,口尝无麻味为度,取出,晾干。再蒸软,趁热制成小块或搓成小丸，干燥。

每100kg制南星细粉，用牛（或猪、羊）胆汁400kg（或胆膏粉40kg）。

【成品规格】

规格	形状	颜色	气味	质地
生天南星	扁球形，较光滑，顶端有凹陷的茎痕	表面类白色或淡棕色	气微辛，味麻辣	质坚硬，不易破碎，断面不平坦，白色，粉性
制天南星	薄片	黄白色或淡棕色，半透明	味涩微麻	质脆易碎
胆南星	方块或圆球	棕黄色、灰棕色或棕黑色	气微腥，味苦	质硬

【炮制作用】

（1）生天南星　味苦、辛，性温；有毒。归肺、肝、脾经。具有散结消肿的功能。生品辛温燥烈，多外治痈肿、蛇虫咬伤。

（2）制天南星　经生姜、白矾制后毒性降低，燥湿化痰作用增强，具有祛风止痉、散结消肿的功能。多用于顽痰咳嗽，风痰眩晕，中风痰壅，口眼㖞斜，半身不遂，癫痫，惊风，破伤风。

（3）胆南星　味苦、微辛，性凉。归肺、肝、脾经。经胆汁制后毒性降低，其燥烈之性缓和，药性由温转凉，具有清热化痰、息风定惊的功能。用于痰热咳喘、咳痰黄稠、中风痰迷、癫狂惊痫。

【炮制研究】天南星的毒性成分至今尚不清楚，但经白矾、生姜、甘草等炮制后，能解毒增效，其解毒机制可能与辅料吸附毒性成分，改变毒性成分的理化性质、生理活性，增强机体的解毒能力有关。实验表明，采用长期水漂的方法，虽然能消除毒性，但有效成分也会随之流失。因此，在炮制过程中，水浸时间、白矾用量和加热处理三个环节必须运用得当，方能达到既降低毒性又提高饮片质量的目的。

白附子

【处方用名】生白附子、禹白附、制白附子。

【来源】本品为天南星科植物独角莲 *Typhonium giganteum* Engl. 的干燥块茎。秋季采挖，除去须根及外皮，晒干。

【炮制方法】

（1）生白附子　取原药材，除去杂质。

（2）制白附子　取净白附子，大小分档，用饮用水浸泡，每日换水2～3次，数日后如起黏沫，换水后加白矾（每100kg白附子，用白矾2kg），泡一日后再进行换水，至口尝微有麻舌感为度，取出。另取白矾及生姜片加适量水，煮沸后，倒入白附子共煮至内无白心为度，捞出，除去生姜片，晾至六七成干，切厚片，干燥。筛去碎屑。

每100kg白附子，用生姜、白矾各12.5kg。

【成品规格】

规格	形状	颜色	气味	质地
生白附子	椭圆形或卵圆形	表面白色至黄白色，断面白色	味淡、麻辣刺舌	质坚硬，断面粉性
制白附子	类圆形或椭圆形厚片	周边淡棕色，切面黄色	味淡，微麻舌	角质

【炮制作用】

（1）生白附子　味辛，性温；有毒。归胃、肝经。具有祛风痰、定惊搐、解毒散结止痛的功能。用于口眼㖞斜、破伤风；多外治疗瘰疬痰核、毒蛇咬伤。

（2）制白附子　炮制后可降低毒性，消除麻辣味，增强祛风痰作用。多用于偏头痛、痰湿头痛、咳嗽痰多等。

【炮制研究】

（1）镇静、抗惊厥作用　生品和制品作用相似，但制品的毒性更低。

（2）抗炎作用　研究表明生品和制品作用类似。

紫　河　车

【处方用名】紫河车、制紫河车、酒炒紫河车。

【来源】本品为健康人的干燥胎盘。

【炮制方法】

（1）紫河车　将新鲜胎盘，除去羊膜及脐带，反复冲洗至去净血液，加黄酒、适量花椒蒸或置沸水中略煮后，干燥。用时研成细粉或砸成小块。

每100kg紫河车块，用黄酒10kg、花椒2.5kg。

（2）酒炒紫河车　取净紫河车块，用黄酒拌匀，待黄酒吸尽后，用文火炒至酥脆为度。用时研末。

每100kg紫河车，用黄酒10kg。

【成品规格】

规格	形状	颜色	气味	质地
紫河车	不规则的碎块	黄色、黄棕色或紫红色	腥气重	质坚而脆
酒炒紫河车	碎块状	黄棕色	腥气较弱,具酒香气	酥脆

【炮制作用】

（1）紫河车　味甘、咸，性温。归心、肺、肾经。具有温肾补精、益气养血的作用。生紫河车有腥气，内服易产生恶心呕吐的不良反应。多入片剂或胶囊剂使用。

（2）酒炒紫河车　酒制后可除去腥臭味，便于服用，并可使其质地酥脆，便于粉碎，增强疗效。用于肺肾两虚、虚劳咳嗽、阳痿遗精。

【炮制研究】紫河车主要含有多种氨基酸及多种抗体、干扰素、激素、酶、红细胞生成素、磷脂及多种多糖等。具有免疫作用，能增强机体抵抗力；具有促进乳腺、子宫、阴道、卵巢及睾丸的发育作用；尚有抗过敏作用。紫河车经黄酒蒸制后，可使蛋白质凝固，并能达到去污脱脂的作用。

松　香

【处方用名】松香、制松香。

【来源】本品为松科植物油松 *Pinus tabulaeformis* Carr.，马尾松 *Pinus massoni-ana* Lamb. 或云南松 *Pinus yunnanensis* Franch. 树干中取得的油树脂，经蒸馏除去挥发油后的遗留物。

【炮制方法】

（1）松香　取原药材，除去杂质，置锅内，用文火加热，熔化后倾入饮用水中，晾凉，取出晾干，捣碎。

（2）制松香　取葱煎汁，去渣，加入净松香及适量水，加热煮至松香完全熔化，趁热倒入冷水中，待凝固后取出，晾干。

每100kg净松香块，用葱10kg。

【成品规格】

规格	形状	颜色	气味	质地
松香	不规则半透明块状	表面淡黄色,常有一层黄白色霜粉	松节油香气,味苦	质坚而脆,易碎,断面光亮,似玻璃状
制松香	形如松香	颜色加深	味微苦	质地酥脆

【炮制作用】

（1）松香　味苦、甘，性温。归肝、脾经。具有燥湿祛风、拔毒排脓、生肌止痛的作用。生品多外用，入膏药或研细末贴敷患处，多用于风湿痹痛、痈疽、疥癣、湿疮、金疮出血。

（2）制松香　经葱汁制后能除去部分油脂及杂质，使其洁净，质地酥脆，便于制剂和粉碎，并矫正不良气味，减少刺激性。制松香对多种致病性真菌具有不同程度的抑制作用。

【炮制研究】松香的主要有效成分是树脂酸，其松节油和树脂部分有毒副作用。炮制后熔点升得最高，总树脂酸含量最高，松节油含量降为最低的炮制方法是蒸馏水夹层锅水煮法。加蒸馏水量为1∶1。煮沸时换水，一般2～3次为宜。

● 思考练习

一、单选题

1.下列属于清半夏炮制辅料的是（　　）

　　A.辣蓼　　　　B.葱白　　　　C.白矾　　　　D.生姜

2.复制后可以降低腥臭味的药材是（　　）

　　A.半夏　　　　B.天南星　　　C.紫河车　　　D.松香

3.浸泡100kg生天南星所用白矾的量是（　　）

　　A.2kg　　　　B.12.5kg　　　C.25kg　　　　D.5kg

二、多选题

1.经复制后可降低毒性的药物有（　　）

　　A.天南星　　　B.紫河车　　　C.半夏　　　　D.白附子　　　E.松香

2.法半夏的炮制辅料有（　　）

　　A.白矾　　　　B.甘草　　　　C.生石灰　　　D.苍耳子　　　E.赤小豆

三、问答题

1.简述清半夏的炮制方法及炮制作用。

2.简述复制法的操作注意事项。

3.天南星的炮制作用是什么？

模块十 发酵发芽法

任务三十七 发 酵 法

能力目标

- 掌握发酵法的炮制目的、注意事项。
- 能对典型类药材进行发酵操作。
- 掌握判断发酵炮制品性状的标准。
- 掌握下述品种的炮制作用：六神曲、半夏曲、淡豆豉。

知识准备

（一）发酵法知识概述

经净制或处理后的药物，在一定的温度和湿度条件下，由于霉菌和酶的催化分解作用，使药物发泡、生衣的方法称为发酵法。

（二）发酵法的目的

（1）改变药物的性能，产生新的疗效，扩大用药范围 如六神曲、淡豆豉等。

（2）增强疗效 如半夏曲等。

任务引入

根据《中国药典》炮制通则要求，将相应药材进行发酵炮制，操作中应注意药材的质地、药性和炮制目的等不同要求，采用相应的发酵方法。

任务分析

该方法是根据不同品种，采用不同的方法进行加工处理后，再置于温度、湿度适宜的环境下进行发酵。常用的方法有药料与面粉混合发酵，如六神曲、建神曲、半夏曲、沉香曲等。另一类是直接用药料进行发酵，如淡豆豉、百药煎等。

（一）发酵法的操作要求

取待炮制品，加规定的辅料拌匀后，或制成一定形状，置适宜的湿度和温度下，使微生物生长至其中酶含量达到规定程度，晒干或低温干燥。发酵过程主要是微生物新陈代谢的过程，因此，发酵时要保证其生长繁殖的条件。

（1）微生物　主要是利用空气中微生物自然发酵，但有时会因菌种不纯，影响发酵质量。

（2）营养基　主要为水、含氮和含碳物质、无机盐类等。如六神曲中的面粉为菌种提供了碳源，赤小豆为菌种提供了氮源。

（3）温度　一般发酵的最佳温度为 30～37℃。温度太高，则菌种老化，不能发酵。温度过低，则繁殖缓慢，不利发酵。

（4）湿度　一般发酵的相对湿度应控制在 70％～80％。

（5）其他方面　pH 值 4～7.6，并有充足的氧或二氧化碳。

（二）发酵法的注意事项

发酵制品以曲块表面霉衣呈黄白色、内部有斑点为佳，并有醇香气味。不应出现黑色、霉味及酸败味，发酵法的注意事项如下。

（1）温度和湿度对发酵速度影响很大。过高、过低都将影响药物发酵质量。

（2）原料在发酵前需要进行杀菌、杀虫处理，以防杂菌感染，影响发酵质量。

（3）发酵过程必须一次完成，不能中断或停顿。

（4）发酵过程中，发现有黄曲霉菌，应禁用。

（三）发酵法的重点药材

六神曲、半夏曲、淡豆豉等。

任务实施

六 神 曲

【处方用名】六神曲、神曲、六曲、炒六曲、焦神曲等。

【来源】本品为面粉、麸皮、青蒿等中药混合后，经发酵制成的曲剂。

【炮制方法】

（1）六神曲

配方：面粉 100kg，苦杏仁、赤小豆各 4kg，鲜青蒿、鲜辣蓼、鲜苍耳草各 7kg。

制备：按重量份数比称取各原料药；将苦杏仁、赤小豆粉碎后过 60 目筛，然后与面粉混合均匀；将鲜辣蓼、鲜青蒿和鲜苍耳草三味药加 10 倍量的水煎煮 1h，过滤后浓缩成相对密度 1.1g/cm³ 的浸膏，浓缩温度为 80℃；将所述浸膏与第二步所得的粉料趁热混合并搅拌均匀，在温度为 32～42℃、相对湿度为 55％～70％ 的条件下发酵 2～3 日，至表面遍生黄白色或灰白色霉衣，取出；将上述经发酵后的产物加水制成软料后压制成块状，在温度为50～70℃的条件下干燥后即为成品。

（2）（麸）炒神曲　将炒制器具预热至一定程度，均匀撒入定量的麸皮，中火加热，即刻烟起，随即投入六神曲，迅速拌炒至神曲表面呈棕黄色（或深黄色）时，取出，筛去麸皮，晾凉。或用炒黄法，炒至神曲表面微黄色。

每 100kg 神曲，用麸皮 10kg。

（3）焦神曲　将六神曲块投入已预热的炒制器具内，文火加热，翻炒至表面呈焦褐色，内部微黄色，有焦香气时，取出，晾凉。筛去碎屑。

【成品性状】

规格	形状	颜色	气味	质地
六神曲	立方形小块状	表面灰黄色	微有香气	粗糙,质脆易断
炒神曲	形如六神曲	表面黄色,偶有焦斑	麸香气	质脆易断
焦神曲	形如六神曲	表面焦黄色,内部微黄色	焦香气	质脆易断

【炮制作用】

（1）六神曲　味甘、辛,性温。归脾、胃经。具有消食健胃的功能。生用健脾开胃,并有发散作用,常用于感冒食滞。

（2）炒神曲　炒后产生甘香之气,以醒脾和胃为主。用于食积不化、脘腹胀满、不思饮食、肠鸣泄泻等。

（3）焦神曲　炒焦后消食化积力强,以治食积泄泻为主。

【炮制研究】研究表明,以麸皮代替面粉,利用基质灭菌,纯菌种发酵法制备六神曲的工艺比较合理可行。通过基质灭菌,可杀灭曲料中的杂菌,排除制曲中的生物干扰,又可使曲料中的蛋白质变性、淀粉糊化,利于霉菌生长代谢。其蛋白酶和淀粉酶的活力较天然发酵法明显提高,并能减少面粉用量,缩短发酵周期,使之发酵效果好、成本低且质量稳定,临床证明具有与天然发酵同等的疗效。

半 夏 曲

【处方用名】半夏曲、麸炒半夏曲、炒半夏曲。

【来源】本品为法半夏、赤小豆、苦杏仁、鲜青蒿、鲜辣蓼、鲜苍耳草加面粉混合经发酵制成的曲剂。

【炮制方法】

（1）半夏曲　取法半夏、赤小豆、苦杏仁研成粉末,与面粉混合均匀,加入鲜青蒿、鲜辣蓼、鲜苍耳草的煎出液,搅拌均匀,堆置发酵,压成片状,切成小块,晒干。

每100kg法半夏,用赤小豆30kg,苦杏仁30kg,面粉400kg,鲜青蒿30kg,鲜辣蓼30kg,鲜苍耳草30kg。

（2）麸炒半夏曲　先将锅烧热,均匀撒入定量麦麸,用中火加热,待烟起时,投入净半夏曲,不断翻炒,至半夏曲表面成深黄色时,取出,筛去麸皮,晾凉。

（3）炒半夏曲　将锅加热,取净半夏曲置于锅内,文火加热,不断均匀翻动,炒至成火色,取出,置容器内,晾凉即可。

（4）半夏曲其他制法　①半夏每0.5kg用生姜0.4kg洗净捣碎绞汁,同面粉0.2kg、温开水调成稀糊,倒入半夏粉内揉搓成团,发酵后,以木制模型压成小块,晾干。②或取漂过的半夏,研粉,每0.5kg用面粉0.2kg、生姜0.1kg洗净打汁拌入面粉内,加些温开水调成糊浆,再与半夏粉充分拌和,压扁约三分厚,切为小块,晒至半干,放入锅内烘至黄色为度。

均宜置干燥处,防霉。《本草纲目》记载:"半夏研末,以姜汁、白矾汤和作饼,楮叶包置篮中,待生黄衣,晒干用,谓之半夏曲。"

【成品规格】

规格	形状	颜色	气味	质地
半夏曲	小立方块状	表面浅黄色	微有香气	质疏松,有细蜂窝眼
麸炒半夏曲	小立方块状	表面米黄色	麸香气	质松脆
炒半夏曲	小立方块状	表面黄色焦斑	焦香气	质松脆

【炮制作用】

（1）半夏曲　味辛、苦，性平。归肺、脾、胃经。具有化痰止咳、消食化积的功能。临床以化痰止咳、消食积为主。

（2）麸炒后，产生焦香气。增强了健脾消食的作用。炒半夏曲的功能同麸炒。

【炮制研究】半夏制曲后可以减毒增效，且具有曲类共有的消食化积功能；半夏曲的功能与组方药物有很大关系。发酵的确切作用还有待进一步研究。

淡 豆 豉

【处方用名】淡豆豉、豆豉。

【来源】本品为豆科植物大豆 Glycine max（L.）Merr. 黑色成熟种子黑豆的发酵加工品。

【炮制方法】取桑叶、青蒿各 70～100g，加水煎煮，滤过，煎液拌入净大豆 1000g 中，待汤液被吸尽后，置蒸制容器内蒸透，取出，稍晾，再置容器内，用煎过的桑叶、青蒿渣覆盖，闷至发酵长满黄衣时，取出，除去药渣，洗净，置容器内闷 15～20 日，至充分发酵，有香气逸出时取出，略蒸，干燥，即得。

每 100kg 黑大豆，用桑叶、青蒿各 7～10kg。

【成品性状】

规格	形状	颜色	气味	质地
淡豆豉	椭圆形,略扁	表面黑色,断面棕黑色	有香气	质柔软

【炮制作用】淡豆豉　味辛、甘、微苦，性寒，归肺、肾经。具有解表、除烦、宣发郁热的功能。用于感冒，寒热头痛，烦躁胸闷，虚烦不眠。

● **思考练习**

一、单选题

1.国家收载的成方制剂中应用最多的发酵中药是（　　）

　A.建神曲　　　B.半夏曲　　　C.六神曲　　　D.淡豆豉

2.采用药料直接发酵的药材是（　　）

　A.淡豆豉　　　B.六神曲　　　C.半夏曲　　　D.以上都不是

3.原料在发酵前要进行（　　）

　A.杀菌　　　　　　　　　B.杀虫

　C.挑拣去除不合格品　　　D.以上都是

二、多选题

1.发酵半夏曲的原料有（　　）

　A.法半夏　　B.面粉　　C.赤小豆　　D.苦杏仁　　E.鲜青蒿等

2.发酵产品不得出现（　　）

　A.黑点　　B.霉味　　C.霉衣　　D.酸败味　　E.酵香气

三、问答题

1.简述六神曲的炮制方法及炮制作用。

2.简述淡豆豉的操作注意事项。

3.半夏曲和六神曲在炮制原料和炮制作用上有何不同？

任务三十八 发芽法

能力目标

● 掌握发芽法的炮制目的、注意事项。
● 能对典型药材进行发芽操作。
● 掌握判断发芽炮制品性状的标准。
● 掌握下述品种的炮制作用：麦芽、谷芽、大豆黄卷。

知识准备

将净选后的新鲜成熟的果实或种子，在一定的温度和湿度条件下，促使萌发幼芽的方法称为发芽法。

其主要炮制目的为：通过发芽，改变其原有的性能，产生新的功效，扩大用药品种。

任务引入

根据《中国药典》炮制通则要求，将相应药材进行发芽炮制，操作中应注意药材的质地、药性和炮制目的等不同要求，采用适宜的方法。

任务分析

发芽法是通过发芽，使稻、麦、粟、大豆等所含的淀粉、蛋白质、脂肪分解，并产生各种消化酶、维生素等成分，使其具有新的功效，扩大用药品种。

（一）发芽法的操作方法

取待炮制品，置容器内，加适量水浸泡后，取出，在适宜的湿度和温度下使其发芽至规定程度，晒干或低温干燥。一般芽长不超过 1cm。《中国药典》规定检查出芽率不得少于85％。

（1）准备　选种和准备发芽用的洁净器具。选种要选新鲜、成熟、饱满、无病害的种子。

（2）浸泡　将净种子用适量饮用水浸泡至适宜的时间。

（3）发芽　将浸泡好的种子捞置带孔的容器中，用湿物盖严，保持 18～25℃，每日喷淋饮用水 2～3 次，并适时翻动，及时除去发霉、腐烂的种子，经过 5～7 日，芽长至 0.5cm时，即可取出。

（4）干燥　可以采用晒干或烘干干燥。

（二）发芽法的注意事项

（1）选取新鲜、粒大、饱满、无病虫害的成熟果实或种子，在发芽前应检测其发芽率，要求发芽率达到85％以上。

（2）适当避光，并选择有充足氧气、通风良好的场地或容器进行发芽。

（3）种子的浸泡时间应依气候、环境而定，一般春、秋季宜浸泡4～6h，冬季8h，夏季4h。

（4）浸渍后的果实或种子的含水量宜控制在42%～45%。

（5）发芽过程中，将温度控制在18～25℃，每日喷淋饮用水2～3次，并用湿物盖严，以保持适宜的温、湿度和充足的氧气。注意避免带入油腻，以防烂芽，并且要经常检查发芽情况，及时除去发霉、腐烂的果实和种子，以保证成品质量。

（6）发芽时先长须根而后生芽，不能把须根误认为是芽。注意以芽长0.5～1cm为标准，发芽过长则影响药效。

（三）发芽法的重点药材

麦芽、谷芽、大豆黄卷等。

任务实施

麦 芽

【处方用名】麦芽、炒麦芽、焦麦芽。

【来源】本品为禾本科植物大麦 *Hordeum vulgare* L. 的成熟果实，经发芽干燥而得。

【炮制方法】

（1）麦芽　取新鲜成熟饱满的净大麦，用饮用水浸泡至六七成透，捞出，置能排水的容器内，用湿物盖好，每日喷淋饮用水2～3次，保持适宜的湿度，经5～7日，待芽长约0.5cm时，晒干或低温干燥即得。

（2）炒麦芽　取净大麦芽，置已预热的炒制容器内翻炒至表面棕黄色、鼓起，偶有焦斑，并有香气逸出时，取出晾凉。筛去灰屑。

（3）焦麦芽　取净大麦芽，置已预热的炒制容器内，中火加热，翻炒至有爆裂声，表面焦褐色、有焦斑，并有焦香气逸出时，取出晾凉，筛去灰屑。

【成品性状】

规格	形状	颜色	气味	质地
麦芽	梭形,基部胚根处生出幼芽及数条须根,纤细而弯曲	表面淡黄色,断面白色	无臭,味微甘	质硬,断面粉性
炒麦芽	形如麦芽,表面有裂隙	棕黄色,偶见焦斑	具香气	质地硬脆
焦麦芽	形如麦芽,表面有裂隙	焦褐色,有焦斑	具焦香气	质地硬脆

【炮制作用】

（1）麦芽　味甘，性平。归脾、胃经。具有消食、健脾开胃、退乳消胀的功能。生品长于健脾和胃、疏肝行气。用于脾虚食少、乳汁淤积、乳房胀痛。

（2）炒麦芽　炒黄后偏温而气香，具有行气、消食、回乳的作用。用于食积不化、妇女断乳。回乳炒用60g。

（3）焦麦芽　性偏温而味甘、微涩，长于消食化滞。用于食积不化、脘腹胀痛。

【炮制研究】

（1）实验结果显示，大麦的发芽程度与酶的活性有关，长出胚芽者酶的活力为未长出者的 5 倍左右，乳酸含量也以长出胚芽者为高。但芽太长，纤维素增多，失去药用价值，故《中国药典》(2010 年版) 规定胚芽长度为 0.5cm 是必要的。

(2) 近年来对麦芽炒制工艺的研究基本上是以淀粉酶为指标，认为麦芽的助消化作用与其所含的淀粉酶有关。对不同炮制品分解淀粉能力的测定结果表明，生麦芽作用最强，炒焦品作用很弱，生品研末服用效果最佳，也可微炒研末服用。近期研究表明炒麦芽提取物中有大量的硝酸钙和少量的氯化钙，这些硝酸根离子和氯离子是动物 α-淀粉酶（包括胰淀粉酶和唾液淀粉酶）的激活剂，能激活消化道中的 α-淀粉酶，促进淀粉类食物的消化。

谷 芽

【处方用名】谷芽、粟芽、炒谷芽、焦谷芽。

【来源】谷芽为禾本科植物粟 *Setaria italica* (L.) Beauv 的成熟果实经发芽干燥的炮制加工品。

【炮制方法】

(1) 谷芽 取成熟饱满的净粟谷，用清水浸泡至六七成透，捞出，置能排水的容器内，用湿物覆盖，每日淋水 1～2 次，保持湿润，待须根长至约 0.6cm 时，取出晒干。

(2) 炒谷芽 取净谷芽置热的炒锅内，用文火加热，不断翻炒，至谷芽表面呈深黄色，大部分爆裂，并有香气逸出时，取出，晾凉。

(3) 焦谷芽 取净谷芽置热的炒锅内，用中火加热，不断翻炒，至谷芽表面呈焦褐色，大部分爆裂，并有焦香气逸出时，取出，晾凉。

【成品性状】

规格	形状	颜色	气味	质地
谷芽	类圆球形,顶端钝圆,基部略尖	外壳淡黄色	无臭,味微甘	质地坚实,沉重
炒谷芽	形如谷芽	表面深黄色,略有焦斑	香气	质地实脆
焦谷芽	形如谷芽	表面焦褐色	焦香气	质地实脆

【炮制作用】

(1) 谷芽 味甘，性温。具有消食和中、健脾开胃的功能。用于食积不消，腹胀口臭，脾胃虚弱，不饥食少。

(2) 炒谷芽 偏于消食，用于不饥食少。焦谷芽善化积滞，用于积滞不消。

【炮制研究】研究表明炒谷芽、焦谷芽和生品淀粉酶的含量，焦谷芽下降很多，炒谷芽和生品类似。

大豆黄卷

【处方用名】大豆黄卷、大豆卷、豆黄卷、豆卷、饮用水豆卷、制豆卷。

【来源】本品为豆科植物大豆 *Glycine max* (L.) Merr. 的成熟种子，经发芽干燥的炮制加工品。

【炮制方法】

(1) 大豆黄卷 取新鲜成熟饱满的净大豆，用饮用水浸泡至表皮起皱，捞出，置能排水的容器内，用湿物覆盖，每日淋水 2～3 次，以保持湿润，待芽长至 0.5～1cm 时，取出，干燥。

(2) 制大豆黄卷 将净大豆黄卷置锅内，加入灯心草、淡竹叶煎好的汤液，用文火加热，煮至药汁被吸尽，取出，干燥。

每 100kg 大豆黄卷，用淡竹叶 2kg，灯心草 1kg。

（3）炒大豆黄卷　取净大豆黄卷，置已预热的炒制器具内，文火加热，翻炒至较原色加深，取出晾凉。筛去灰屑。

【成品性状】

规格	形状	颜色	气味	质地
大豆黄卷	肾形，微皱缩，一侧有明显的脐点，一端有黄色卷曲的胚根，外皮质脆易裂开	黄色或黑色，断面黄色或绿色	嚼之有豆腥味	外皮质脆
制大豆黄卷	形如大豆黄卷	颜色稍深	豆腥气较轻，味清香	质地坚韧
炒大豆黄卷	形如大豆黄卷	颜色加深，偶见焦斑	略有香气	质地坚韧

【炮制作用】

（1）大豆黄卷　味甘，性平。归脾、胃经。具有解表祛暑，清热利湿的作用。生品善于通达宣利，其性偏凉。常用于暑湿感冒，湿温初起，发热汗少等。

（2）制大豆黄卷　宣发作用减弱，清热利湿作用增强。用于暑湿、湿温。

（3）炒大豆黄卷　清解表邪的作用极弱，长于利湿舒筋，兼益脾胃。常用于湿痹痉挛疼痛、水肿胀满。

【炮制研究】大豆黄卷含天门冬酰胺、胆碱、黄嘌呤及次黄嘌呤，另含钙、钾、硅等。此外，还含有丰富的蛋白质、脂肪、碳水化合物，以及甘氨酸、亮氨酸、异亮氨酸等。

● 思考练习

一、单选题

1.发芽的长度一般是（　　）

　　A. 0.2～0.5cm　　　　　　　　B. 0.5～1cm

　　C. 1～2cm　　　　　　　　　　D. 1～1.5cm

2.《中国药典》规定，谷芽的出芽率不得少于（　　）

　　A. 75%　　　　B. 80%　　　　C. 85%　　　　D. 90%

3.发芽的温度应保持（　　）

　　A. 8～15℃　　　B. 10～20℃　　C. 18～25℃　　D. 28～35℃

二、多选题

1.麦芽的处方别名有（　　）

　　A. 麦芽　　　　B. 大麦芽　　　C. 炒麦芽　　　D. 焦麦芽　　　E. 以上都不是

2.发芽的药材的质量要求是（　　）

　　A. 根长 1～2cm　　　　　　　B. 芽长 0.5～1cm　　　　　　C. 杂质不得超过 1.0%

　　D. 发芽率不得少于 85%　　　E. 以上都不对

三、问答题

1.发酵的温度和湿度一般是多少？

2.简述发芽法的注意事项。

3.叙述麦芽各炮制品的炮制方法和炮制作用。

模块十一　制霜法

任务三十九　去油制霜

能力目标

● 能掌握去油制霜法的炮制目的、操作方法及注意事项。
● 掌握判断去油制霜制品性状的标准。
● 掌握下述品种的炮制作用：巴豆、千金子、柏子仁、瓜蒌子、大风子、木鳖子等。

知识准备

（一）去油制霜知识概述

取待炮制品碾碎如泥，经微热，压榨除去大部分油脂，含油量符合要求后，取残渣研制成符合规定的松散粉末的方法，称为去油制霜。

（二）去油制霜的目的

（1）降低毒性，缓和药性　如巴豆、千金子等有毒，泻下作用猛烈，去油制霜后可降低毒性，缓和泻下作用，保证临床用药安全有效。

（2）消除副作用　如柏子仁具有致呕吐和滑肠的副作用，制霜后此类副作用可以得到缓解。

任务引入

根据《中国药典》炮制通则要求，制霜需要将炮制品研碎如泥，经微热，压榨除去大部分油脂，含油量符合要求后，取残渣研制成符合规定的松散粉末。

任务分析

（一）去油制霜的操作要求

取原药材，除去外壳和种皮后捣烂如泥，用吸油纸或布包裹，加热后压榨，反复换纸，吸去油脂至松散成粉，不再黏结。

制霜品为松散的粉末状，油脂含量达到规定标准，如巴豆霜、千金子霜含脂肪油应为

18%～20%。

（二）去油制霜的注意事项

（1）药物加热后更易渗出油脂，故需加热并趁热去油。

（2）通过勤换吸油纸可提高吸油速度，缩短炮制时间。

（3）有毒药物去油后用过的布或纸要及时烧毁，用的器具应清洗干净，防止中毒。

（三）去油制霜的重点药材

巴豆、千金子、柏子仁、瓜蒌子、大风子、木鳖子等。

任务实施

巴　豆

【处方用名】生巴豆、巴豆霜。

【来源】本品为大戟科植物巴豆 *Croton tiglium* L. 的干燥成熟果实。秋季果实成熟时采收，堆置2～3日，摊开，干燥。

【炮制方法】

（1）生巴豆　取原药材，除去杂质，搓去果皮和种皮，簸取种仁；或将种子拌入稠米汤暴晒或烘干后去外壳和种皮，取仁。

（2）巴豆霜　取净巴豆仁，碾如泥状，用草纸包严，加热并压榨去油，如此反复数次，至草纸不显油痕，药物松散成粉，不再黏结；或取仁碾细后测量脂肪油含量，加适量的淀粉，使脂肪油含量符合规定，混匀，即得。

【成品性状】

规格	形状	颜色	气味	质地
生巴豆	略扁的椭圆形，一端有小点状的种脐及种阜的瘢痕，另一端有微凹的合点，其间有隆起的种脊	表面棕色或灰棕色；内种皮为白色薄膜；种仁黄白色	无臭，味辛辣	种皮较脆，富油性
巴豆霜	粒度均匀松散的粉末	淡黄色	味辛辣	性滞腻

【炮制作用】

（1）生巴豆　味辛、性热，有大毒，归胃、大肠经。生品仅外用蚀疮。用于恶疮疥癣，疣痣。

（2）巴豆霜　味辛、性热，有大毒，归胃、大肠经。峻下冷积，逐水消肿，豁痰利咽。多入丸、散，内服，用于寒积便秘、乳食停滞、腹水臌胀，二便不通，喉风，喉痹等。

【炮制研究】巴豆中的巴豆油分解后产生的巴豆油酸及所含的少量油脂，能刺激肠蠕动，引起剧烈腹泻，外用可引起皮肤发红、发疱，甚至坏死。口服半滴至一滴即能产生口腔、咽及胃灼热感，服用20滴即可致死。通过加热去油制霜后，巴豆油含量下降，巴豆毒素凝固变性，从而达到降低毒性和缓和其泻下作用的目的。

千金子

【处方用名】千金子、千金子霜。

【来源】千金子为大戟科植物续随子 *Euphorbia lathyris* L. 的干燥成熟种子。夏、秋二季果实成熟时采收，除去杂质，干燥。

【炮制方法】

（1）千金子　取原药材，除去杂质，洗净，晒干，用时打碎。

（2）千金子霜　取净千金子，碾如泥状，用布包严，加热并压榨去油，如此反复数次，至药物松散不再黏结成饼，碾细备用。少量者，碾碎后用数层草纸包裹，加热，反复压榨换纸，至草纸不显油痕，药物松散成粉，不再黏结。

【成品性状】

规格	形状	颜色	气味	质地
千金子	椭圆形或卵圆形,有网状皱纹,一侧有纵沟状种脊	外皮黄褐色或灰褐色,种仁白色或黄白色	气微,味辛	种皮薄脆,富油性
千金子霜	粒度均匀松散的粉末	淡黄色	味辛辣	微显油性

【炮制作用】

（1）千金子　味辛，性温，有毒，归肝、肾、大肠经。能泻下逐水，破血消癥。毒性较大，多外用疗癣蚀疣。

（2）千金子霜　能缓和泻下作用，并降低毒性。多入丸、散内服。

【炮制研究】千金子中含有的千金子甾醇对胃肠黏膜有强烈的刺激作用，可产生峻泻作用，制霜后，脂肪油含量减少，缓和了峻泻作用。

柏 子 仁

【处方用名】柏子仁、柏子仁霜。

【来源】本为柏科植物侧柏 *Platycladus orientalis*（L.）Franco 的干燥成熟种仁。秋、冬二季采收成熟种子，晒干，除去种皮，收集种仁。

【炮制方法】

（1）柏子仁　取原药材，除去杂质及种皮，筛去灰屑。

（2）柏子仁霜　取净柏子仁，碾如泥状，用布（少量可用数层草纸）包严，加热并压榨去油，如此反复数次，至药物松散不再黏结成饼，碾细备用。

【成品性状】

规格	形状	颜色	气味	质地
柏子仁	长椭圆形或长卵圆形,顶端略尖,基部钝圆	表面黄白色或淡黄棕色	气微香,味淡	质软,富油性
柏子仁霜	粒度均匀松散的粉末	淡黄色	气微香	微显油性

【炮制作用】

（1）柏子仁　味甘，性平，归心、肾、大肠经。具有养心安神、止汗、润肠的功能。生品有致恶心呕吐的异味。

（2）柏子仁霜　功效同柏子仁，制霜能消除呕吐和润肠作用，适用于脾虚便溏的患者。

瓜 蒌 子

【处方用名】瓜蒌子、炒瓜蒌子、瓜蒌子霜。

【来源】本品为葫芦科植物栝楼 *Trichosanthes kirilowii* Maxim. 或双边栝楼 *Trichosan-*

thes rosthornii Harms 的干燥成熟种子。秋季采摘成熟果实，剖开，取出种子，洗净，晒干。

【炮制方法】

（1）瓜蒌子　取原药材，除去杂质及干瘪种子，洗净，晒干，用时打碎。

（2）炒瓜蒌子　取净瓜蒌子置锅内，用文火炒至鼓起、带焦斑时，取出放凉，用时捣碎。

（3）瓜蒌子霜　取净瓜蒌子，碾如泥状，用布包严，加热并压榨去油，如此反复数次，至药物松散不再黏结成饼，碾细备用。少量者，碾碎后用数层草纸包裹，加热，反复压榨换纸，至草纸不显油痕，药物松散成粉，不再黏结。

【成品性状】

规格	形状	颜色	气味	质地
瓜蒌子	扁平椭圆形	表面浅棕色至棕褐色，内种皮灰绿色，种仁黄白色	气微、味淡	富油性
炒瓜蒌子	扁平椭圆形	微黄色，带焦斑	略焦香，味淡	富油性
瓜蒌子霜	粒度均匀松散的粉末	黄白色	气微，味淡	微显油性

【炮制作用】

（1）瓜蒌子　味甘，性寒，归肺、胃、大肠经。具有润肺化痰、润肠通便的功能。用于燥咳痰黏，肠燥便秘。

（2）炒瓜蒌子　寒性得以缓和，善于润肺化痰。

（3）瓜蒌子霜　润肠作用显著减弱，适用于脾虚患者。

大 风 子

【处方用名】大风子、大风子霜。

【来源】大风子科大风子属植物大风子 *Hydnocarpus anthelmintica* Pierre. ex Laness. 的干燥种子。夏季采成熟果实，取其种子洗净，晒干。

【炮制方法】

（1）大风子　取原药材，除去杂质和种皮取净仁，用时打碎。

（2）大风子霜　取净大风子，碾如泥状，用布包严，加热并压榨去油，如此反复数次，至药物松散不再黏结成饼，碾细备用。

【成品性状】

规格	形状	颜色	气味	质地
大风子	不规则的卵圆形或多面形，全体具细纵纹	表面灰棕色至黑棕色，种仁外被红棕色或黑棕色薄膜，种仁乳白色至淡黄色	气微，味淡	种皮坚硬，富油性
大风子霜	粒度均匀松散的粉末	乳白色	气微，味淡	微显油性

【炮制作用】

（1）大风子　味辛、热，有毒，归肝、肾、脾经。具有祛风燥湿，攻毒杀虫的功能。作用峻烈多外用。

（2）大风子霜　作用缓和、毒性降低。多入丸、散，内服。

【炮制研究】大风子含有大风子油酸，内服、外用均可致恶心、呕吐、胸腹疼痛，严重者可出现溶血、肾炎、肝脂肪变性等病变。通过制霜后，除去大部分有毒油脂，作用缓和。

木 鳖 子

【处方用名】木鳖子、木鳖子霜。

【来源】本品为葫芦科植物木鳖子 *Momordica cochinchinensis*（Lour.）Spreng. 的干燥成熟种子。冬季采收成熟果实，剖开，晒至半干，除去果肉，取出种子，干燥。

【炮制方法】

（1）木鳖子　取原药材，除去杂质。用时去壳取仁，捣碎。

（2）木鳖子霜　取净木鳖子仁，炒热，研末，用纸（布）包裹，压榨去油。如此反复数次，至药物松散不再黏结成饼，取出，碾散，装入密闭容器内备用。

【成品性状】

规格	形状	颜色	气味	质地
木鳖子	扁平圆板状,有网状花纹,周边有纵棱突起	表面灰棕色至黑褐色,果仁黄白色	有特殊油腻气,味苦	富油性
木鳖子霜	粒度均匀松散的粉末	白色或灰白色	味苦	微显油性

【炮制作用】

（1）木鳖子　味苦、微甘，性温；有毒。归肝、脾、胃经。能散结消肿，攻毒疗疮。生品有毒，多外用。

（2）木鳖子霜　毒性降低。用于疮疡肿毒，乳痈，瘰疬，痔瘘，干癣，秃疮。多入丸、散，内服。

任务四十　渗析制霜法

能力目标

- 掌握渗析制霜法的炮制目的、操作方法。
- 熟悉西瓜霜的炮制作用。

知识准备

药物通过物料析出细小结晶的方法，称为渗析制霜技术。

炮制目的是制造新药，扩大用药品种，增强疗效。如西瓜霜，由西瓜和芒硝制成，二者起协同作用增强药物清热泻火的功效。

任务引入

传统的渗析制霜是将物料放入沙罐内，经过长时间放置，在沙罐外形成结晶的炮制方式。

任务分析

（一）渗析制霜的操作要求

将物料按照比例放入沙罐内，经过长时间放置，部分物料从沙罐内渗出，待沙罐外形成白霜时，随时刮下收集，至无白霜析出为度。炮制品应为白色至黄白色的结晶性粉末。

（二）渗析制霜的注意事项

（1）容器需要为无彩釉的黄沙罐或瓦罐。

（2）需要放在阴凉通风处。

（3）析出的霜要及时收集。

（三）渗析制霜的重点药材

西瓜霜等。

任务实施

西　瓜　霜

【处方用名】西瓜霜。

【来源】本品为葫芦科植物西瓜 *Citrullus lanatus* （Thunb.） Matsuu. et Nakai 的成熟

新鲜果实与皮硝经加工制成。

【炮制方法】

（1）西瓜析霜　取新鲜西瓜，沿蒂头切一厚片作顶盖，挖出部分瓜瓤，将芒硝填入瓜内，盖上顶盖，用竹签插牢，用碗或碟托住，悬挂于阴凉通风处，待西瓜表面析出白霜时，随时刮下，直至无白霜析出为止，晾干。

（2）瓦罐析霜　将西瓜连皮带瓤切碎和芒硝拌匀（或者一层西瓜一层芒硝），装入黄沙罐内，盖好，挂于阴凉通风处，待沙罐外面有白霜冒出，用干净毛笔或纸片刷下，装入瓶内备用。

每 100kg 西瓜，用芒硝 15kg。

【成品性状】西瓜霜为类白色至黄白色结晶性粉末，气微，味咸。

【炮制作用】西瓜能清热解暑，芒硝能清热泻火，制成西瓜霜后，两药起到协同作用，增强清热泻火之功，并使药物更纯净。

西瓜霜味咸、性寒，归心、胃、大肠经，具有清热泻火、消肿止痛的功能。

【炮制研究】有研究报道，取西瓜切碎，加入制芒硝加热溶解，以布氏滤器加滑石粉助滤，滤出液减压蒸发浓缩，放冷析晶，结晶风化。该工艺生产周期短，不受季节、环境的限制，质量稳定，产量高，适宜工业化生产。

任务四十一　升华制霜法

- 能掌握升华制霜法的炮制目的、操作方法。
- 熟悉信石的炮制作用。

知识准备

药物经过高温加工处理，升华成结晶或细粉的方法称为升华制霜技术。

通过升华，具有升华性的成分和其他物质分离，达到纯净药物的炮制目的。如信石通过升华，得到成分单一的砒霜。

任务引入

升华制霜为采用暗煅法炮制后，具有升华性的物质凝结于盖锅上，于盖锅内收集结晶的方法。

任务分析

（一）升华制霜的操作要求

按照暗煅法，将物料置锅内，上置一口径较小的锅，密闭。用武火加热，凉后收集盖锅上的结晶。

炮制品应为纯净的结晶。

（二）升华制霜的注意事项

（1）制霜的过程中应特别注意防止中毒。

（2）制霜后的残留废弃物应当妥善处理，防止污染环境。

（三）升华制霜的重点药材

信石等。

任务实施

信　石

【处方用名】信石、砒霜。

【来源】本品为天然产含砷矿物砷华或由毒砂（硫砷铁矿，FeAsS）、雄黄加工制造而成。

【炮制方法】

（1）信石　取原药材，除去杂质，碾细。

（2）砒霜　取净信石，置锅内，上置一口径较小的锅，两锅接口处先用湿草纸再用盐泥封固，上压重物，盖锅上贴一白纸条或放几粒大米。用武火加热，煅至白纸或大米成老黄色时，凉后收集盖锅上的结晶。

【成品性状】

规格	形状	颜色	气味	质地
信石	不规则碎块	断面白、灰、黄、红、肉红等颜色,有绢丝样光泽	气无	质脆,敲打易碎
砒霜	结晶或粉末	白色	气无	粉性

【炮制作用】信石　味酸、辛，性大热；有大毒。归脾、肺、胃、大肠经。具有祛痰、截疟、杀虫、蚀腐肉的功能。制霜后毒性更强，但药物更加纯净，易于控制用量。

任务四十二　煎煮制霜法

- 能掌握煎煮制霜法的炮制目的、操作方法。
- 熟悉鹿角霜的炮制作用。

知识准备

　　将药物经过熬胶后所剩下的药渣收集晒干，然后研碎过筛得到松散粉末的方法称为煎煮制霜，也常称为副产品成霜。如鹿角熬制鹿角胶后得到的鹿角霜。

　　炮制目的：①提高利用率，药渣与所熬制的胶功效类似，常可以进一步利用。②缓和药性，胶质和药渣成分不同，功效又略有区别。

任务引入

　　煎煮制霜是在制胶过程中的副产品，为将煎煮后的物料残渣干燥粉碎后得到的细小粉末。

任务分析

（一）煎煮制霜法的操作要求

　　药物经过多次长时间煎熬后所剩下的粉渣，如熬胶后的鹿角收集晒干，然后研碎过筛得到松散粉末。

　　质量要求为：松散干燥的粉末。

（二）煎煮制霜的重点药材

　　鹿角霜等。

任务实施

鹿　角　霜

　　【处方用名】鹿角、鹿角霜。

　　【来源】为鹿科动物梅花鹿 *Cervus nippon* Temminck 或马鹿 *C. elaphus* L. 的角熬制鹿角胶后剩余的骨渣。

　　【炮制方法】

　　（1）鹿角　取原药材，温水浸泡，除去血水，蒸热镑片，干燥。

　　（2）鹿角霜　取熬去胶后的鹿角骨块，除去杂质，捣碎或研碎。

【成品性状】

规格	形状	颜色	气味	质地
鹿角	圆形或椭圆形薄片	外层灰黄色或灰褐色，内层灰白色或淡灰褐色	气微，味微咸	体轻，质脆
鹿角霜	不规则的碎块或颗粒状，大小不一	外层白色或灰白色，内层灰褐色或灰黄色	气微，味淡	体轻，质酥，外层碎块较致密，内层碎块有蜂窝状小孔，有吸湿性，嚼之有黏牙感

【炮制作用】

（1）鹿角　味咸，性温。具有温肾阳、强筋骨、行血消肿的功能。用于阳痿遗精，腰背冷痛，阴疽疮疡，乳痈初起。

（2）鹿角霜　味咸、涩，性温。具有温肾助阳、收敛止血的功能。多用于脾肾阳虚，食少吐泻，尿频，遗尿，遗精白带，崩漏下血，痈疽，痰核。鹿角霜主要成分为磷酸钙、碳酸钙、氮化物及胶质等。另含多种氨基酸，具有很好的药用价值。

思考练习

一、单选题

1.下列药材不属于用去油制霜的是（　　　）

A.巴豆　　　　　　B.柏子仁　　　　　C.鹿角霜　　　　　D.木鳖子

2.炮制后能增强疗效的药物是（　　　）

A.巴豆霜　　　　　B.千金子霜　　　　C.西瓜霜　　　　　D.柏子仁霜

3.下列不属于巴豆霜的炮制作用的是（　　　）

A.降低毒性　　　　　　　　　B.缓和泻下作用

C.用于寒积便秘　　　　　　　D.用于恶疮疥癣

二、多选题

1.制霜法分为（　　　）

A.去油制霜法　　　　　　　B.渗析制霜法　　　　　　　C.升华制霜法

D.煎煮制霜法　　　　　　　E.提净制霜法

2.下列药物属于去油制霜的是（　　　）

A.巴豆　　　　　　B.信石　　　　　　C.柏子仁　　　　　D.西瓜霜　　　　　E.瓜蒌

三、问答题

1.制霜法的方法主要有哪些？

2.如何炮制巴豆霜？

3.西瓜霜的制法、功能是什么？

模块十二　其他制法

任务四十三　煨　法

- 能掌握煨法的基本原理和一般方法。
- 熟悉煨法的目的。
- 掌握肉豆蔻、诃子、木香、葛根的炮制作用。

知识准备

将药物用规定的辅料包埋或以湿纸包裹或层层相隔加热，以除去部分油质的炮制方法称为煨法。

煨法的炮制目的

（1）降低副作用，缓和药性　通过煨制，除去药物中部分挥发油和刺激性成分，从而降低副作用。如肉豆蔻。

（2）增强疗效　肉豆蔻、诃子、木香、葛根等通过煨制还可以提高药物收涩之性，增强止泻作用。

任务引入

根据《中国药典》(2015年版) 炮制通则要求，将待炮制品用面皮或湿纸包裹，或用吸油纸均匀地隔层分放，进行加热处理，或将其与麸皮同置炒制容器内，用文火炒至规定程度。

任务分析

（一）煨法的操作要求

（1）面裹煨　取面粉加适量水做成团块，再压成薄片，将药物逐个包裹，或将药物表面用水湿润，如水泛丸法包裹面粉3～4层，晾至半干，投入已炒热的滑石粉或热砂中，适当翻动，煨至面皮呈焦黄色时取出，筛去滑石粉或砂子，放凉，剥去面皮，筛去碎屑，即得。

每100kg药物，用面粉、滑石粉各50kg。

（2）纸煨　药物切片后，趁湿平铺于吸油纸上，一层药物一层纸，如此间隔平铺数层，上下用平坦木板夹住，以绳捆扎结实，使药物与吸油纸紧密接触，置于烘干室或温度较高处，煨至油渗透到纸上，取出，放凉，除去纸，即得。或将净制或切制后的药物用三层湿纸包裹，埋于无烟热火灰或热滑石粉中，煨至纸呈焦黑色，药物表面呈微黄色时，取出，去纸，放凉，即得。

（3）滑石粉煨　取滑石粉置锅内，加热炒至灵活状态，投入药物，文火加热，翻埋至药物颜色加深，并有香气飘逸时取出，筛去滑石粉，放凉，即得。

每100kg药物，用滑石粉50kg。

（4）麦麸煨　将麦麸和药物同置锅内，用文火加热并适当翻动，至麦麸呈焦黄色，药物颜色加深时取出，筛去麦麸，放凉，即得。

每100kg药物，用麦麸40～50kg。

（二）煨法的注意事项

（1）煨法需要用文火，火力不可过大。

（2）辅料需要掩埋药材，间隔一定时间适当翻动。

（三）煨法的重点药材

肉豆蔻、诃子、木香、葛根等。

任务实施

肉 豆 蔻

【处方用名】肉豆蔻、煨肉豆蔻。

【来源】本品为肉豆蔻科植物肉豆蔻 *Myristica fragrans* Houtt 的干燥种仁。

【炮制方法】

（1）肉豆蔻　取原药材，除去杂质，洗净，干燥。

（2）煨肉豆蔻　取净肉豆蔻，加入麸皮，麸煨温度150～160℃，约15min，至麸皮呈焦黄色，肉豆蔻呈棕褐色，表面有裂隙时取出，筛去麸皮，放凉。用时捣碎。

每100kg肉豆蔻，用麸皮40kg。

【成品性状】

规格	形状	颜色	气味	质地
肉豆蔻	卵圆形或椭圆形,纵行沟纹和网状沟纹	表面灰黄色或灰棕色,切面有暗棕色和类白色相杂的大理石样纹理	气香浓烈,味辛	质坚硬,富油性
煨肉豆蔻	形如肉豆蔻	表面棕黄色或淡棕色	气香更浓烈,味辛辣	显油性

【炮制作用】

（1）肉豆蔻　味辛，性温。归脾、胃、大肠经。具有温中行气、涩肠止泻的功能。生肉豆蔻具有刺激性，有滑肠之弊，通常制用，用于脾胃虚寒，久泻不止，脘腹胀痛，食少呕吐。

（2）煨肉豆蔻　油脂含量降低，免于滑肠，减少刺激性，增强涩肠止泻作用。

【炮制研究】肉豆蔻煨法常有面粉煨、滑石粉煨、麦麸煨等煨制方式。各种煨法均可除去部分脂肪油和挥发油，其降低程度与炮制温度和时间密切相关。麦麸煨法为《中国药典》

收载的肉豆蔻炮制方法。

肉豆蔻中的肉豆蔻醚为一毒性成分，如大剂量服用肉豆蔻可致中毒。

诃 子

【处方用名】诃子肉、炒诃子、煨诃子。

【来源】本品为使君子科植物诃子 *Terminalia chebula* Retz. 或绒毛诃子 *Terminalia chebula* Retz. var. *tomentella* Kurt. 的干燥成熟果实，秋、冬二季果实成熟时采收，除去杂质，晒干。

【炮制方法】

（1）诃子肉　取原药材，除去杂质，洗净，略泡，润软，砸破去核，干燥。

（2）炒诃子　取净诃子肉，置热锅内，文火炒至深棕色，取出放凉。

（3）煨诃子　取净诃子，用面粉加清水包裹后晒晾半干，投入热滑石粉内，适当翻炒至表面焦黄色时，取出，剥取面皮。或者净诃子与麦麸同炒，至麦麸焦黄色、诃子深棕色时取出，趁热砸破去核，放凉。

【成品性状】

规格	形状	颜色	气味	质地
诃子肉	诃子长圆形或卵圆形,有纵棱线和不规则皱纹,诃子肉为不规则粒块状	黄棕色或黄褐色	有酸气,味酸、涩而后甜	质松脆
炒诃子	不规则粒块状	深棕色	微香,味涩	质松脆
煨诃子	不规则粒块状	深褐色	微香,味涩	质松脆

【炮制作用】

（1）诃子肉　味苦、酸、涩，性平。归肺、大肠经。具有敛肺、降火、利咽的功能。用于咽痛喑哑，虚喘久咳。

（2）炒诃子和煨诃子　增强收涩之性，用于涩肠止泻，脱肛便血。

【炮制研究】研究表明诃子去核是除去含鞣质少的质次部分，炒或煨制后鞣质含量提高，收涩止泻得以增强。

木 香

【处方用名】木香、煨木香。

【来源】本品为菊科植物木香 *Aucklandia lappa* Decne. 的干燥根。秋、冬二季采挖，除去泥沙和须根，切段，大的再纵剖成瓣，干燥后撞去粗皮。

【炮制方法】

（1）木香　取原药材，除去杂质，洗净，润透，切厚片后干燥。

（2）煨木香　取未干燥的木香片，在铁丝匾中用一层草纸，一层木香间隔平铺数层，压紧，置炉火旁或烘干室内，至木香中所含的挥发油渗至纸上，取出放凉。

【成品性状】

规格	形状	颜色	气味	质地
木香	圆柱形或半圆柱形,有明显的皱纹、纵沟及侧根痕	表面黄棕色或灰褐色,断面灰褐色至暗褐色	气香特异,味微苦	质坚,不易折断,油性
煨木香	形似木香	棕黄色	气微香	油性

【炮制作用】

（1）木香　味辛、苦，性温。归脾、胃、大肠、三焦经。具有行气止痛、健脾消食的功能。用于胸胁、脘腹胀痛，泻痢后重，食积不消，不思饮食。

（2）煨木香　实肠止泻。降低油分，增强涩肠止泻作用，用于泄泻腹痛。

葛　根

【处方用名】葛根、煨葛根。

【来源】本品为豆科植物野葛 *Pueraria lobata* （Willd.）Ohwi 的干燥根。秋、冬二季采挖，趁鲜切成厚片或小块，干燥。

【炮制方法】

（1）葛根　取原药材，除去杂质，洗净，润透，切厚片或块，晒干。

（2）煨葛根　取葛根片，用三层湿纸包好，埋入无烟热火灰中，煨至纸成焦黑色，葛根微黄色时取出，去焦纸，晾凉。或者取少量麦麸撒入锅内，用文火加热，待冒烟后，倒入葛根片，上面再撒剩余的麦麸，煨至下层麦麸呈焦黄色时，翻炒至葛根片呈焦黄色取出，筛去麦麸，晾凉。

【成品性状】

规格	形状	颜色	气味	质地
葛根	不规则厚片或块，有纵纹	表面类白色或淡棕色	无臭略甜	质硬，具纤维性，富粉性
煨葛根	形似葛根	表面焦黄色	气微香	具纤维性，富粉性

【炮制作用】

（1）葛根　味甘、辛，性凉。归脾、胃经。具有解肌退热、生津、透疹的功能。用于热病口渴、麻疹等症。

（2）煨葛根　缓和发散之性，增强止泻作用。用于湿热泻痢，脾虚泄泻。

任务四十四　提　净　法

- 能掌握提净法的炮制原理。
- 熟悉提净法的目的。
- 能掌握芒硝和硇砂的炮制作用。

知识准备

某些矿物药，经过溶解、过滤、重结晶处理，以除去杂质使之纯净的方法称为提净法。提净法的炮制目的如下。

（1）纯净药物　重结晶后溶解性能与药物不同的物质被分离，药物变得纯净。

（2）降低毒性　炮制后毒性成分减少，药物毒性降低。如硇砂，提净后可以降低或消除毒性。

（3）缓和药性　有些药物作用猛烈，加工后可以缓和，如芒硝的咸寒之性得以缓和。

（4）增强疗效　提净法加入的辅料常常可以达到增强疗效的目的。如芒硝中加入萝卜，硇砂中加入醋。

任务引入

根据药物的不同性质，常用的提净技术有两种。一种为冷却结晶法，另一种为蒸法溶剂结晶法。

任务分析

（一）提净法的操作要求

（1）冷却结晶法（冷结晶）　取药材于规定的热溶剂中溶解，过滤，将滤液于阴凉处静置，使之冷却析出结晶。

（2）蒸发结晶法（热结晶）　取药材于规定的热溶剂中溶解，过滤，加入一定量的辅料，将其浓缩，随时捞取析出的结晶或加热蒸发至干。

炮制质量要求：结晶纯净、晶型较好。

（二）提净法的注意事项

（1）药物和水的比例要适当，过大或过小均不利于析晶。

（2）冷却析晶时自然冷却析出的结晶晶形更好。

（3）析晶过程中不要搅动，否则影响析出率。

（三）提净法的重点药材

芒硝、硇砂等。

任务实施

芒 硝

【处方用名】芒硝、玄明粉。

【来源】本品为天然产的硫酸盐类矿物芒硝族芒硝经加工精制而成的结晶体。主要含水硫酸钠（$Na_2SO_4 \cdot 10H_2O$）。

【炮制方法】

（1）芒硝　取萝卜洗净切片，置锅中加水煮透，加入原药材（称为朴硝或皮硝）共煮，至全部融化，过滤，滤液置适宜容器内，放阴凉处，静置，结晶逐步析出，捞出晶体，余汁经浓缩，放冷再结晶，捞出晾干，至无结晶为止。

（2）玄明粉　取芒硝打碎，用纸或适宜材料包裹，悬挂于阴凉通风处，使其自然风化，全部成洁白的粉末。

【成品性状】

规格	形状	颜色	气味	质地
芒硝	棱柱状、长方形、不规则块状及颗粒状	无色透明或类白色半透明，断面玻璃样光泽	气微，味咸	质脆易碎
玄明粉	粉末	白色	味咸	质轻，有引湿性

【炮制作用】

（1）芒硝　味咸、苦，性寒。归胃、大肠经。具有泻下通便、润燥软坚、清火消肿的功能。用于实热积滞，腹满胀痛，大便燥结，肠痈肿痛；外治乳痈，痔疮肿痛。萝卜煮后缓和芒硝咸寒之性。

（2）玄明粉　功效同芒硝，药性较芒硝缓和，外用治咽喉肿痛，口舌生疮、牙龈肿痛、目赤、痈肿丹毒等。

【炮制研究】研究表明本品宜在气温较低的秋冬季节进行炮制，以利于结晶析出。玄明粉应注意风化完全，水分除尽。萝卜中的铁、锌、锰等元素进入芒硝，而芒硝中的铜、铅等有毒成分进入萝卜而降低毒性。

硇 砂

【处方用名】硇砂、醋硇砂。

【来源】本品为氯化物矿物硇砂或紫色石盐的晶体。前者称为白硇砂，主要含氯化铵；后者称为紫硇砂，主要含氯化钠。全年可采，挖出后除去杂质即得。

【炮制方法】

（1）硇砂　取原药材，除去杂质，砸成小块。

（2）醋硇砂　取净硇砂，置沸水中融化，过滤后倒入搪瓷盆中，加入适量醋，将盆放入盛水锅中，隔水加热蒸发，随时捞取液面析出的结晶，直至无结晶为止，干燥。或将上法滤液置锅中，加入适量醋，加热蒸发至干，取出。

【成品性状】

规格	形状	颜色	气味	质地
硇砂	不规则块状结晶，有棱角	表面灰白色，稍有光泽，断面针状纹理或者表面暗红色或紫红色	土腥气，味咸苦。紫硇砂臭气浓	质重而脆，刺舌
醋硇砂	粉末	灰白色或微带黄色	味咸	质坚而脆

【炮制作用】

（1）硇砂　味咸、苦、辛，性温；有毒。归肝、脾、胃经。具有消坚化痰、攻毒蚀疮、化痰利咽的功能。生品限外用于蚀疮。

（2）醋硇砂　醋提净后，可除去杂质使之纯净，并降低毒性。

任务四十五　水 飞 法

能力目标

- 能掌握水飞法的操作要领。
- 熟悉水飞法的目的。
- 能掌握下列药材的炮制作用：朱砂、雄黄、滑石。

知识准备

某些不溶于水的矿物药，利用粗细粉末在水中悬浮性不同的性质而分离制取细粉的方法，称为水飞法。

水飞法的炮制目的如下。

(1) 去除杂质，洁净药物，如雄黄。

(2) 使药物质地细腻，便于内服和外用，提高其生物利用度，如朱砂。

(3) 防止药物在研磨过程中粉尘飞扬，污染环境。

(4) 除去药物中可溶于水的毒性物质，如砷、汞等。

任务引入

根据《中国药典》炮制通则要求，水飞需要药物加适量水研磨后再加水使细粉悬浮而收集得到，反复操作后合并混悬液，静置后去沉淀干燥，研散即可。

任务分析

(一) 水飞法的操作方法

将药物适当破碎，置乳钵中或其他适宜容器内，加入适量清水，研磨成糊状，再加多量水搅拌，略放置，倾出混悬液，下沉的粗粒再进行研磨，如此反复操作，至不能研细为止，最后将不能混悬的杂质除去。合并混悬液，静置后分取沉淀，干燥，再研散研细。

水飞的炮制要求：粉末纯净且极细腻。

(二) 水飞法的注意事项

(1) 开始研磨时加水量不宜过多，否则难以研碎。

(2) 水飞的药物大部分不宜火制，注意远离热源。

(三) 水飞法的重点药材

朱砂、雄黄、滑石等。

朱 砂

【处方用名】朱砂粉。

【来源】本品为三方晶系硫化物类矿物辰砂族辰砂 Cinnabar，主要含硫化汞（HgS）。采挖后，选取纯净者，用磁铁吸净含铁的杂质，再用水淘去杂石和泥沙。

【炮制方法】取原药材，除去杂质，用磁铁吸去铁屑，加适量水共研至细粉，再加多量水，搅拌，倾取混悬液。下沉部分如上法加水继续研磨，反复操作多次，除去杂质，合并混悬液，静置后分取沉淀，晾干，研散。

【成品性状】

规格	形状	颜色	气味	质地
朱砂粉	细粉	鲜红或暗红	无味	质重

【炮制作用】朱砂粉　味甘，微寒，有毒。归心经。具有清心镇惊、安神解毒的功能。用于心悸易惊，失眠多梦，癫痫发狂，小儿惊风，口疮，喉痹，疮疡肿毒。水飞后使药粉达到极细和纯净，便于制剂及冲服。

【炮制研究】本品有毒，不宜量大和久服，不宜火制。

雄 黄

【处方用名】雄黄粉。

【来源】本品为硫化物类矿物雄黄的矿石，主要含二硫化二砷（As_2S_2）。采挖后除去杂质。

【炮制方法】取原药材，除去杂质，加适量水共研至细粉，再加多量水，搅拌，倾取混悬液。下沉部分如上法加水继续研磨，反复操作多次，除去杂质，合并混悬液，静置后分取沉淀，晾干，研散。

【成品性状】

规格	形状	颜色	气味	质地
雄黄粉	极细腻的粉末	橙红色或橙黄色	气特异而刺鼻,味淡	质重

【炮制作用】雄黄粉　辛，温，有毒。归肝、大肠经。具有解毒杀虫、燥湿祛痰、截疟的功能。用于痈肿疔疮，蛇虫咬伤，虫积腹痛，惊痫，疟疾。水飞后使药粉达到极细和纯净，便于制剂，同时降低毒性。

【炮制研究】雄黄主要含二硫化二砷，毒性很小，但药材中含有的三氧化二砷是毒性的主要成分。因此，雄黄的炮制减毒作用非常重要，水飞可显著降低三氧化二砷的含量，特别是用碱水洗过后毒性降低更加明显。

滑 石

【处方用名】滑石、滑石粉。

【来源】本品为硅酸盐类矿物滑石族滑石，主要含含水硅酸镁$[Mg_3 \cdot (Si_4O_{10}) \cdot (OH)_2]$。全年可采，采挖后除去泥沙和杂石。

【炮制方法】

（1）滑石　取原药材，除去杂石，洗净，砸成碎块，粉碎成细粉。

（2）滑石粉　取滑石粗粉，加水少量研磨至细，再加水适量搅拌倾出上层混悬液，下沉部分再按上法反复操作数次，合并混悬液，静置沉淀物晒干后再研细。

【成品性状】

规格	形状	颜色	气味	质地
滑石	不规则小块	白色或黄白色	无臭，无味	体较重，质较细腻，手摸之有光滑和微凉的感觉
滑石粉	粉末	白色或青白色	无臭，无味	质细腻，手捻有滑润感

【炮制作用】

（1）滑石　味甘、淡，性寒。归膀胱、肺、胃经。利尿通淋，清热解暑，祛湿敛疮。用于热淋，石淋，尿热涩痛，暑湿烦热，湿热水泻，湿疹，痱子。

（2）滑石粉　质地更加细腻，便于内服及外用。

任务四十六　烘 焙 法

能力目标

● 能掌握烘焙法的操作要领。
● 熟悉烘焙法的目的。
● 能掌握下列药材的炮制作用：虻虫、蜈蚣。

知识准备

　　将净选或切制后的药物用文火直接或间接加热，使之充分干燥的技术，称为烘焙技术。动物类药材烘焙的目的一般为便于干燥，利于粉碎和贮存。

任务引入

　　烘焙法是采用加热的方式使药物干燥酥脆的炮制技术。
　　烘焙法炮制目的如下。
　　（1）降低毒性，通过加热，使烘焙药物毒性成分破坏或减少，达到降低毒性的目的。如蜈蚣、虻虫。
　　（2）便于应用，药物通过烘焙后更加干燥酥脆，便于粉碎应用。
　　（3）矫臭矫味，通过烘焙可以降低昆虫类药物的不良气味。

任务分析

（一）烘焙法的操作方法

　　烘是将药物置于近火处或利用烘箱、干燥室等设备，使药物所含水分徐徐蒸发，从而使药物充分干燥的技术。焙则是将净选后的药物置于金属容器或锅内，用文火进行短时间加热，并不断翻动，焙至颜色加深，质地酥脆为度。
　　根据药物特点，恰当选择烘或焙的方式炮制药材。

（二）烘焙法的注意事项

　　（1）烘焙药物要控制好温度，防止药物焦化。一般用文火，并勤加翻动。
　　（2）烘焙药物一般有毒，要注意防护。

（三）烘焙法的重点药材

　　虻虫、蜈蚣等。

虻　虫

【处方用名】虻虫、米虻虫。

【来源】本品为虻科昆虫复带虻 *Tabanus bivittatus Matsumura* 或其他同属昆虫的雌性全虫。

【炮制方法】

（1）虻虫　取原药材，除去杂质，去足、翅。

（2）焙虻虫　将锅加热，放入净虻虫，用文火焙至黄褐色或棕褐色，质地酥脆时取出，放凉。

（3）米虻虫　取净虻虫，用文火与米拌炒至米呈深黄色，取出，筛去米后放凉。

【成品性状】

规格	形状	颜色	气味	质地
虻虫	椭圆形,有突出的复眼及长形吸吻	头部、背部棕黑色,有光泽,腹部黄褐色,有纹节	腥臭气	质轻
焙虻虫	同虻虫	表面黄褐色	微腥臭气.	质轻,酥脆
米虻虫	同虻虫	表面深黄色	略有米香气	质轻,酥脆

【炮制作用】

（1）虻虫　味苦，性微寒；有小毒。归肝经。具有破血逐瘀、散积消癥的功能。生品腥味强，作用猛，且致腹泻，少用。

（2）焙虻虫或米虻虫　毒性降低，致泻作用减弱，矫正腥臭气味且利于粉碎。

蜈　蚣

【处方用名】蜈蚣、焙蜈蚣。

【来源】本品为蜈蚣科动物少棘巨蜈蚣 *Scolopendra subspinipes* mutilans L. Koch 的干燥体。春、夏捕捉，用竹片插入头、尾，绷紧，晒干。

【炮制方法】

（1）蜈蚣　取原药材，除去竹片及头、足，剪成长段。

（2）焙蜈蚣　取净蜈蚣，用文火焙至黑褐色，质地酥脆时取出，放凉，剪断或研磨成细粉。

【成品性状】

规格	形状	颜色	气味	质地
蜈蚣	扁平状段	背部棕绿色或黑绿色,有光泽,腹部淡黄色或棕黄色	特殊的刺鼻腥味,味辛而咸	质脆
焙蜈蚣	同蜈蚣	棕褐色或黑褐色	有焦腥气	质脆

【炮制作用】

（1）蜈蚣　味辛，性温；有毒。归肝经。具有息风镇痉、解毒散结、通络止痛的功能。生品多外用。

（2）焙蜈蚣　毒性降低，矫臭矫味，便于粉碎。常入丸散内服。

【炮制研究】研究表明蜈蚣含有类似蜂毒的毒性成分，焙后毒性成分被破坏致毒性降低。传统蜈蚣需要去头、足，现代研究认为应以全体入药。

任务四十七　干　馏　法

- 能掌握干馏法的操作要领。
- 熟悉干馏法的目的。
- 能掌握下列药材的炮制作用：竹沥、蛋黄油、黑豆馏油。

知识准备

将药物置容器内用火烤灼使其产生液汁的方法称为干馏法。制备方法因药料不同而有所区别。

炮制目的是通过干馏法产生具有新的功效的新药物，制备适合临床需要的药物。

任务引入

干馏法是根据不同药材采用不同方式加热使其产生汁液。

任务分析

（一）干馏法的操作方法

一般有三种操作方法，根据原药物及产生的馏出物的性质选用不同的方法。①在干馏器具上部采用冷凝方式收集馏出物，如黑豆馏油；②在干馏器具下方收集馏出液体，如竹沥；③在容器内煎熬出液体，如蛋黄油。

（二）注意事项

干馏法的操作时注意控制温度，温度过高产生的汁液易燃烧或蒸发。

（三）干馏法的重点药材

竹沥、蛋黄油、黑豆馏油等。

任务实施

竹　沥

【处方用名】竹沥、竹沥油、竹油。

【来源】本品为禾本科植物淡竹 *Phyllostachy nigra*（Lodd.）Munro var. *henonis*（Mitf.）Stapf ex Rendle 的嫩茎用火烤灼而流出的汁液。

【炮制方法】取鲜嫩淡竹茎，截成 0.3～0.5m 的段，劈开洗净，装入坛内，装满后坛口向下，架起，坛的底面及周围用锯末和劈柴围严，用火燃烧，坛口下面置一罐，竹片受热后即有汁液流出，滴注罐内，至竹中汁液流尽为止。

【成品性状】

规格	形状	颜色	气味	质地
竹沥	汁液	青黄色或黄棕色	具烟熏气,味苦微甜	浓稠

【炮制作用】竹沥　味甘、苦，性寒。具有清热豁痰、镇惊利窍功能。竹沥用于治疗热咳痰稠颇具成效。

蛋 黄 油

【处方用名】蛋黄油。

【来源】本品为雉科动物家鸡的蛋黄经熬炼而成的油状液体。

【炮制方法】将鸡蛋煮熟，去壳和蛋白，剥取蛋黄于锅内，以文火加热，待水分蒸发后，用武火炒熬至蛋黄油出尽为止。过滤。

【成品性状】

规格	形状	颜色	气味	质地
蛋黄油	液体	具青黄色荧光	腥气	油状

【炮制作用】蛋黄油 味甘、性平，归心、肾经。具有清热解毒的功能。用于烧伤、皮肤溃疡、湿疹等。

黑豆馏油

【处方用名】黑豆馏油。

【来源】本品由豆科植物黑大豆 *Glycine max* （L. ）Merr. 的黑色种子经干馏制得。

【炮制方法】取净黑大豆，轧成颗粒，装入砂质药壶中，装至 2/3 处，盖好，用黏土密封壶盖和壶口处，放在火炉上加热。于壶嘴口冷凝收集冷凝液，待油水出尽后用分液漏斗分离，收集上层馏油，馏油水浴蒸馏 30min 以除去挥发性物质，残留的馏油即为黑豆馏油。

【成品性状】

规格	形状	颜色	气味	质地
黑豆馏油	液体	黑色、有光泽	气焦臭	浓稠

【炮制作用】黑豆馏油具有清热、利湿、收敛的功效。可用于各种湿疹，神经性皮炎，牛皮癣等。

● 思考练习

一、单选题

1.下列不是煨法与加辅料炒的区别的是（　　　）

　　A.煨法辅料用量大　　　B.煨法火力小　　　C.煨法受热时间长　　　D.煨法缓和药性

2.下列哪项不是芒硝的炮制目的（　　　）

　　A.缓和药性　　　　　　B.纯净药物　　　　C.便于粉碎　　　　　　D.增强疗效

3.下列药物中忌火制的是（　　　）

A.硇砂　　　　　　B.朱砂　　　　　　C.滑石粉　　　　　D.芒硝

二、多选题

1.常需要水飞加工的药材有（　　　）

A.滑石　　　　B.朱砂　　　　C.雄黄　　　　D.炉甘石　　　　E.自然铜

2.煅法的炮制目的有（　　　）

A.降低副作用　　B.缓和药性　　C.增强疗效　　D.便于粉碎　　E.矫臭娇味

三、问答题

1.麸炒与麸煨有哪些区别。

2.水飞法研磨时为什么要加水？加水量为多少？

3.简述萝卜煮芒硝的炮制作用。

4.简述肉豆蔻、诃子的炮制作用。

参考文献

［1］ 国家药典委员会.中华人民共和国药典 2020 年版　一部、四部.北京：化学工业出版社，2020.

［2］ 国家中医药管理局.中药饮片炮炙通则（试行），北京：1994.

［3］ 叶定江.中药炮制学.北京：人民卫生出版社，2011.

［4］ 李松涛.中药炮制技术.北京：化学工业出版社，2011.

［5］ 李松涛.中药炮制技术.北京：化学工业出版社，2013.

［6］ 李松涛，陈美燕.中药炮制技术.北京：中国医药科技出版社，2015.

［7］ 刘波，李铭.中药炮制技术.北京.人民卫生出版社，2015.

［8］ 龚千锋.中药炮制学.北京：中国中医药出版社，2014.

［9］ 金世元，王琦.中药饮片炮制研究与临床应用.化学工业出版社，2004.